向北京协和医院建院 90 周年献礼！

协和名医谈男性不育

男性不育是男人生命中难以承受之重

男性不育

诊治札记

李宏军 著

借助别人的故事

丰富自己的认识

增强生活的感受

促进家庭的和谐

中国协和医科大学出版社

图书在版编目（CIP）数据

男性不育诊治札记／李宏军著. —北京：中国协和医科大学出版社，2011.5
ISBN 978-7-81136-485-9

Ⅰ. ①男… Ⅱ. ①李… Ⅲ. ①男性不育-诊疗 Ⅳ. R698

中国版本图书馆 CIP 数据核字（2011）第 062711 号

男性不育诊治札记

作　　者：李宏军
责任编辑：于　曦　向　前

出版发行：中国协和医科大学出版社
（北京东单北大街 69 号　邮编 100005　电话 65260378）
网　　址：www. pumcp. com
经　　销：新华书店总店北京发行所
印　　刷：北京佳艺恒彩印刷有限公司

开　　本：700×1000　1/16 开
印　　张：24.25
字　　数：300 千字
版　　次：2011 年 6 月第一版　　2012 年 9 月第二次印刷
印　　数：3001—6000
定　　价：58.00 元

ISBN 978-7-81136-485-9/R·485

作者简介

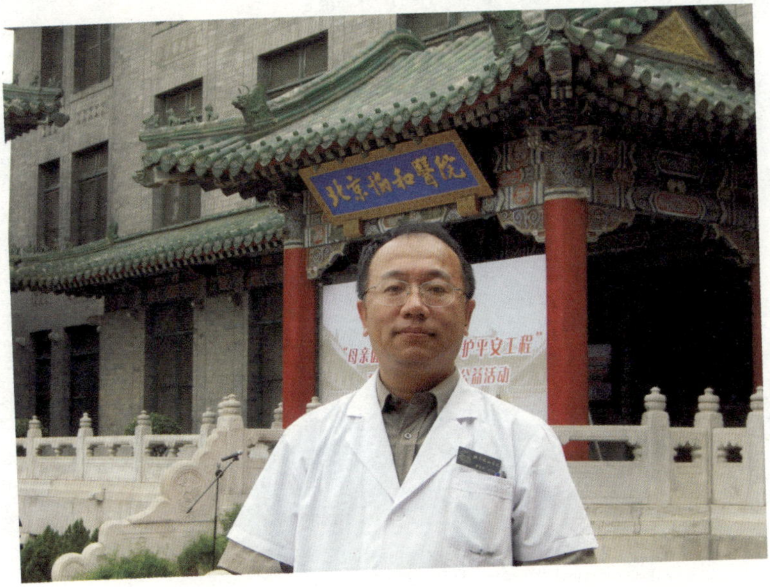

李宏军

辽宁省开原县人，泌尿外科医学博士，男科学博士后，北京协和医院泌尿外科教授，主任医师，博士生导师。《中华医学杂志》特约审稿专家、《中华泌尿外科杂志》通讯编委，《中国男科学杂志》、《生殖医学杂志》编委，《中华男科学杂志》副主编，北京协和医院生殖医学伦理委员会委员，中华医学会计划生育学分会委员，国家药监局药品审评中心专家。

从事男科学临床工作22年，诊治数万名男科疾病患者，在健康性咨询及心理咨询、人类辅助生殖技术、男女不育症的诊治、与男性有关的早期习惯性流产的诊治、前列腺增生的药物治疗、慢性前列腺炎的局部注射及综合疗法、勃起功能障碍的血管活性药物治疗、早泄与不射精症的治疗、男性更年期综合征的诊治等方面有独到的见解。承担各级研究课题并获奖多项。第一作者发表学术论文90余篇，主编《前列腺炎》（1版及2版）、《男性不育症》、《男科病诊治学》、《男性更年期综合征》、《检验与临床：男科疾病分册》、《实用男科学》等多部专著，主编科普著作十余部。

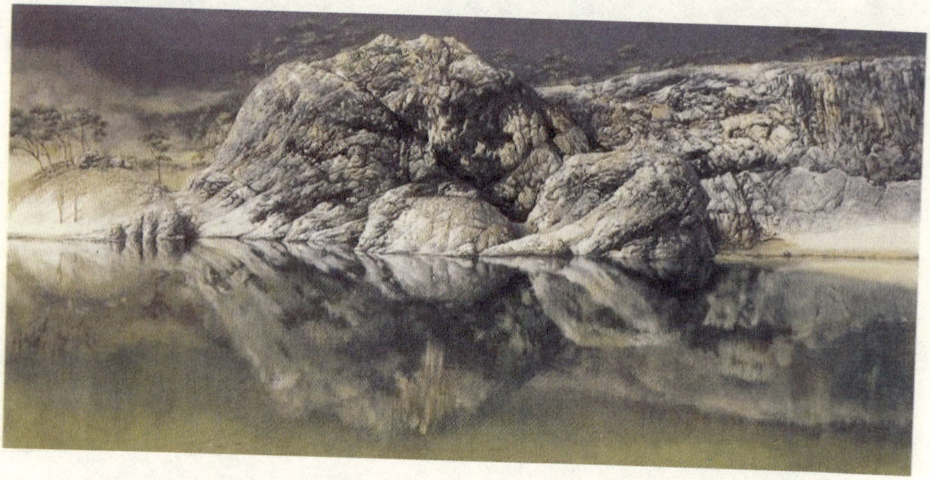

图解：上帝的杰作（繁衍后代是自然的选择）。

内容提要

男人作为家庭和社会的强者，面对生育和不育问题时也会不知所措、一筹莫展，也会表现出“外强中干”的真面目。《男性不育诊治札记》是为了帮助男人实现为人父的愿望而撰写，书中全面透析生育的奥秘、展现现代生育技术的大全、告诉你如何把握生育的最佳时机、教给你呵护男人的命根、破解生男生女的诀窍、生育健康聪明的宝宝，同时也是密切男女关系的宝典、女人窥视男人的绝对隐私、密切男女关系的关键、男女终生受益的锦囊，并配有大量幽默风趣的漫画伴读，是男人和女人生活和生育中的必备参考手册，必将使你受益匪浅，同时也为科学普及工作者提供了良好的素材。

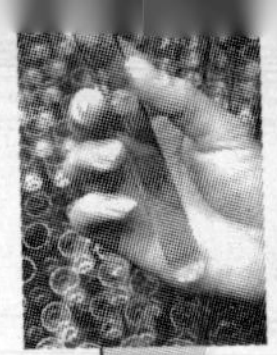

序言：关注生殖健康

人类得以生存繁衍的基础是生殖，人类健康的核心和社会文明进步的标志是生殖健康。因此在1988年，世界卫生组织（WHO）提出了生殖健康概念，即与生殖相关的机体的结构、功能和行为过程中的生理、心理和社会的完满和谐的良好状态，认为生殖健康和生殖健康保健服务是人类社会文明进步的必然要求和趋势。国家人口和计划生育委员会提出，要在2010年前实现育龄夫妇享有初级或基本的生殖健康保健服务目标。21世纪我们迎来了“生殖健康世纪”。

生殖健康是关系到社会发展和种族延续的大问题，人人享有生育后代和接受生殖健康保健的权利，而性与生育功能不和谐给患者的家庭和社会带来了难以想象的不良影响。由于科学技术的发展水平以及社会、经济等因素的制约，人类对生殖活动和生育奥妙的认识还远没有达到得心应手和随心所愿的程度，即使对那些已经揭示的生命现象和活跃应用的现代生殖健康技术也还没有达到普及的程度。因此，持续地开展性和生育知识的普及工作，推行科学的性行为和生育技术，使全社会都真正认识到，和谐的性生活和生育功能不仅是关系到自己的切身利益问题，也是关系到子孙后代健康幸福和民族昌盛的大问题。我国的各个城市居民对孕产期、婴幼儿期、青春期、性与生殖等方面保健的需求非常巨大，其中最关注性功能与生育问题。

在这种历史背景下，为了满足人群日益增长的生殖保健需求，全国各地纷纷采取种类繁多的形式宣传生殖健康和生育知识，本着“一切以病人为中心”和“以人为本”的服务原则，提供相应的全方位服务。与此同时，专业人员对性功能障碍和生育常识的认识也迅速深化，在基础研究与临床应用方面取得了突破性的进展，并已经使许多生殖方面存在障碍的人们获益。生殖医学与生殖健康已经成为多学科相互渗透的边缘性学科，受到广泛的重视。

我的学生李宏军博士编写的系列科普丛书的出版发行，将对普及性与生育知识起到很大的推动作用。该书图文并茂、语言生动、深入浅出、雅俗共赏，相关知识覆盖面广，适合于男女不育患者和关注男性生殖健康的读者参阅，也可以为生殖医学工作者和诊治不育症的临床医生工作参考，是科学普及的优秀读物，值得向广大读者推荐。

中国工程院院士

北京大学医学部北大医院男科中心教授

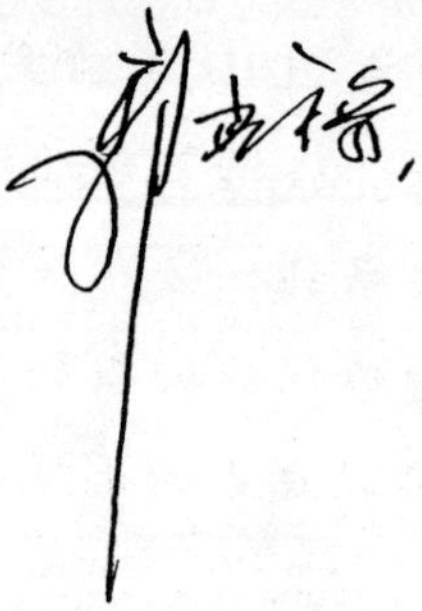

2010年8月

前　　言

生物因具有繁殖自身的能力而使其种系得以延续，生殖的重要性不言而喻。人类的生殖现象由于雌雄异体而变得更加复杂和深奥，生殖现象的诸多环节仍然让人迷惑不解。尽管医学工作者和研究人员进行了不懈的艰苦努力与探索，诊治不孕不育的新技术不断涌现，但仍然有许多夫妻没有实现其为人父母和延续后代的愿望，男性因素不容忽视。

据世界卫生组织估计，目前世界上有8000多万对不育夫妇，每年约有200万对新的不育夫妇，而且这个数字仍然呈现不断增加的趋势，其中男性的病因大约占一半。除了精子数量和质量下降等原因外，还有许多不明原因。实际上，真正能够发现病因的男性不育者仅占约1/4，而3/4的男性仅仅单纯表现为精液质量异常，甚至没有任何异常所见。而男性不育的治疗方法让人眼花缭乱，却缺乏系统和规范化，疗效难以令人满意。

我国的计划生育政策包含两个层面的含义，即对那些能够生育的夫妇采取措施控制生育，而对那些不能生育的夫妇则应该在合理的治疗后获得生育能力。对于后者来说，能否顺利实现生育子女的目的，与婚姻、家庭和生理机能等都有密切联系。虽说“不孝有三，无后为大”的旧传统观念早已成为历史，但是如果从孩子是“爱情的结晶”和“密切夫妻感情的纽带”这个角度出发，能生育一个健康、聪明、活泼的宝宝则是每一对育龄夫妇的心愿。然而并非全部夫妇的心愿都能够顺利实现。不育问题已经成为影响男女婚姻和家庭的世界性问题，并给公共卫生资源带来巨大负担。

男性生殖健康的重要性和严峻性是由男性在生殖、家庭和社会中所担任的重要角色所决定的。男性必须每天生产上亿个健康精子和具有正常的性功能才能完成繁衍生命的使命；男性是保护后代正常成长的主力军；男性是社会的主要劳动力，尤其是在具有较高危险性的职业中。但是男性的生活质量比女性低，平均睡眠时间少、饮食次数少、参加体育运动时间少、接受健康体检次数少；男性在经济、心理和社会等诸多方面所承受的压力大，使男性的自杀成功率高、疾病死亡率高、平均寿命短；男性在生育方面所面对的形式也十分严峻，近半个世纪以来出现了世界范围内的精子数量下降，不育症的发生率也有增加的趋势。

我国的各个城市居民对孕产期、婴幼儿期、青春期、性与生殖等方面保健的需求非常巨大，其中最关注性与生殖健康，而男性又远多于女性。各地为了满足人群日益增长的生殖保健需求，纷纷建立各种形式的咨询宣传系统和技术服务网络，包括电视、广播、报纸、热线服务、录像、各种层次的生殖保健服务机构和各种医疗实体等，本着"一切以病人为中心"和"以人为本"的服务原则提供相应的全方位服务。

一项在上海**14**所高校大学生中的问卷调查结果显示，大学生接触与性相关的信息渠道众多，但普遍缺少正确引导，对性卫生常识和性传播疾病知之甚少，大学生的生殖健康教育和服务明显落后。由此看来，人类对男性健康的了解和关注都太少，许多相关的问题还都没有明确的答案，男性生殖健康的问题已经到了必须关注的时候了。但是到目前为止，包括我国在内的世界各国还没有维护男性权益的专门机构。为了赢得并维护男性的权益，男人自身和全社会还要经历许多艰苦的努力。

男性不育症的诊治现状比较混乱，可以用各自为政来形容。造成这种现象的原因较多，首先是因为不育症的发病机制至今为止没有完全弄清，缺乏循证医学依据，导致大家对不育症的认识参差不齐，治疗方法不统一。另外，治疗男性不育症的商业价值也是导致这种现象出现的原因之一，也有患者被骗的例子。第三，健康男性婚后有第一年生育的，但是也有第二年和第三年生育的，一些本来不应该成为不育患者的男性也急于求治，造成了不必要的困扰，也带来了一定程度的医疗资源浪费。所以，治疗不育症还需要我们在循证医学依据上继续做些努力。

仅仅靠一些专业工作者，研究发现一些与男性有关的疾病的诊治，并不能够解决多大的问题。关注男性生殖健康需要各级政府、各种新闻媒体（电视、广播、报纸、杂志、热线电话等）以及广大群众的积极支持和参与，尤其是男性不育患者本人及其配偶。男性不育患者普遍遭遇过许多烦恼和不幸，在接受不育诊治过程中也将面对许多困扰和选择，他们迫切需要了解有关生育和不育的科学知识，以便于配合医生的诊断和治疗。在此背景下，这本科普读物出版了，奉献给读者，尤其是我的患者，并作为笔者编写的学术专著《男性不育症》的补充篇，来满足普通百姓探索生育的奥秘和寻求解决男性不生育的途径。如果你们能够从中受到启迪，则足以让我感到欣慰，也实现了本书的使命。

毫无疑问，在古往今来浩如烟海的书籍中，介绍生育、不育的书籍名目繁多，每个作者的分析角度和观点不尽相同，况且知识是在不断进步和更新的，而本书仅是作者多年临床工作的部分经验总结，不妥之处在所难免，恳切希望专家和读者提出宝贵意

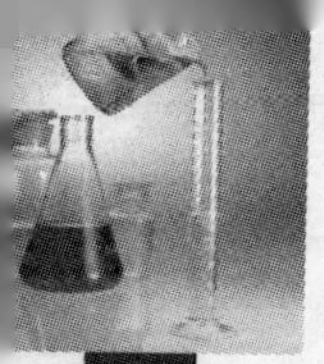

见，以其日臻完善，利于以后的修订和再版。在图书编写过程中引用了其他一些书刊和网站作者的相关信息、图片和漫画，在此表示诚挚的谢意。

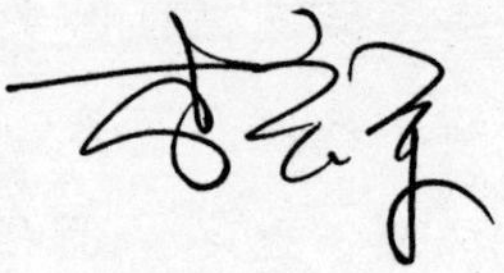

2010 年 8 月

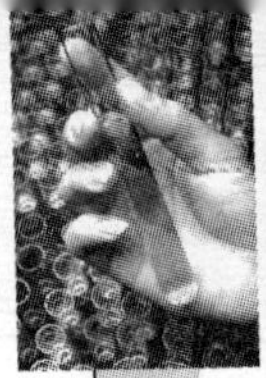

目 录

一、概述

二、寻找不育的罪魁

三、不育患者如何接受检查

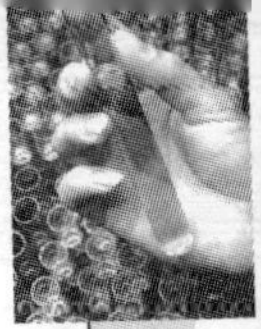

四、简单办法帮助男人获得后代

五、实验室里的技术治疗顽固性男性不育

六、值得期待的希望之光

七、生一个健康宝宝

八、男性不育的预防

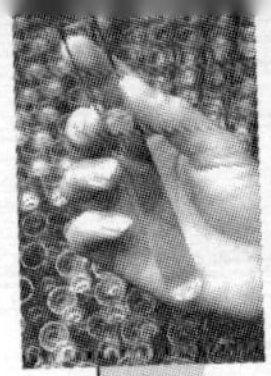

九、与不育症相关的社会学问题

一、概　　述

1. 生育、不育及生育关怀行动

在生物界，低等动物的繁衍是通过简单的复制而代代相传，由于其生殖方式不涉及性别而称之为无性生殖，例如草履虫。伴随着生物的不断进化，在比较高等的生物体内出现了专门进行生殖性的细胞和器官，生殖是通过两种异性细胞（生殖细胞）的结合而完成的，并因此有了雄性和雌性的区别，依靠异性的交配过程繁殖后代，称之为有性生殖。

生命活动是一个复杂的过程，受到物种内在的遗传因素和外界的环境因素相互作用而共同制约。为了延续生存，物种必须为自己留下后代，否则就将不断被淘汰而永远灭绝。长期的进化演变，给地球上留下了那些具有强盛的繁殖能力，并能够适应地球环境变化的物种。非常幸运，人类就属于这个物种之一。

人类对自身的生长发育过程经历了相当漫长的认识过程。最早人们坚信上帝造人，但发现只有通过性交才能让女人怀孕；17 世纪发明的显微镜，让人类观察到男性精液里的精子，并认为精子已经具备了人的雏形，女性只是单纯地提供孵育器而已；1827 年发现了哺乳动物的卵子，随后进行了大量的研究，人们才了解必须精卵结合才能受孕怀胎；现代医学认为，男性的精子通过性交进入到女性的阴道、子宫，进而进入到输卵管壶腹部，并在那里与来自女性卵巢经过输卵管伞而至的卵子相遇，精子与卵子结合形成受精卵，受精卵不断分裂并沿着输卵管达到子宫，种植于子宫内膜，在此继续分化繁殖形成胚胎，进而发育成胎儿，直至分娩。

我们每一个有幸来到这个世界上的人，在出生的那一刻就继承了父母留给我们的身体（包括性别）以及周围的生存环境（包括陆海空，以及其中所出产的一切物品和宝藏）。我们应该如何来支配这份遗产，以及应该如何看护好它，并将其更好地留传给我们的下一代呢？显然，能否健康、顺利地繁衍后代是关键。

尽管对于绝大多数人来说，生育是顺理成章和水到渠成的事情。而部分人进行繁衍后代、完成种族延续的过程中则可就不是那么一帆风顺。有许多因素可能会妨碍他们实现为人父母的愿望，而内在因素和外部环境的不利改变是其根本原因。人们已经开始重视到生存环境对生育的重要影响，认识到了环境保护的重要性和必要性了，并且在进行着不懈的改进努力。

作为整个人类物种的延续，少部分人的不生育并不会造成太大的影响，但是对于“当事人”来说却将会是“灭绝性”的打击。

现实社会，人类对自然界的“干预”充斥着我们生活的各个方面，尽管这种“干预”的结果如何还难以完全准确预料，也不清楚地球能够在多大的范围内“容忍”这种干预，但是至少在日常生活中它给我们带来了可喜的巨变。科学正在对人类自身的奥秘进行不懈的探讨，人类对生命奥秘的彻底揭示也越来越接近本质阶段。

认识自己并善于控制和调整自己，人们按照自然规律，在改造自然界的同时，也对自身进行着各种“干预”。借助于科学的力量，人类对生育所进行的“科学干预”，可以“随心所欲”地对自身的繁育进行有效的驾驭，在自己想生育的任何时候生育自己想要的孩子，包括生育子女的性别和数量。人类在对自身的认识方面已经不再是处于无所作为的被动局面了，对生命过程的“干预”并不是一个空洞的、毫无意义的幻想，而是正在接近实现的目标。现代的生育技术，几乎可以使所有严重的男女不生育的患者都能够实现为人父母的愿望。人们利用现代科技，正在为自己的生活创造幸福和美满。毕竟，在当代的社会里，人人享有平等的生育权利，不育症患者也享有平等的生殖保健服务的权利（图 1），而且我国政府和许多学术机构都在为实现人们的这种权利而努力。2007 年年初，中国计生协会提出在全国范围内开展“生育传承希望，关怀相伴和谐”为主题的生育关怀行动，已经初见成效。各地计划生育协会纷纷响应，紧密结合群众需要，组织人力、物力和财力，深入社区和乡村，为群众提供知识与信息的传

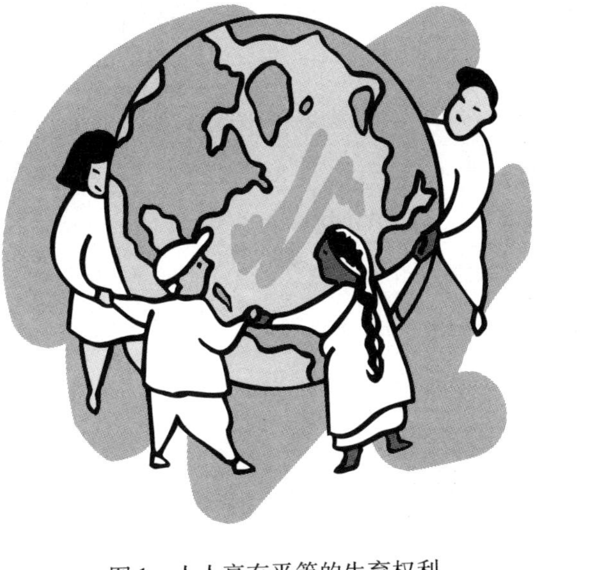

图 1　人人享有平等的生育权利

授，情感与精神抚慰等关怀活动，例如“家庭健康促进计划”、“生育关怀亲情牵手”、“生育关怀零距离服务”、“幸福工程”、“扶助贫困母亲”等，以关怀营造和谐气氛，以关怀体现以人为本的服务理念。当代的不育患者迎来了希望的春天。

2. 精子发生与胎儿形成的基本过程

生育需要男女双方生殖系统具有正常的解剖结构和生理功能，需要有正常的雌性配子（卵子）和雄性配子（精子），需要正常的合子运输通道，需要正常的胚胎发育，也需要合适的胚胎着床地和后续胚胎孕育场所。这些因素缺一不可，而且它们彼此之间需要密切配合，才能达到人类繁殖的最终目的。

首先让我们看看精子是如何在生殖系统内发生的。

男性生殖系统由内、外生殖器两个部分组成。外生殖器包括阴囊和阴茎；内生殖器包括生殖腺体（睾丸）（图2）、排精管道（附睾、输精管、射精管和尿道）以及附属腺体（精囊、前列腺和尿道球腺）（图3）。

精子，或称雄配子，在睾丸的生精小管上皮中产生，始于生精小管内的精原细胞。具有双倍体（2N）的初级精母细胞经过第一次和第二次减数分裂之后，最终形成4个单倍体（1N）的精子细胞，是一个连续不停的过程（图4，5）。精子细胞形成后再经历一系列蜕变过程，最终演变成精子（图6，7）。

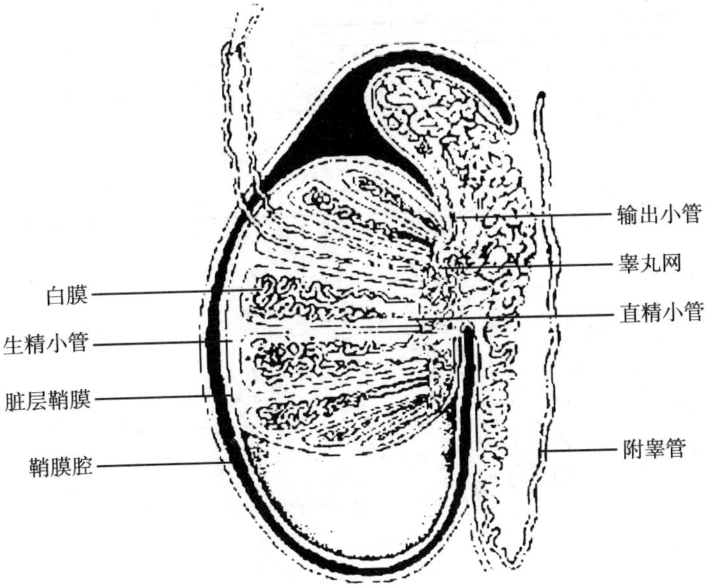

图 2　睾丸的剖面图

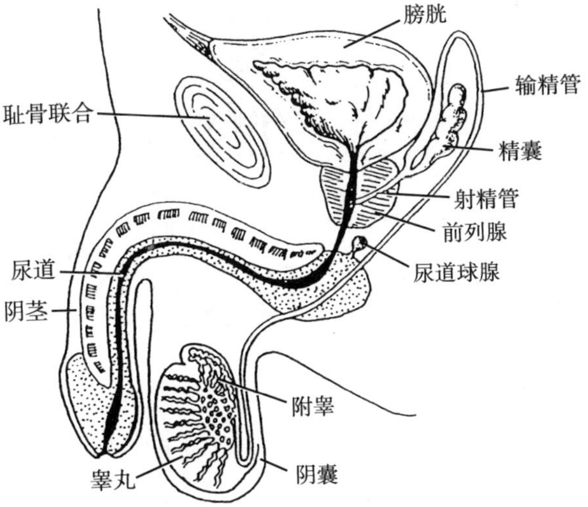

图 3　男性生殖系统的概观

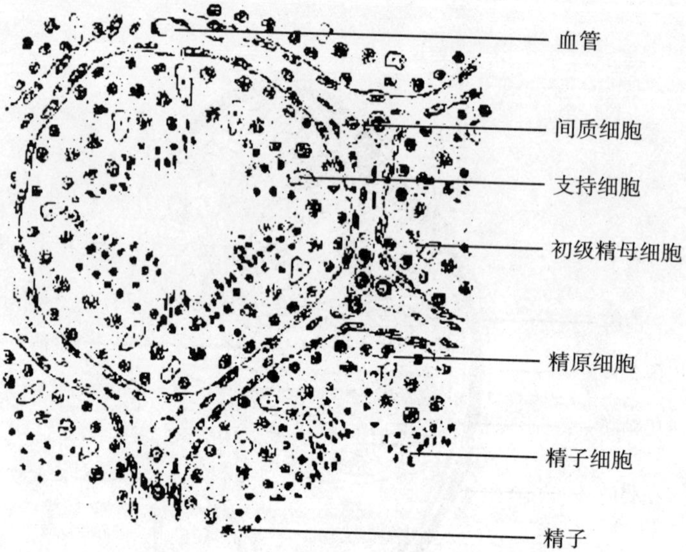

图4　生精小管中的细胞组成

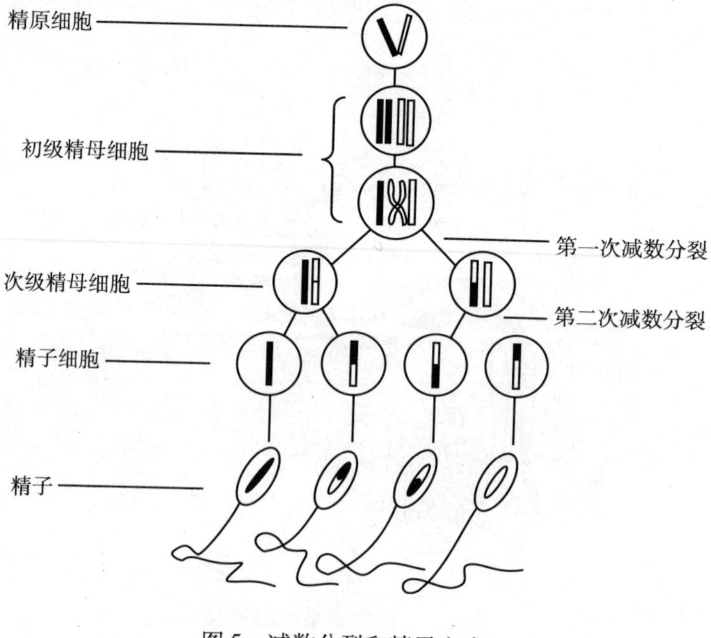

图5　减数分裂和精子生成

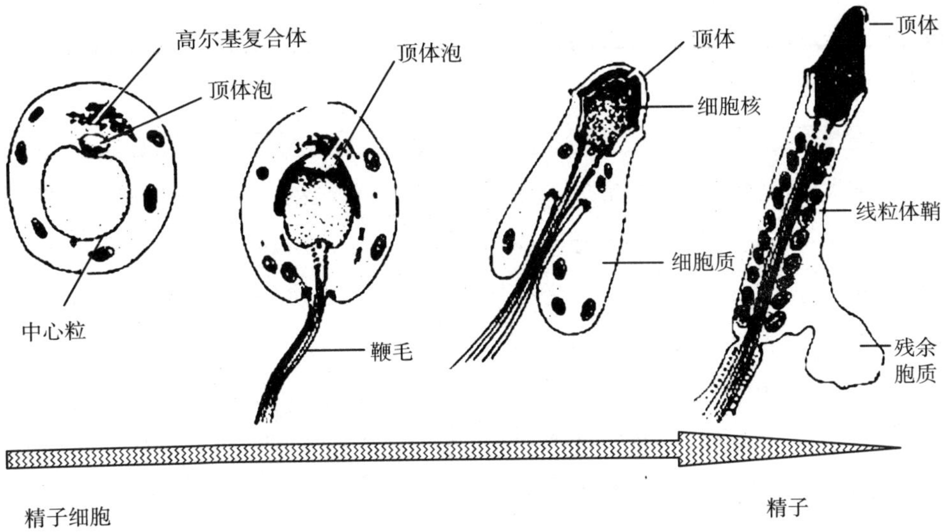

图 6　精子的形成过程

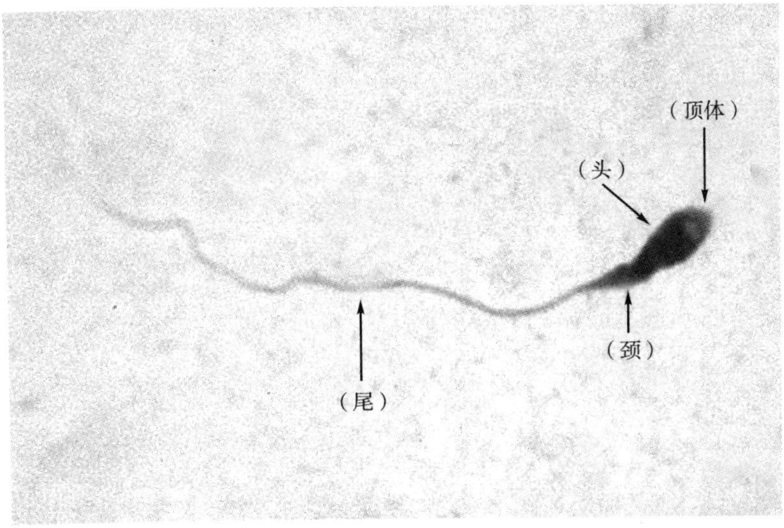

图 7　人类精子

睾丸不仅能够产生精子，还具有分泌男性激素的作用，因而又称性腺。男性激素由睾丸中的间质细胞产生，维持男子的第二性征，即喉结突起、生长胡须、肌肉比较发达，又维持性功能。激素通过血液循环作用于全身的靶组织器官。

附睾位于睾丸的后外侧，呈扁平状（图3）。睾丸产生的精子被输送到附睾里贮存，并在附睾里继续发育和成熟。精囊和前列腺是生殖器官的附属腺体，精囊分泌碱性液体，而前列腺分泌酸性液体，两者的混合液呈乳白色，有助于精液凝固和液化的动态过程，并可帮助精子生存和活动，是精液的主要成分（图3）。

其次，让我们了解一下精子是如何进入女性生殖道的。

精子进入女性生殖道是通过性交来完成的。性交过程中，数以亿计的成熟精子穿过管状通道，到达并积聚在尿道前列腺部，再经尿道口释放到女性的阴道中，这个过程叫射精。其中只有一个精子能最终与卵细胞结合并发生受精。

第三，让我们探索一下受精和生殖的基本过程。

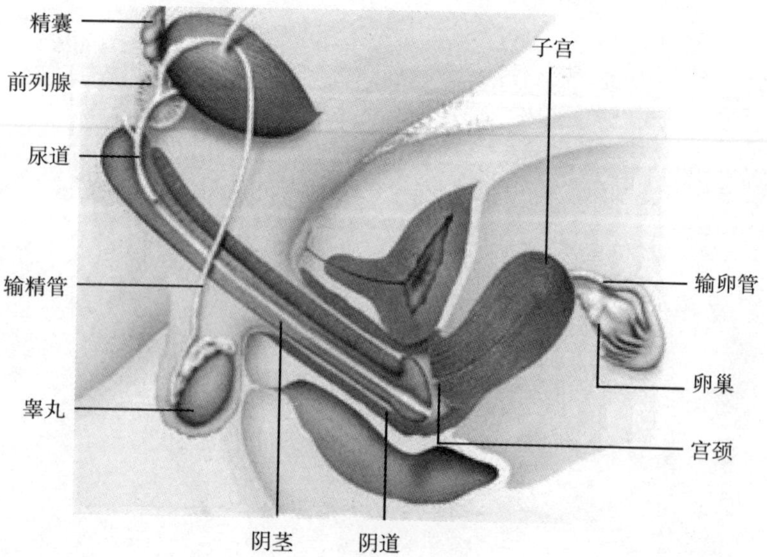

图8 正常受精过程

通过性生活，男性的精液排入女性的阴道中（图 8）。精液中精子计数和功能正常的男性，一次排精可达 1 亿或更多，这其中能够穿过宫颈管进入子宫者只有约百分之一，而能够到达输卵管壶腹部与卵母细胞相遇者则更加稀少，只有数千条。

精子靠自身主动运动或依靠生殖道上皮细胞的纤毛运动抵达卵子附近（图 9）。精子经过女性生殖道或穿越卵丘时，包裹精子的外源蛋白质被清除，精子质膜的理化和生物学特性发生变化，使精子获能而参与受精过程（图 10）。女性输卵管伞捕获卵子后在壶腹部等待精子的到来。获能精子接触卵周透明带时，特异地与卵膜上的某种糖蛋白结合，激发精子产生顶体反应：顶体外围的部分质膜消失，顶体外膜内陷、囊泡化，顶体内含物（包括一些水解酶）外逸。顶体反应有助于精子进一步穿越卵膜。精子一旦与卵子接触，卵母细胞本身也发生一系列的激活变化。发生皮层反应、卵质膜反应和透明带反应，从而起到阻断多精受精和激发卵进一步发育的作用。精子中段和尾部不久退化和被吸收。卵母细胞的细胞核在完成两次成熟分裂之后，形成雌性原核。此后雌、雄两原核核膜消失，仅染色体组合在一起，以建

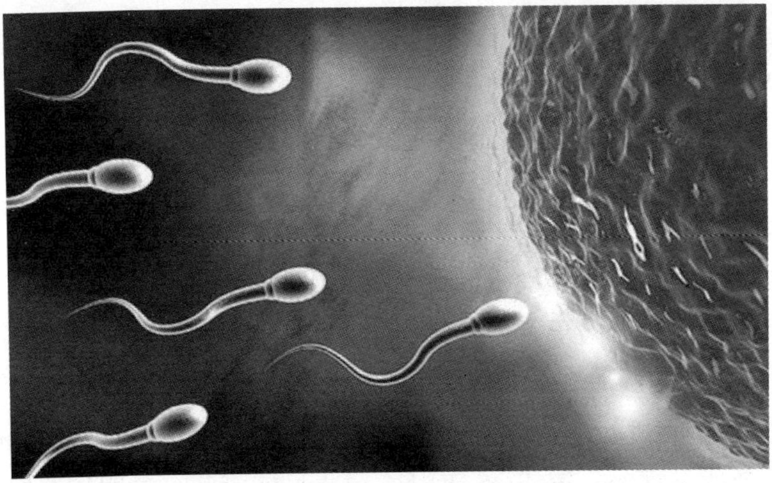

图 9　有限数量的精子努力向卵子靠近

立合子染色体组，受精过程至此完成。

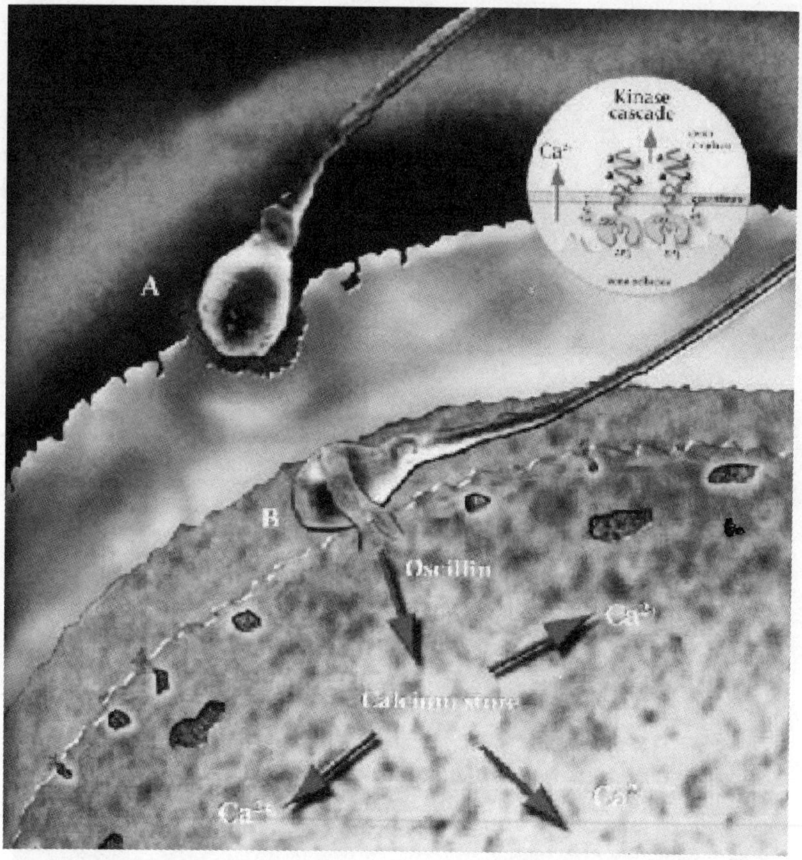

图 10　会有哪一个幸运的精子“独占鳌头”呢（精子穿透卵细胞）

最后，让我们认识一下胚胎的早期发育过程。

从受精开始，卵母细胞完成了第二次减数分裂，精卵结合，形成合子后，沿输卵管向子宫方向运动，途中逐渐形成 2 细胞胚胎、4 细胞胚胎、8 细胞胚胎和桑椹胚。细胞分裂从受精后 26 ~ 30 小时开始，每 10 ~ 12 小时进行一次卵裂，在达到 16 ~ 32 细胞时称为桑葚胚，此时开始到达子宫腔。第 4 ~ 5 天时，形成早期囊胚，透明带溶解消失，囊胚开始侵入子宫内膜，并于 11 ~ 12 天完成植入过程（图 11）。胚泡滋养层细胞迅速增殖，由单层变为复层，外层细胞融合形成合体滋养层，深部的一层细胞界限明显，称之为细胞滋养层。植入后，滋养层向外长出许多指状突起，称之为绒毛，逐渐发育、分化形成胎盘。滋养层直接从母体血液中吸取营养供胚胎发育所需。

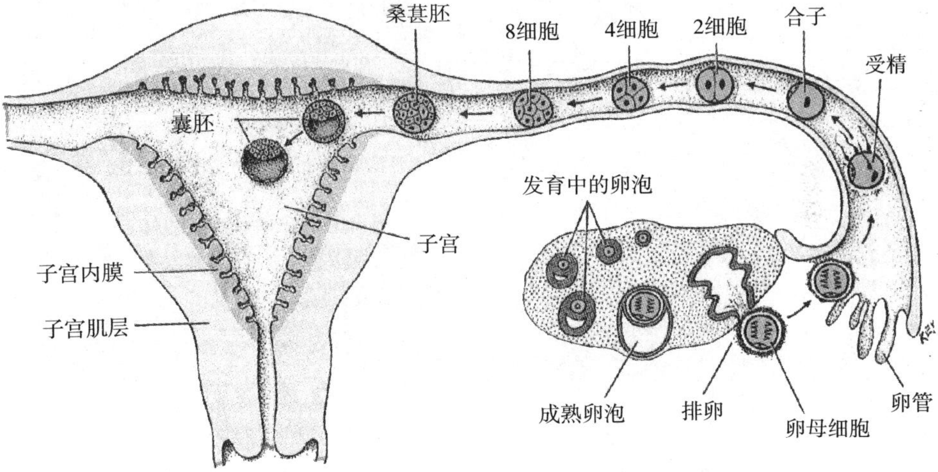

图 11　胚胎在输卵管中的发育

胚胎进入子宫时形成的囊胚是胚胎细胞第一次分化，在此之前，在理想条件下，任何一个细胞都有可能发育成为一个完整的个体，但形成囊胚之后，部分细胞会发育成胎盘，称为滋养细胞层，另一部分发育成为胎儿，即内细胞团，这部分细胞就是所谓胚胎干细胞。从受精到形成囊胚，即从输卵管壶腹部运动到子宫内，大约需要 5～6 天时间。

在子宫内安家的胚胎，经过不断的生长发育过程，形成胚胎，进而形成胎儿，并经过分娩过程，实现了新生命来到人间的全过程。生育的全过程可以概括在图 12。

男性不育主要是精子的质量问题和精子的传送障碍，前者包括精子的数量、质量异常，其原因在于睾丸精子生成障碍、精子输送障碍

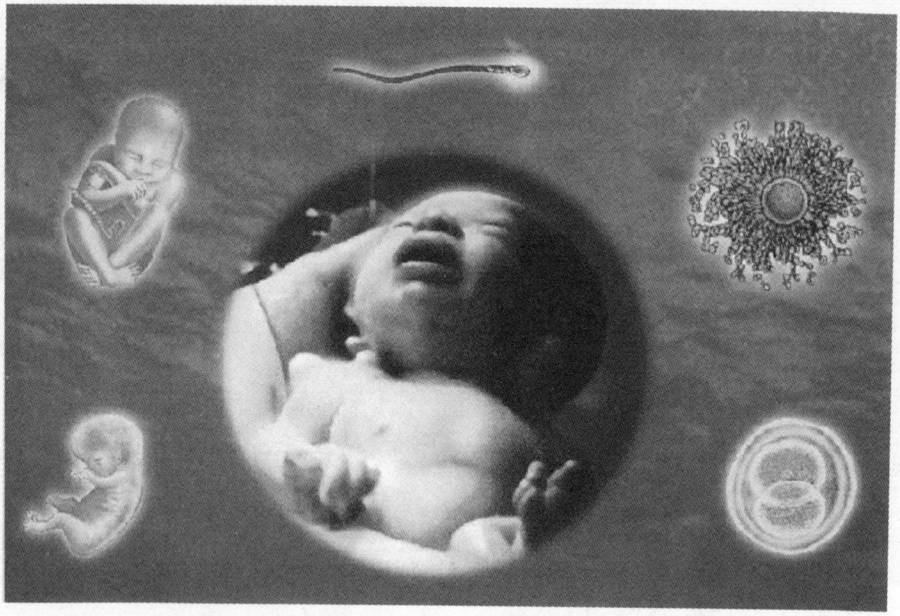

图 12　不孕或不育归结到男方是太不公平了

和各种不利因素造成的精子数量、质量的异常，例如少精子症、弱精子症和畸形精子症；后者包括严重的勃起功能障碍（俗称阳痿）和射精障碍，使得精子不能进入到女性的生殖道内。

3. 什么是不育症？

一般认为，未采取避孕措施的育龄夫妇，每一个月经周期平均有 25% 的机会怀孕，50% 在婚后 3 个月内应当怀孕，72% 在婚后 6 个月内应当怀孕，80%～85% 在婚后 12 个月内应当怀孕，而不育症可能影响到大约 10% 的育龄夫妇。所以，若结婚后一年时间以上，进行有规律的性生活，未采取任何避孕措施，而配偶不能怀孕或能受孕但未能怀胎分娩，就应考虑不生育的可能，医学上将其统称为不育症，包括男性不育症和女性不育症。

根据患者是否曾经妊娠或生育，将不育症划分为原发性不育和继发性不育二种，婚后曾经正常妊娠和正常生育的叫做继发性不育症，婚后一次也没妊娠和生育经历或过程的叫做原发性不育症。有学者将曾经妊娠过一次或多，但均以畸胎、流产、早产或死产等异常妊娠结局的患者叫不育症，以区别于那些从来没有妊娠过的不孕患者。区别不孕与不育可能在寻找不生育的病因上以及选择治疗方法上有某些不同，但临床上常将不孕症与不育症都作为不生育的诊断，而不做严格区分，尤其是对于男性来说则更加不必严格区分。有些患者认为原发性不育都是先天性疾病而不能治疗，这是错误的，原发性不育可能是先天性疾病或异常造成的，也可能是后天性疾病或异常造成的，但绝大部分还是后天获得的疾病或异常，包括在日常生活中所获得的对生殖系统的损伤性因素，例如酗酒、接触射线、农药、热水浴等。

全球约有8%的育龄夫妇患有不育，发病率为5%~35%，非洲国家最高。我国还缺乏全面系统的不育症流行病学调查，从众多的临床分析中估计，不育症发生率平均约10%，并有增加的趋势。

大量证据表明：世界范围的人类精液的质量可能在逐渐下降，人类的精子数量可能平均每年以2%的速度下降。近50年来，男人的精子密度平均减少了一半。但是男性不育的诊断与治疗却在很长时间内徘徊不前，传统方法可以有效治疗的男性不育者仅7%。

辅助生殖技术（ART）的出现和广泛应用，带动了男性不育治疗的巨大改变，但治疗成功率仍然偏低，操作还很不规范，而且ART中具有潜在危害，如何管理和规范男性不育的治疗成为人们十分关注的问题，国家也在不断制定和完善相关的操作技术和法律法规。

4. 没有孩子，丈夫有多大“责任”？

由于男人在家庭和社会中的“举足轻重”的地位，男人对于十分敏感的不生育问题往往采取回避的态度，不太敢面对现实，并因此而讳疾忌医，使得男性对不育的认识、男性不育病因的研究和治疗手段都要远远落后于女性。有人说不生育都是女方有病，而且首先将责任推给了女方，随着时代进步持有这种观点的人尽管减少了，但仍然存在，且往往分布在贫穷落后的乡村和山区。稍微了解点医学常识的人都会认识到，这么说话的确是有些违心了，完全把不生育的事都归结到女方是太不公平了，能否生育是男女双方的事。事实上，在不育夫妇中，有1/3以上的不育问题完全出在男人，男女都有问题的约占1/3，所以可以认为男性因素所致不育大约占半数，也是名副其实的“半边天”了。一项全球性的调查结果表明，男人不生育人口在近10年内增长了6倍（图13）。

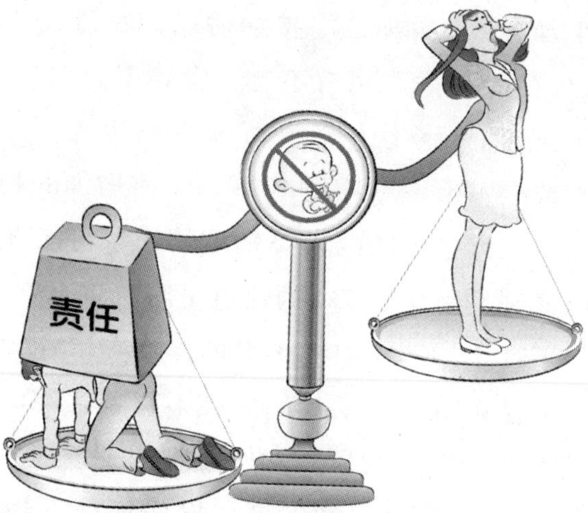

图13　不孕或不育归结到男方是太不公平了

正常的生育过程包括卵子受精、受精卵迁移、胚胎着床、胎儿发育、分娩。卵子来自女方，精子来自男方。生殖功能正常的女性，每一个月由卵巢成熟和排放一个卵子，卵子很小，在显微镜下方才能看清，男人的精子则更小。医学上把卵子和精子都叫做配子，受精是指男性的精子与女性的卵子结合的过程，是生育的基础。所以说男女双

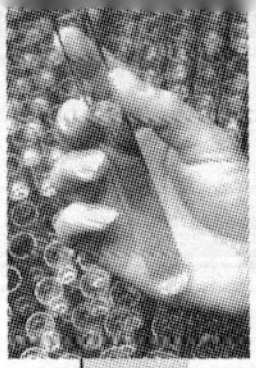

方均参与生育过程，均有可能因某种疾病或异常而导致不孕或不育，在不育中的作用是同样重要，不可低估，更不应该重女轻男。

在对不育男性进行检查时，不能忽视对配偶的作用，应该对其配偶进行全面的生育能力的评价和相应的治疗。例如不排卵、排卵不规律、生殖道感染、内分泌激素水平紊乱、高泌乳素血症、子宫内膜异位症、免疫性不育、输卵管阻塞等。对于女性的有效治疗，常可以不同程度地弥补男性生育能力的低下，在不进行任何治疗的情况下，可以使部分轻中度生育能力低下的男性获得自然生育能力。这一点也充分体现了夫妇一体化的特点，夫妻本是一根藤上的两个“瓜”，大难到来要共同“面对”和“承担”。无论是出现任何问题，双方都要互相体谅、互相鼓励、互相分担，包括对不育“责任”的分担。

二、寻找不育的罪魁

5. 男性不育病因研究的现状并不乐观

精子是生育的使者，睾丸产生精子。一切影响睾丸的因素都会影响生育。比如睾丸和附睾的炎症、损伤、感染、精索静脉曲张、前列腺疾病、勃起功能障碍（俗称阳痿）、逆行射精等等。我们大部分公众关心更多的是生活方式方面的相关问题。其实男性不育症，有时候在生活上自已多加小心可能就会有所帮助。比如酗酒对精子的伤害就很大，所以“洞房儿”、“蜜月儿”的畸形率就比较高。还有紧身内裤、洗桑拿、含有铅或者其他重金属的化妆品，以及在房屋装修的时候，部分装修材料的甲醛超标、射线超标，含有过量农药的蔬菜，含有过量防腐剂的食品，激素含量过高的肉类等，都是导致不育症发生的因素。还有很重要的一点，是精神心理因素。现实社会的生存竞争压力增大，人际关系复杂，精神紧张焦虑，很容易影响男性的内分泌系统，导致生殖能力降低。

男性不育的常见病因包括先天性和获得性的泌尿生殖系统异常、男性附属性腺感染、阴囊温度增高（精索静脉曲张等）、内分泌紊乱、遗传异常、免疫因素等。40%～75%的患者仅表现出精液质量异常（特发性男性不育），即少精、弱精、畸形精子症，这些异常表现常同时存在，被称作特发性少弱畸精子（OAT）综合征。

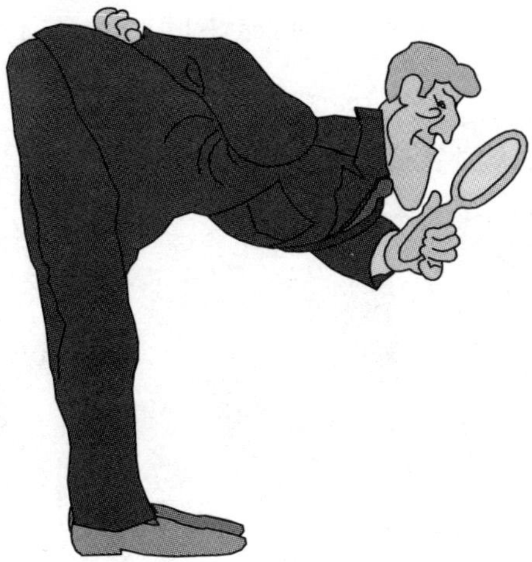

图14 仔细寻找可能的病因

明确诊断对于男性不育患者来说非常重要（图14）。诊断的目的是判断男性生育能力及寻找可能的病因，为后续治疗奠定基础。明确男性不育的病因、发病机制以及病理过程，并通过各种措施去除病因、逆转恢复病理过程是取得治疗效果的关键，也是判断预后的客观依据，但是多数不育症的确切病因还不清楚。世界卫生组织不育症防治专题组1987年对6682例男性不育病因研究表明：不明原因的不育占48.4%，特发性精液异常占26.2%。一项7057例男性不育患者病因统计发现，特发性精液异常（OAT综合征）及不明原因不育者共占75.1%，真正能够找到不育病因的仅约1/4。看来，人们对男性不育的病因认识还十分有限，尤其是对其生殖和病理过程还不清楚。

近年来，采用细胞遗传学、免疫学、微生物学、生殖内分泌学、精液细胞学超微结构研究、精浆理化性质研究、分子生物学的基因检测分析技术等，对男性不育的病因、发病机制的认识更加全面和深入，已经探明了一些男性不育的原因。所以，不明原因不育并不是没有原因，而是受到了我们对不育的认识和诊断水的限制。

尽管多数男性不育者难以找到明确的病因，但是还要去尽可能地排查可能存在的病因。经过仔细检查后没有发现明确病因与没有检查就臆断患者为特发性的，结果是明显不同的（图 15）。

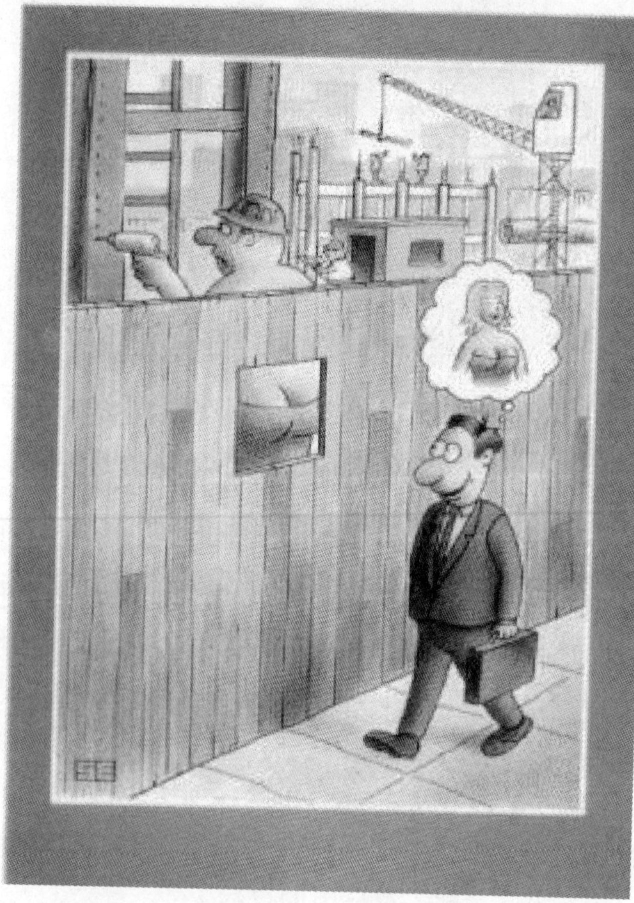

图 15　千万不要想当然（没有明显异常也要全面检查以排除常见病因）

对于那些特发性不育症患者来说，尽管不能从病因角度采取针对性的治疗手段，但并不等于医生会束手无策。采取对症的综合治疗措施，同样可以使绝大多数患者获得满意的治疗结局，这也是他们的希望所在。

6.“孕种”过多的男人也容易遭遇生育尴尬

男人生育是靠“孕种”精子，精子过少时参与“夺标”竞争的“候选者”基数减少，导致受孕的机会明显减少，这是比较好理解的。但是，你知道吗？精子数量过多也不是好现象，也可以使男人遭遇生育尴尬。

一般的成年男人精液内的精子密度（单位容积内的精子数量）为每毫升6千万~1.5亿，但是如果精子的每毫升密度超过2.5亿，甚至有的男人精子密度可能超过4亿，此时可能由于精子密度的过大，造成精浆的质量改变，精子的生存空间过于拥挤，平均每个精子所能获得的营养物质大打折扣，使得精子的质量明显低下，主要表现为精子的成活率低、活动能力差、异常形态发育者增加，因而难以完成使卵子受孕的艰难之旅。

造成精子密度过多的原因还不十分清楚，有人认为与生育相关的内分泌激素水平异常有关，还有人认为可能与生殖系统的炎症，例如慢性前列腺炎和精囊炎有关，甚至有人认为老年人的精子密度也可以较青壮年男性高，但都缺乏充分的科学证据。

由于对精子数量过多病因的认识不足，造成了临床上治疗的效果不佳。有人尝试采用大量的雄激素来抑制垂体分泌的促进睾丸生精的激素（卵泡刺激素和黄体生成素），有人针对可能存在的炎症进行有效的治疗，有人建议患者将性生活的频度加大以减少精子密度，有人采用营养液稀释精液后人工授精的方法治疗不育症，这些方法都有成功的治疗范例，患者可以根据自己的具体情况，在专科医生的指导下选择应用。当然最后也可以考虑选择辅助生殖技术解决生育问题。

7. 只有活动力强健的精子才有“中标”机会

人们基本上都已经了解了，男人生育只要一个精子就可以了。那么，你知道吗，一次射出的精液里有多少个精子吗？一生中男人又将射出多少个精子吗？

表面波澜不惊的精液，在显微镜下却充满了惊涛骇浪，上亿个精子拥挤不堪，让人实在难以想象生命的来源竟然是这么一个微小的家伙，同时不免大发感慨，每一个精子能够成功受孕的机会简直是太渺茫了，如果每一个精子都将受孕，那么将会出生多少个孩子呀。

健康的活力强劲的精子都是运动健将，可以瞄准目标勇往直前。作为一个团体，一次射出的上亿个精子只要有一个能够成功地“中标”（使卵子受孕），也就完成了它们的使命。尽管最后可能只有一个“幸运儿”脱颖而出，其他的那些前仆后继死在途中的精子，死也值得了（图 16）。但是遗憾的是，许多人射出的精液里的精子连这么

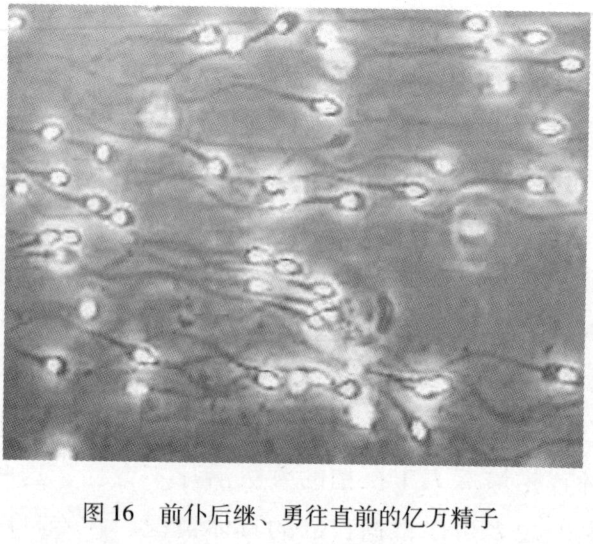

图 16　前仆后继、勇往直前的亿万精子

一次机会也没有，缺乏这种勇往直前的强健精子，而阴道、子宫、输卵管、卵子的膜等又给精子设置了一个又一个障碍，让所有的精子都望而却步或者慷慨赴死，有的人的精子一生中也难以得到一次机会，始终不能生育。丧失受孕机会的原因固然多种多样，但是真正没有精子的男人毕竟很少，而绝大多数的不生育是由于缺乏活动力强健的精子。

只要有精子就有生育的希望，就不要放弃生育的要求。尽管其中的一部分人仍然难以恢复自然生育的目的，但这并不影响我们生育自己的孩子，可以在实验室里应用现代的技术实现普通百姓生育自己孩子的愿望。

8. 精浆：精子生存的环境

男人的孕种“精子”是生活在睾丸内的，并不断地向输精管道的沿途走行，最终通过性交，借助于射精过程，以精液的形式排放到女性的阴道内。因此，精液是包含精浆和精子两部分，精浆构成了精子生存的主要环境，含有丰富多彩的营养成分，对精子的许多特性有直接的影响，精子与精浆的关系就如同鱼和水的关系一样，精子仅仅占精液的很小一部分。

由于对精液的分析和检查比较方便，发现了许多不利于精子生存的精液环境，主要包括：

（1）精液排放量过大过小均非好现象。

许多男人认为，射精量多是强壮男人的体现，预示着生育和性能力的强盛。而实际情况却不是如此，这是混淆了精子和精液的概念。过多的精液量反而可能是疾病或异常的征兆。即使没有明显的疾病，精液排放量过大也可以在一定程度上影响生育能力。一般来说，成年男性一次射精量 2～6 毫升，如果精液量超过 6 毫升，可能存在生殖系统的炎症等疾病，此时精液内的许多营养成分和精子的密度均将被稀释，造成精子的营养供给不足，精子的活动能力降低，生育能力因此而低下。如果精液量过少，则刚刚相反，过于“拥挤”的环境对于精子的生存也十分不利，而且过少的精液也难以“对抗”和稀释女性阴道内的不利环境，从而影响精子的活动能力和受精能力。造成精液量过少的原因主要有性生活太频繁而造成的精液“储备不足”、全身慢性消耗性疾病（慢性前列腺炎等生殖道炎症、结核病、营养不良）、各种慢性不良刺激和紧张焦虑情绪等。

（2）精液颜色的改变可能预示着某种疾病。

正常的精液颜色是灰白或淡黄色的，长时间不排精者的精液颜色将会略深一些。如果精液颜色变得鲜红色、粉红色、咖啡色或黑色，可能是由于精囊、前列腺、尿道等生殖道的疾病，例如炎症、肿瘤、囊肿，造成的出血所致；精液呈现黄色或白色，可能与泌尿生殖道的感染性疾病造成的炎症细胞或者脓液所致；此外，服用某些药物，可以在尿液和精液内呈现相应的颜色。

（3）稠厚的精液限制了精子的自由泳动。

射出的精液是呈现凝固状态的，经过5～30分钟逐渐液化，即使在精液内仍然能够见到部分残余的胶冻样凝块也不必太在意，也不一定会造成不育。但是，如果超过60分钟精液始终保持像胶冻或糨糊一样呈现凝固或高度黏稠状态，将极大地限制精液内的精子的活动，显微镜下可以见到精子在做着艰难而痛苦的“挣扎”，当然此时的精子也就不可能跨越“万水千山”地成功“拿下”卵子了。造成精液不液化和高黏稠度的主要原因在于前列腺功能异常（前列腺炎等疾病）和雄激素水平低下，当然也有一些患者的病因还不清楚。

（4）精液的酸碱度异常可以杀死精子。

正常精液的酸碱度为pH 7.2～8.0，精子在这样的酸碱度下生存良好、活动自如。慢性前列腺炎时，精浆中的酸性物质会增加，使得酸碱度下降，精浆偏酸性，当酸碱度降低到精子生存最低要求的pH 6～6.5时，精子便会夭折，不利于生殖过程的正常进行；如果前列腺液的 pH 值明显提高，也不利于精子的生存。

（5）精液内过多的“卫士”不仅杀“敌人”，也杀精子。

生殖道的损伤、感染等病理改变可以征集大量的人体“卫士”（白细胞，也叫炎症细胞）来清除感染的病原体或参与炎症反应。但是“卫士”的大量存在也要消耗掉精液内大量的有限营养，同时“阵亡”的“卫士”还要释放出大量的有害物质，这些均对精子的生存和行使正常的功能构成了严重的威胁。此外，由于大量“卫士”的出现，也会使精液的 pH 值（酸碱度）明显提高，并因此改变精浆的酸碱度，也不利于精子的生存。

9. 精液量过少、过多都难生育

人人都说精子是生育的种子，似乎只要有足够和功能良好的“种子”，男人的生育就不成问题了，很少会有人关心精子的直接生存环境：精浆。精浆是精液内除去精子以外的其他成分。实际上，男人每次射出的精液中的绝大多数成分是精浆，只有很小的部分才是精子，精浆和精子共同组成了精液。精液内除了精子之外，还有许多有机和无机成分，它们都对精子成功受孕有影响。所以，精浆量的多少决定了精液量的多少。

如果精液量过少，则精液内的营养精子的精浆成分必然要明显减少，精子所获得的营养成分将明显减少，可使精子失去活力，生育功能将受到影响，导致不育。正常男子一次排出的精液量通常为 2 ~ 6 毫升，如果少于 2 毫升则称为精液量过少。一名 28 岁的已婚男性在询问相关问题时告诉我们：“一直以来精液都比较少。最近打算要孩子，请问精液少会影响生育吗？需不需要治疗？应该怎么治？”

出现精液量过少的原因较多，主要包括：睾丸功能减退和内分泌紊乱，使附睾、前列腺、精囊腺发育不完全而导致精液分泌不足；泌尿生殖系统感染导致精液减少；精囊肿瘤或囊肿、尿道狭窄、尿道憩室或生殖道手术引起输精管道损伤，也会减少精液量；排精次数过于频繁也是导致精液少的原因之一。

性交频度可以对精液量有较大的影响。若能排除前三种可能性，只是因为排精次数较多的话，那么精液量较少就不用特殊治疗了，只要减少性生活或自慰频率即可达到满意目的。

应该提醒男人的是，如果一次排精量超过 6 毫升，则被称为精液过多症，也是一种病态，同样可能导致不育。一位 32 岁的准爸爸就遭遇了类似的情况。他在咨询信中讲道："我打算今年要孩子。奇怪的是，虽然我和妻子的性生活很正常，可她一直都没能怀上。经检查，妻子没有生育问题，而我的精液量足够多，有时多得让我都感到尴尬，请问问题是否出在我身上，我该怎么办?"。

精液过多可能是禁欲时间较长或由生殖系统的炎症，例如前列腺、精囊的炎症，或垂体促性腺激素分泌过多所致。精囊炎是青壮年男性中并不少见的疾病，多由大肠埃希菌、变形杆菌及假单胞菌等引起。当与精囊相邻的器官，如前列腺、后尿道、结肠等发生感染或因其他情况引起前列腺、精囊充血时，上述病菌就会乘虚而入，诱发精囊炎。该病引起的精液过多，实质上是精浆分泌或渗出过多而引起的，而精子总数并没有变化。这显然会引起精液中精子的密度降低，精液内的营养成分浓度也大打折扣，并可因此影响精子的功能和受孕机会。另外，过量分泌的精浆，因炎症等病理因素的影响，也会干扰精子的活动和功能，并且可能导致精液大量流出阴道，带出精子，从而降低受孕机会。因此，精液量过多也并不是一件让人喜悦的事情，如果因此影响了生育问题，更有必要到正规医院做个检查，尽早解决问题。

10. 丈夫的精液哪里去了?

王女士结婚已经 4 年多了，由于忙于事业而没有急于要孩子，最初还采取了避孕措施2年，但是解除避孕后仍然一直没有孩子。她从科学普及宣传中知道男性生育是要靠精液内的精子，但是自己怎么从来也没有在性生活过程中察觉有丈夫的精液流出来呢？（图17）私下里问了几个最要好的姐妹，都回答在性生活后有许多白东西淌出来。以前由于没有想到生育问题，而且每次性生活中的丈夫都很“卖”力气，自己也“高潮频起”，因而也就没有在意这个问题。王女士与丈夫进行了一次认真的谈话，了解到了事情的真相，丈夫坦然承认自己从来也没有射出过精液，但是每次自己也都能够出现排精的蠕动感觉，性快感也很强烈，感觉并没有什么不妥，因而也没有觉得这是疾病或异常。通过医生的询问和检查，诊断是：逆行射精。在正常的性高潮时，精液会沿着尿道排出到体外，而王女士丈夫的精液却走了“后门”，进入了膀胱内。由于生育的“种子”不能够顺利地“播撒”，造成了王女士的不育。明确了诊断后，虽然进行了一段时间的治疗，仍然没有恢复正常的射精途径，最后采取人工授精的办法让王女士怀上了孩子。

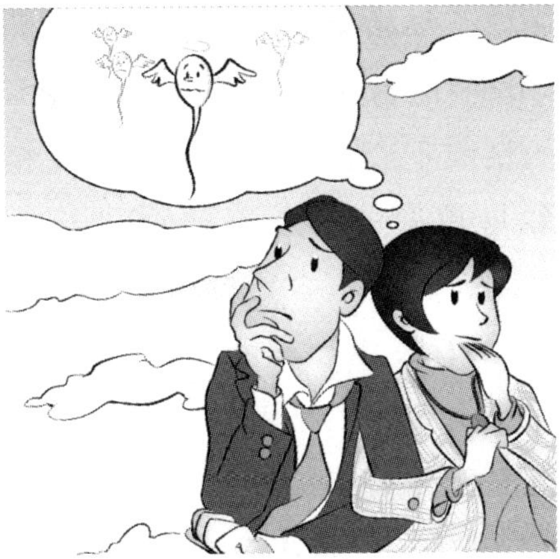

图17　丈夫的精液哪里去了？

引起逆行射精的原因很多，例如局部的炎症、尿道狭窄、精阜肥大、手术损伤膀胱的括约肌、药物（利血平、竹林胺）、精神心理因素等。有一些情况是可以通过适当的治疗和调整而使患者恢复正常的射精能力，例如抗感染治疗、停止某些影响射精的药物、尿道扩张手术、膀胱颈缩窄手术、进行必要的精神心理疏导，但是一些逆行射精患者的治疗效果往往不十分理想，为了解决患者迫切要求的生育问题，可以考虑收集尿液内的精子，进行人工授精治疗。具体方法是，在妻子排卵前 2 ~ 3 天开始禁欲，服用药物（碳酸氢钠）使尿液碱化。在妻子排卵日时，用自慰（手淫）法达到高潮排精，收集全部尿液，从中筛选出精子并进行必要的处理，然后进行人工授精。

11. “果冻”精液，束缚了男人的“根”

说起男人不育，人们多数都会想到精子没有活力，或者干脆就没精子，其实，即使有精子，如果精液总像果冻似的，那精子也会被“绑”住腿脚，无法与卵子相会，难以实现生育愿望。

小王夫妇一直盼望着能够早点儿有个孩子，双方的老人也都望眼欲穿，可就是难以遂愿，结婚都快 5 年了，小王的肚子一直也没有任何“动静”。在亲朋的多次督促下，小夫妇接受了详细的专科检查，结果发现小王丈夫的精液不液化。医生解释说：精液不液化就是精液像胶冻一样稠厚，精液里面的精子运动受到了束缚，不能自如地运动，往往活动能力极差，因而不容易自然生育。至于正常精液应该是什么样子的？怎样才算不液化？不液化是怎样产生的？应该如何处理？等问题，仍然让小夫妻云里雾里、懵懂不清。

实际上，正常情况下，精液排出体外的瞬间是液体状态的，否则将难以排出，但很快凝固，一般在 5 ~ 30 分钟内逐渐液化。这种特性，让射出的精液能够在阴道内停留时间延长，以增加受孕机会，并且在适当的时间内逐步液化来释放活力强劲的精子，堪称是让男人传宗接代的天然杰作。如果射精后 30 分钟内未能完全液化就叫液化迟缓，对生育有一些影响；如果超过1小时仍然不液化，才叫做精液不液化。精液不液化就是精液像果冻一样稠厚，使精子受到了束缚，不能自如地运动，精子被精液铁桶一般地牢牢困住，就像人在泥浆里游泳一样寸步难行，精子的活动能力往往极差，因而不容易自然生育。

精液的凝固与液化主要是由前列腺和精囊腺分泌的液化因子和凝固因子来平衡调节的。精液排出体外后呈凝固态与精囊腺分泌的凝固因子相关，精液液化则是前列腺液中蛋白水解酶等液化因子起了作用。与液化有关的酶众多，包括α－淀粉酶、糜蛋白酶、尿激酶、氨基肽酶和透明质酸酶等。当前列腺出现问题时，例如前列腺的炎症或分泌功能障碍（雄激素水平低下等），前列腺液中蛋白水解酶的含量和活性将受到不同程度影响，不能水解精液中的相互交织成网状的纤维蛋白，导致精液不液化，使精子活动空间减少，精子被牵制。

由于精液液化异常者可伴有前列腺炎等生殖道感染性疾病，因此适当进行抗感染治疗，同时配合改善前列腺分泌功能的药物，是改善精液不液化的有效办法之一。直接使用促进精液液化的药物，例如肌肉注射糜蛋白酶、透明质酸酶或尿激酶，阴道局部用α－淀粉酶或其栓剂，口服维生素C、小量雄激素和克罗米酚，2～3周多可奏效。中医中药对精液不液化的治疗也可能收到一定的疗效，可以进行辨证施治。对于经过上述方法无效的患者，可以考虑将精液在体外先进行预处理，然后行丈夫精液人工授精（AIH）。

为了预防精液不液化的发生，男人应该在日常生活中注意保护自己的前列腺，例如不酗酒、尽量少食用辛辣食物、避免长时间骑车和久坐、性生活有规律、注意局部保暖等。

12. 能射出精液怎么还会是无精子症呢？

有一些男性不生育者，在接受检查后获知自己是无精子症时显得十分困惑。每次性生活时都能够排出“东西”来，而且“量”也不少，怎么会是无精子症呢？

这里，他们混淆了一个概念：精液和精子。精液和精子是不同的，精液包括有前列腺液、精囊液、睾丸和附睾的液体，以及其他附属腺体分泌的液体，其中睾丸来源的精子仅占极少的部分。由于睾丸不产生精子，或者产生的精子不能够排放出来，对精液的量并不会产生较大的影响，就像经过输精管结扎进行节育的男人仍然可以排出精液一样。所以，尽管你可以射出大量的精液，但里面可以有精子，也可以没有精子。

让精液里的精子消失的原因很多，主要包括：

（1）制造精子的“工厂”停产了。男人的睾丸是精子的制造工厂（图 18），睾丸里的微细结构十分复杂，都是为了让男人传宗接代而设计的（图 19）。男人的睾丸十分脆弱，非常容易受到全身和局部的各种不利因素的影响，轻者可以使精子产量受损，严重者干脆不再生产精子。

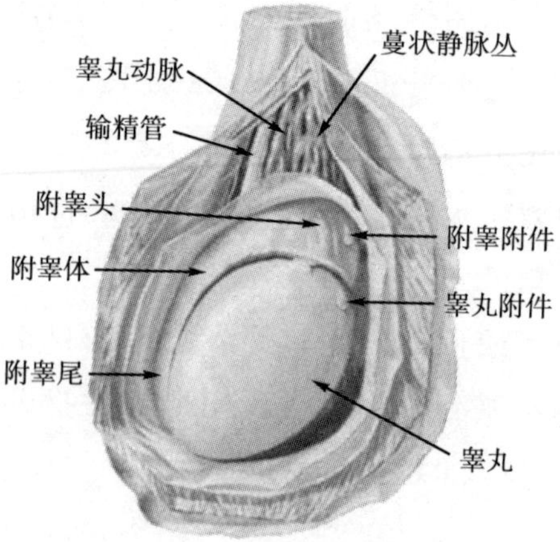

图 18　睾丸的大体结构

（2）生产的精子运送不出去了。有部分男人的睾丸发育很好，穿刺获得的睾丸组织内也有精子，但是反复检查精液仍然不能发现精

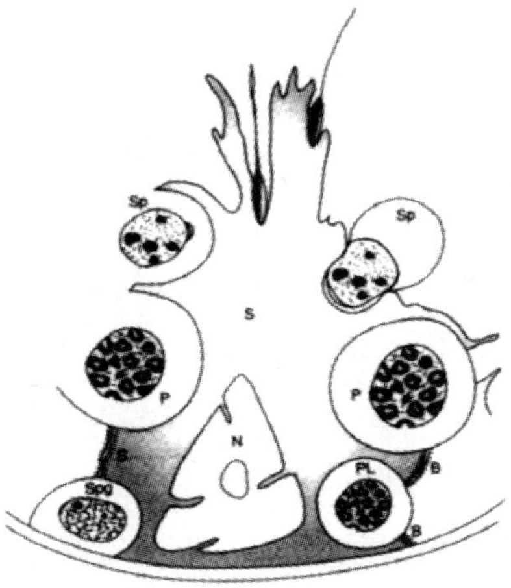

图 19　睾丸里的微细结构

子，可能是由于输精管道的阻塞引起的，精子自然就排不出来了。这种情况约占无精子症患者的半数。

（3）“取材”或化验过程出现了问题。男人在接受精液检查的时候，往往需要在医院里取精液。更换了性活动的地点，让许多男人极其不适应，在获取精液时可以很紧张，损失精液或者没有使精液全部留到取精杯里的现象经常发生，个别人可能仅仅获得了射出精液的最后一点点，而这部分精液往往很少含有精子，造成无精子症的诊断也就可以理解了。对于部分严重少精子症患者，如果不进行非常仔细的查找，有时就很难发现精子，因而也容易得出“无精子”的诊断。对于单次精液分析无精子的患者，尤其是在基层医院里的检查结果，经过反复认真分析，可以发现仍然有 20% 左右的“无精子”男人，其实还是有精子的，只不过精子的数量很少罢了。尽管有很少的精子，尽管也难以自然生育，但是这么一个或几个精子与没有精子的差别可是太大了。现代的生育技术仍然可以使仅有一个健康精子的男人有自己的后代，仔细而准确的精液分析对于选择恰当的治疗措施是非常重要的。所以，不要轻易给患者下“无精子”的诊断，最好要每次进行精液的离心检查，最少要连续进行 2 ~3 次的精液认真分析查找后再做决断。

13. 周围“邻居”是如何影响精子的？

人类的精子发生是一个复杂的持续增殖过程，除了生殖激素及其他激素外，细胞之间的相互作用在调节睾丸功能中也是很重要的。睾丸是由生殖细胞、间质细胞、支持细胞按照一定的规律排布组成的，生殖细胞是产生“精子”的来源，而作为生殖细胞“邻居”的间质细胞和支持细胞以及它们的分泌物对其邻近的生殖细胞的功能与形态具有明显作用。已经发现了许多间质细胞、支持细胞、生殖细胞以及其他细胞之间相互沟通的生长因子、细胞因子及其受体，它们来源于不同的细胞，在睾丸的不同发育阶段分泌，并具有一定的功能活性，因而提出“旁分泌”的专业术语，认为生长因子等可能对精子的发生起到了局部调节作用，大量文章报道生长因子基因或其受体基因的缺乏导致特异的精子发生缺陷和睾丸病变。尽管多数因子的生理功能还不清楚，但随着每一种旁分泌物质的发现和精子发生调控机制的更好掌握，我们将会更准确地预测男性睾丸功能异常，为选择科学的治疗男性不育的方法奠定基础。

此外，由于睾丸的周围“邻居”众多（图 20），“邻居”们的各种疾病，对精子的制造工厂 – 睾丸造成直接或间接损伤的，例如精索静脉曲张、睾丸扭转、阴囊血肿、鞘膜积液等疾病（图 21），均可以影响精子的生成。或者由于输出管道的问题而让精子难以排放，例如射精管梗阻、附睾结节、输精管缺如等。一位因婚后不能过性生活而不育的男子，在接受检查时发现他的阴茎明显地向腹侧弯曲，尿道口跑到了阴茎的根部。询问患者平时排尿也不能像普通男人一样站立，常常尿湿裤子，并经常被别人嘲笑，医学上叫阴茎弯曲同时合并尿道下裂的联合性生殖器官发育畸形。由于明显地影响正常性交，也不能将精液射到女性的阴道，因而影响生育功能。手术治疗后阴茎伸直了，尿道口也移到了正常位置，很快让妻子怀孕了。

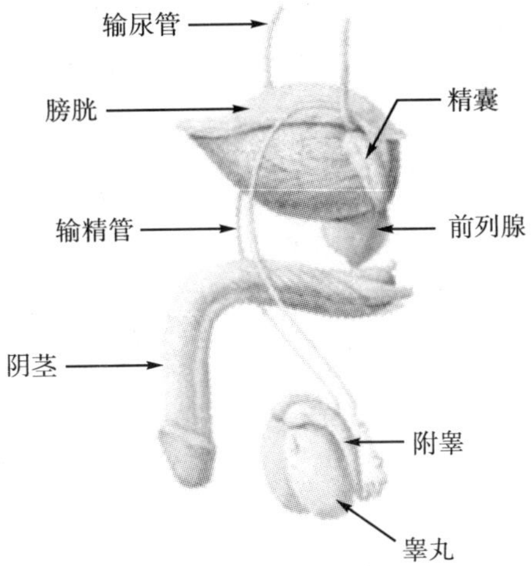

图 20　男性生殖系统的模式图

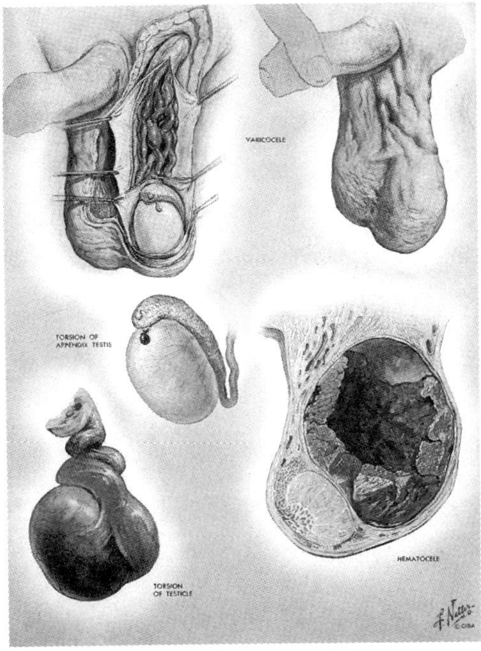

图 21　男性生殖器官相关疾病

14. 包皮过长能影响生育能力吗？

包皮是男人阴茎头上的一段皮肤，但是由于它的位置的“隐私和险要”，无论对于男人，还是男人的妻子，它都是非常重要的。小小的包皮，经常会给男人和男人的配偶带来大麻烦。

包皮可以分泌出一些白色的分泌物，称之为包皮垢。包皮垢可以在包皮和阴茎头之间的腔隙内，刺激包皮和阴茎头发生炎症，严重者还可以造成包皮和阴茎头的粘连。包皮过长者，如果不注意局部的清洁和卫生，可以带来许多麻烦，有时甚至可以影响性生活和生育能力。

由于过长的包皮内是“藏污纳垢”之所在，包皮垢对包皮和阴茎头的刺激容易诱发包皮阴茎头炎，严重者可以使尿道狭窄，影响排尿和排精，因而影响生育能力。反复发作的包皮阴茎头炎还是男性泌尿生殖系统炎症和肿瘤的重要诱因，例如慢性前列腺炎、睾丸附睾炎、阴茎癌等。此外，包皮阴茎头炎合并感染的大量病原体，例如细菌、病毒、真菌、滴虫等可以诱发配偶的生殖道感染，影响双方的生育能力。

既然过长的包皮有这样多的危害，是否所有的包皮过长的男人都要对包皮进行处理（手术）呢？答案是否定的。只有在万不得已的情况下，我们才考虑去除过长的包皮，而对于多数男性，我们还是希望保留包皮，提倡要注意包皮部位的清洁卫生，而不是要“赶尽杀绝”。毕竟“砍的不如镟的圆”，我们还是要尽量保持“原装”的性器官，这也是比较明智的选择。这些“万不得已”的情况包括：反复发作的包皮阴茎头炎，或者包皮阴茎头之间出现粘连而难以上翻包皮的；包皮口过小而影响排尿，或者包皮狭小且已经限制了阴茎头的充分发育，或者包茎者（尤其是嵌顿性包茎）；反复发作的泌尿系统感染。

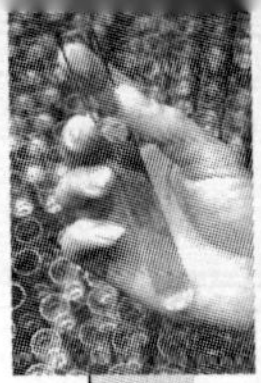

15. 阴茎发育得比"别人"的小，影响生育吗？

由于我国性教育知识还不够普及，以及广泛流传的男人"肾虚"理论，使得许多男人都希望自己的阴茎能够粗大一些，这会让男人觉得自己性能力的强壮、生育能力的旺盛，或者"肾"不亏（图 22）；而阴茎不那么粗大的男人就不那么"理直气壮"了，并因此而不愿意在公共场所展现自己的性器官，例如不愿意到公共浴池洗澡、不愿意参加集体的游泳等活动，总是显得有些"孤傲"，并担心自己的性能力和生育功能，个别人会因此而不敢结婚。这些因为阴茎发育小一些而显得"不合群"的男人，心中充满了苦涩和痛苦，以及无尽的烦恼和羞怯。

实际上，阴茎的"尺寸"太大或太小都只是外在的表现，而且是在疲软状态下的体验，不能完全代表阴茎的真实情况。况且阴茎的作用是在勃起状态下完成的，勃起功能主要是看"硬度"而不是"长度"，巧妙地应用"剑短枪长"的各自特点在于自己的把握，阴茎的长短是有明显个体差异的，而且阴茎短小者阴茎勃起后可以有明显的增大。单纯凭借表面现象来判断阴茎的大小，并因此推断和联想到功能的强弱完全是心理上的自我评价，是与事实不符合的。由于这种人往往坚持顽固的观点，凭借想当然理解问题，必然会对婚后的夫妻生活带来不良的影响，缺乏自信心，而这些都是男人出现性功能障碍的巨大危险因素，最终可能真的因为性无能而造成不生育。这种由于对正常发育的认识不足导致的自卑，并进而引起功能障碍（阳痿和不生育），完全是自寻烦恼。

重要的是，决定能否生育的是男人的睾丸以及睾丸的功能，而不决定于阴茎。所以，不应该以阴茎的长短论英雄。况且，无论阴茎的长短，都无非是进行性交的工具，是将精子输送到女方体内的管道，并不会影响到睾丸内的精子功能，只要能够把正常的精液排入到阴道内，就不应该影响到生育能力。

至于一些人十分担心的“小阴茎症”畸形，与阴茎短小完全是两回事，前者属于疾病，而后者则是正常范围内的个体差异。只要能够完成射精，而且精液质量正常，就能够生儿育女。小阴茎症是由于内分泌疾病、染色体遗传疾病、睾丸自身病变、阴茎对雄激素不敏感或特发性（没有明确病因）所致，常伴有性发育不良、无精子、性功能障碍，但是其发病率极低，生活中是极其少见的。

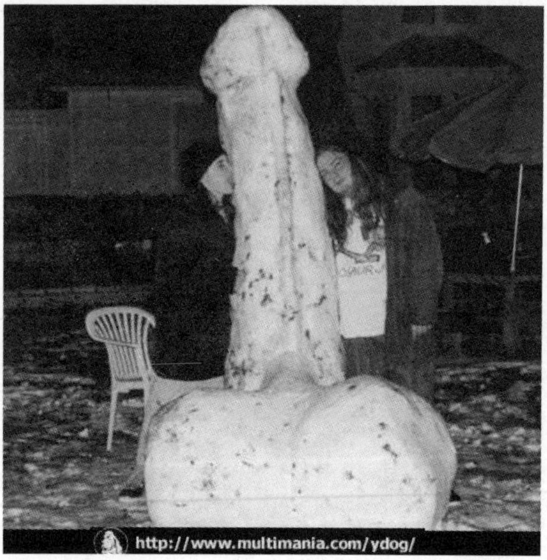

图 22　无论男人还是女人都“仰慕”巨大的阴茎

16. 自我防卫，让男人自己扼杀了生命之源

在漫长的进化过程中，我们人类得以幸存，这是归因于人体对环境的不断适应和调整，其中的一个最重要机制就是产生了可以对抗环境中有害因素和各种病原微生物感染的本领。这个本领是由人体内的特殊组织和细胞共同来完成的，它们是人体健康的“卫士”，随时可

以杀死或清除“敢于来犯”的敌人或入侵的不明物质，医学上将它们称为“免疫系统”，可以通过“卫士”细胞的直接杀伤作用，或其释放出来的针对特定病原体的杀伤蛋白（抗体）来起作用。

但是，有的时候，这些“卫士”的作用也是我们所不喜欢的，例如接受肾脏移植的时候，人体的“卫士”也会对别人的肾脏产生明显的排斥作用，并因此招致治疗的失败。

有的时候，这个“卫士”机构也可以受到许多因素的影响，其内部也会犯错误，会对应该接受或“容忍”的组织细胞产生排斥或清除作用，并因此造成机体的机能异常或患某种疾病。在生育方面也存在类似的情况。例如，在正常情况下，女人的阴道和子宫应该容忍男人的精液，尤其是男人的精子，但是在女性生殖道有损伤、炎症等异常时，免疫“卫士”就容易错误地理解主人的“意图”，而对精子“大

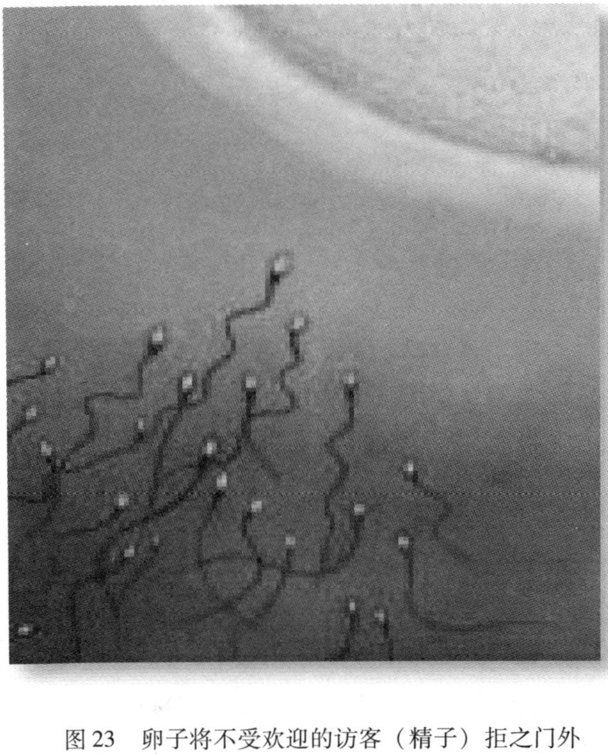

图 23　卵子将不受欢迎的访客（精子）拒之门外

打出手”，产生杀伤或抑制作用的物质，叫做“抗精子抗体”，使得精子成为了不受欢迎的“来客”（图23），导致免疫性不育。女人的“卫士”们还可以针对自己的子宫内膜、卵巢和卵泡等与生育密切相关的组织细胞产生这种杀伤作用，造成女性不育。同样的情况也可以发生在男人自身，自己的“卫士”将产生出排斥自己精子的抗精子抗体，杀死或抑制自己的精子功能，使男人不能传宗接代。

引起不育的免疫因素很多，但常见的，也是我们目前认识比较清楚的是男人自己就制造杀自己精子的免疫物质—抗精子抗体。女性体内也可以产生这种杀精子的抗体，使得精子在艰难地向卵子进发的途中遭遇重创，甚至可以造成全军覆没，因此丧失了精卵结合的机会。

抗精子抗体的产生多与男性生殖道感染和损伤有关，其他的原因还有精索静脉曲张、男性结扎、输精道梗阻、睾丸肿瘤等，还有一些是由不明原因引起。由精子或精子的膜所诱发的特异性抗体，包括全身性的抗体和局部抗体两种，对精子具有多种损害作用，尤其是精液内的局部抗体比血清中的抗精子抗体对生育力的影响更为重要，局部抗精子抗体的产生机会稍高于全身抗精子抗体的产生，有些患者可能仅存在局部抗体而不存在全身抗精子抗体。由于抗精子抗体的种类、滴度及分布范围的不同可以造成对精子影响作用程度的明显差异。虽然抗精子抗体可以阻止精子与卵子的相互作用，使患者不容易怀孕，但它并不总能完全“阻止”可能发生的妊娠，所以一部分具有抗精子抗体的女性或男性不育者仍然可以获得妊娠，这样的精子一旦成功地获得受精，理论上讲其受精卵可以有不同程度的损害，对生育有一定的潜在危害作用，抗精子抗体还可以对早期胚胎发起“猖狂攻击”，使雏形小生命不能在子宫内“安家”，或造成早期流产。但目前抗精子抗体对生育的影响作用还存在广泛的争议。

17. 隐性感染，威胁精子“健康”

感染与男性不育中已知的事实是：一些有生殖道感染的男子婚后果然不能自然生育、相当数量的不育男子中发现存在生殖道感染问题。泌尿生殖系统的感染性疾病可以改变精液的质量，进而影响到男子的生育能力，这是无可争辩的事实。因而，感染因素作为男性不生育的一个重要因素始终受到了医生和患者的重视。但作为一种没有临床症状的“隐性”感染，由于不会给患者带来任何“麻烦”，许多医生和患者对此现象没有给予足够的重视，他们或者对隐性感染如临大敌而过度治疗（可能造成了意外的伤害），或者对其熟视无睹，而更多的人则可能根本没有想到“隐性”感染的存在问题。

隐性感染在男性不育症中的发生情况还不完全清楚，对男子生育功能的影响不明确，因此也难以制定出具体的研究、治疗及预防的医疗计划，可能成为阻碍男子生育的潜在大敌，值得重视和深入研究。

（1）隐性感染普遍存在

由于人群中可能存在大量无症状的隐性感染者，他们从来不会因为这种“看不见、摸不着”的感染和炎症，例如无症状的前列腺炎而就诊，只有当他们因为不生育进行精液分析时，才偶然发现和诊断。实际上，隐性感染不仅见于前列腺的致病性细菌感染，还包括其他的许多生殖器官（睾丸、附睾、精囊、精阜、尿道腺体等）的炎症和各种病原体（支原体、衣原体、梅毒螺旋体、真菌、滴虫、病毒等）感染。支原体和衣原体感染作为“非淋菌性尿道炎”的常见病原体为大众所十分熟悉，但是身体内感染支原体和衣原体者出现症状的毕竟是少数，而绝大多数的男子只是携带支原体和衣原体，或者叫做隐性感染，并不出现任何临床症状。例如作者在1994年通过培养方法发现，在521例男性不生育者中解脲支原体的隐性感染率高达46.5%；多数研究者发现沙眼衣原体在一般人群中的隐性感染率约5%~10%。可见人群中的支原体和衣原体隐性感染十分多见，但需要进一步明确其作为病原体的地位和作用。

随着性观念的转变，不洁（多性伴）性接触机会的增加，造成了性传播疾病发生率的不断攀升，男性泌尿生殖系统性病的发生率也有明显增加的趋势，这是现代社会一个新的问题，值得引起重视。而病原体对治疗药物的耐药性也在不断增加，造成了许多感染的久治不愈，也容易转变成无临床症状的隐性感染。

近年来肺结核发病率的增加，使得附睾结核等泌尿生殖系统结核的发生率又有增加的趋势，而绝大多数因不育就诊发现存在生殖系统结核病变的男子往往无任何症状。

此外，不讲究卫生，尤其是性卫生，使得生殖道局部或来自于配偶的机会性病原体大量繁殖并引起感染的情况也较多见，尤其是对于包皮过长并容易形成包皮垢者，是引起隐性感染的重要原因之一。

（2）隐性感染是威胁精子“健康”的一个重要原因

隐性感染对男性生育能力的影响一直争论不休。许多研究都发现，这类感染者的精液质量不高。虽然泌尿生殖道内的隐性感染一般不会直接影响到睾丸内的精子发生和附睾内的精子成熟过程，但精液是由包括尿道分泌液、前列腺液、精囊液以及睾丸和附睾分泌液等共同构成的，由于隐性感染所出现的大量白细胞、病原菌以及其他有害因素，可以对精液内的精子十分不利。隐性感染的病原体可以直接影响精子的生存及功能，病原体感染及其所引起的炎症反应可以增加精液内的白细胞、免疫反应异常（引起抗精子抗体阳性）、细胞因子含量变化、加强氧化应激反应、造成输精管道部分或完全梗阻、产生神经精神系统症状与性功能障碍，并可以通过改变精液成分、精液酸碱度、精液黏稠度与液化、精子密度与精液量等影响生育功能。

例如，大肠杆菌产生的凝集作用可以抑制精子活力，大肠杆菌的分解产物也具有抑制精子活动的作用。在我们观察的这组病例中，无症状前列腺炎可以增加不育男性精液不液化的发生率（22.7%），明显高于无前列腺炎不育者中的发生率（14.3%）。解脲支原体的隐性感染男子，支原体紧密地“粘”在精子表明，可以限制精子的运动能力、阻止精子对卵子的受精作用，甚至可以直接杀死精子。

治疗感染和炎症所使用的方法和药物不当，不仅难以获得改善生育能力的目的，甚至对生育还会有一定的不良影响，例如热水坐浴、抗生素、抗炎症药物、局部治疗（输精管穿刺、前列腺内直接注射）等。此外，隐性感染者往往可能同时存在多个组织器官的感染性疾病，例如前列腺炎、精囊炎、附睾睾丸炎等，使得病情错综复杂。所以，隐性感染无疑也会对男人的生育能力造成有一定的影响，在部分男性不育患者中，还可能是个重要原因。

（3）隐性感染的高危人群及其发现和预防

尽管许多隐性感染者的确切病因还不清楚，但确实在部分特殊人群中有较高的隐性感染发生率，而且也可以通过某些检查得以明确（诊断）。

1）身体虚弱、免疫功能低下者，尤其是以往有反复发作泌尿系感染病史者，更容易合并生殖道隐性感染。

2）性淫乱人群、频繁更换性伙伴者有较多的机会接触到各种病原体，例如淋球菌、滴虫、梅毒螺旋体、真菌、病毒等。有报道性病患者中沙眼衣原体感染达到25.6%，男子性犯罪者达27.0%。性病病原体感染后可以表现出明显的临床症状，但在经过一段时间（可以治疗或不经过治疗）后转变为无症状的隐性感染，或者在感染初期就直接表现为隐性感染。例如男子急性淋病患者中有6%~29%的机会将病原体波及前列腺、精囊甚至睾丸和附睾，引起这些部位的感染，多数表现为隐性感染，并可能间歇性发作。

在接受相关检查时发现可能存在隐性感染的证据，例如前列腺液或精液内存在较多的炎症细胞者；精液质量明显异常，尤其是存在精液量异常、精子密度及活力异常、精液黏稠度增加、液化不全或不液化、pH 值改变等，可能存在隐性感染。值得注意的是，不应该忽视对无症状不育男子隐性感染的检查，主要包括详细全面的生殖器官的检查和对生殖相关体液（精液和前列腺液）的检查。对于可能提示存在隐性感染者，需要进行必要的相关病原体分析，例如致病性普通细菌、淋球菌、支原体、衣原体、真菌、滴虫、病毒等。

男性应该树立洁身自好的良好生活作风，避免婚外不洁性行为与性接触。对于存在泌尿生殖系统感染症状者，应该进行相应的检查，早期给以有效治疗，并避免传染配偶，预防交叉感染。对于已经感染的配偶，应该同时给以治疗。此外，提高人体的免疫能力、增强体质，可以明显降低隐性感染的发生率。

（4）隐性感染的处理办法

既然隐性感染可通过多种途径威胁到精子的“健康”状况，因此我们应该对不育男子常规检查可能存在的隐性感染，例如对前列腺的检查以发现无症状的前列腺炎、对各种病原体分析以发现支原体、衣原体、真菌、滴虫、病毒等隐性感染，并及时给予有效的处理和治疗，主要是选择针对性的药物治疗进行全身或局部治疗，可以改善男性的生育能力。对某些特异性病原体（主要是性病病原体）感染要夫妇同时治疗。

选择抗生素时，尽量使用对精子影响小或无影响的药物，在达到治疗效果的前提下尽可能缩短治疗周期或采用间断性治疗。同时进行多种类型的药物治疗以避免单一选择抗生素，例如抗氧化治疗、改善局部的血液循环药物、非甾体类抗炎药等。尽量避免采用损伤性治疗，例如输精管穿刺及直接注射给药等。由于无明显的毒副作用，近年来兴起的补充和替代医学可能更有优势。

对于采用上述方法治疗隐性感染效果不佳者，还可以采用辅助治疗方法，在体外直接处理并改善精子质量和精液生化指标，同样可以达到治疗生育的目的，例如精子体外洗涤去除炎症细胞、精液吹打改善液化状态、药物体外刺激精子活动能力等。毕竟不育症治疗的主要目的是为了要孩子。

但众所周知，男性不育的病因十分复杂，绝对不仅仅是隐性感染这一项问题所引起，明确地将隐性感染与男子不育直接“挂钩”还不是一件简单的事情，况且生殖道内可“定居”许多（病原性、非病原性、条件/机会性）微生物，其中的许多还不一定都具有致病性。因此要客观认识隐性感染与不育的关系，并首先需要排除其他可能存在的影响生育因素。在临床实践中我们也感觉到隐性感染在男性不育症中的作用还需要进一步评价。尽量筛查共同存在的其他致不育因素，必要时对不育的病因分析还应该从其他方面多加考虑，采取综合治疗措施。

18. 女性阴道内有哪些微生物影响精子的生存呢？

为了达到生育的目的，精子必须经过女性的阴道，与输卵管内的卵子会面。所以，阴道是阻碍精子受孕的第一道屏障，阴道内的环境变化、酸碱度改变以及许多细菌等病原微生物都是精子的杀手。在阴道发炎或宫颈糜烂时，阴道分泌物内可以有大量致病的细菌、真菌、滴虫、衣原体、支原体等微生物都可以影响精子的生存，即或能生存也影响其质量，间接的影响受孕。此外，局部的炎症性病变，即使是无致病微生物存在，也可以由于炎症而改变酸碱度等内环境，不利于精子的生存和行使功能。

对于女性阴道内存在明确致病菌的情况，可以采用针对性的药物治疗，最好采用局部的直接用药，例如阴道的栓剂，同时应用阴道冲洗等来改变局部的酸碱度，以利于精子的生存。

19. 性爱太少也会不育

许多求子心切的夫妻，可能由于对性生活的认识问题，往往不知道该如何协调性生活次数与生育的关系，一些夫妻选择频繁性交，来试图增加怀孕机会，他们可能选择在女性的排卵期附近每天都进行性生活，甚至1天内多次性生活；而另外一些夫妻则认为应该“憋”一段时间，养“精”蓄锐可能更好，因此选择间隔较长时间同房1次，例如每1~2周进行1次性交，甚至要隔房更长时间。无论这两种选择是主动的，还是被动的，而事实上这两种极端情况都很难让他们如愿。山东的罗女士在咨询信中问道：“你好！我和我先生从今年年初就开始准备要孩子，但直到现在都没有动静。除了因为工作忙碌的关系，我们的性生活一直比较少以外，我们两人都很健康。请问性生活频率低是不是造成不孕的主要原因?”

患不育症的人群，通常都有比较显著的职业特点，例如因工作需要经常早出晚归，休息、饮食没有规律，工作高度紧张，长时间没有性生活等。这种工作、生活习惯，会导致精子的数量和存活率下降。并且由于精子代谢速度减慢，还会导致精子老化，精子的活力、质量都大大降低，所以难以受孕。

如果因为应酬多而使性生活没有规律，还会影响男性体内多种激素，如雄性激素的分泌，也会导致精子质量、数量下降。另外，缺少定期同房，女性阴道感染的概率会增加，其阴道、骨盆肌等局部功能难以得到锻炼，也是难以结出爱情结晶的重要原因。所以，性爱太少也是造成夫妻难以生育的原因。

20. “放纵”之后竟然“绝后”

（1）巨大悲痛让人沉沦

一次意外让小伟夫妇痛失年幼爱子，给家庭带来了超级地震，巨大的不幸带给恩爱夫妻的是彻底崩溃。来自各方的安慰和劝告都没有任何作用，妻子终日以泪洗面不问世事，而小伟则整天沉醉于酒色来麻醉自己。除了每天喝得烂醉如泥以外，“特殊服务”也不时光顾，这让痛苦不堪的小伟暂时忘却了伤痛，即使多次发生尿道红肿和流脓情况也都处之泰然，简单吃点药就挨过去了。直到半年之后，当小伟能够勉强静下心来面对家庭生活时，家里的情景却让他大吃一惊，这哪里还像一个家呀，仍然沉浸在悲哀中的妻子更加让他心酸，责任感油然而生，自己应该挽救妻子和这个濒临瓦解的家庭。

“我们都还年轻，也能够生育，再要一个孩子你看怎样！”丈夫的提议立即得到了妻子的回应，患难夫妻似乎感觉到孩子又回到了自己身边，新的希望重新燃起了夫妻恢复往日温馨生活的强烈愿望。然而，半年的努力没有任何“动静”。

（2）激情放纵让男人绝后

看来是哪里出了问题，这让心情焦虑的小伟变得越来越烦躁不安。咨询几个朋友后，小伟决定自己先检查一下，毕竟害怕给妻子带来新的精神刺激，况且听说男人的检查要比女人简单许多。拿到精液化验单后，检查结果上赫然写着“无精子”，复查之后的结果仍然如此，这让小伟目瞪口呆，急忙排队挂号后再次约见医生。

在翻阅全部病例及检查结果后，医生对小伟说：“没有精子肯定不能生育，就如同农民种地没有种子是不能有结果的。问题的关键是你以前有过孩子，让你失去精子的原因值得探讨。你的生殖器官检查基本上都是正常的，包括睾丸、附睾、输精管以及精索都没有问题，生殖内分泌激素水平也都正常，但是精液检查却提示可能是排精管道堵塞了。你的精液量很少、精液明显呈现酸性、果糖阴性，推测堵塞的部位可能在排精的最后关卡：射精管。我们需要了解造成这种梗阻的原因。你是否曾经有过盆腔或尿道的手术、外伤或感染？”

医生的问题让小伟陷入了沉思。该不会是那几次“特殊服务”惹的祸吧。怪不得近来自己每次做爱的射精感觉越来越差，射精时还有隐约的疼痛感觉，而且排出来的东西也很少，甚至连妻子都有所觉察，最初还以为是丧子之痛使然。一想到可能因为偶尔的放纵而失去再生育的能力，心情变得沉重起来，在坦然承认自己曾经尿道流过几次脓之后，小伟问道：“难道凭借精液化验就确定我的射精管阻塞吗？

你们不会搞错吗?”“我们当然还有更直接的检查，包括高分辨力的经直肠超声、精囊穿刺抽吸液化验和精囊射精管造影。”

检查结果完全支持医生的预测：B超显示双侧可见精囊及射精管扩张，精囊抽吸液见大量的精子，造影清晰地显示出了梗阻的部位。结果让小文的心沉到了谷底。

（3）手术开启生育之门

医生告诉小伟：“左右对称的两个射精管是精液射出的最后关卡，长1~2厘米，在精阜处进入到前列腺的尿道部（图24)。射精管梗阻很少发生（占男性不育的1%~2%)，但却关闭了生育之门，常见病因是继发于损伤（医源性的或其他原因)、感染和炎症，你的问题就在于尿道的化脓性感染。”

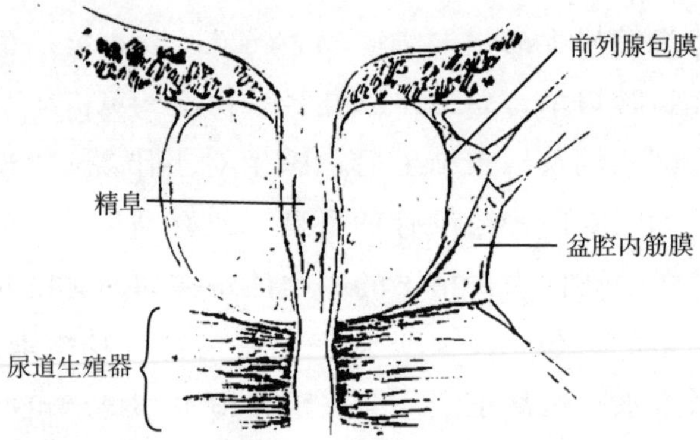

图24　射精管开口于精阜下面的两侧

望着垂头丧气的小伟，医生安慰道：“射精管梗阻并不是绝症，通过经尿道切开射精管（图25）来治疗射精管梗阻已经很常见了，并有许多使用这种技术来解除射精管阻塞而获得生育的报告。”

“手术是怎样做的？成功率高吗?”新的希望鼓起了小伟的勇气。

“尿道切开射精管需要一套与经尿道前列腺切除术相似的器械。需要进行膀胱尿道镜检查来评价后尿道情况，并排除前部尿道和球部尿道狭窄。完成上述检查后，经尿道插入切除器，仅对可能增大的精阜从中线基部处切除，但不使用电凝。尿道切开射精管的成功在于手术结束后两侧的射精管均可显露并有液体流出（图26）。如果操作认真仔细、经验丰富，尿道切开射精管的并发症很罕见。研究结果证明，尿道切开射精管后多数患者的症状改善，精子密度和精液量改善，有1/3～1/4可获得自然生育能力。”

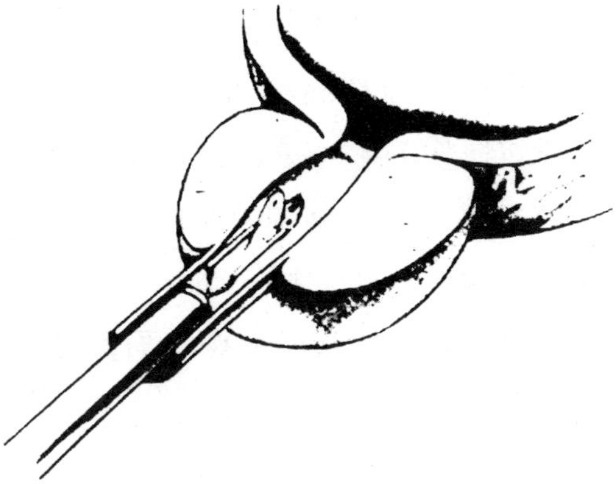

图25　经尿道切开射精管模式图

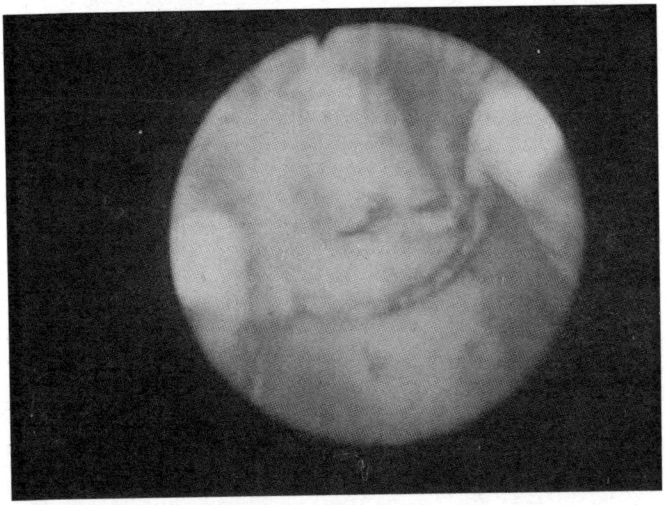

图26　术中可见两侧射精管开口

在坦言自己的病情并得到妻子的宽容和理解后，小伟接受了手术治疗，并于手术后恢复了正常排精，妻子在其手术后半年内再次怀孕。

（4）洁身自好可保生育之门畅通

愈演愈烈的性病来势凶猛，广为流传，它们首先攻击的就是那些频繁更换性伴侣的“性”情中人。在现实生活中的某些男人，为了寻找性爱的刺激，不惜以身体健康为代价，“冒险”寻求婚外性行为或性淫乱，并因此而招致疾病或丧失健康，甚至“绝后”，说来也许是上帝的惩罚。再好的有效治疗性病绝招也不如不得性病，万恶“淫”为首，洁身自好是预防性病的第一关，是健康生活和维持生育能力的基本保障。男人们只要在“性”问题上坚持原则，坚决管住自己的原始性欲念，就可百毒不侵，安详“性”福。

一旦怀疑自己可能患有性病，应立即去看医生，接受系统诊治。

21. 常抹发胶精子活力低

化妆品使用越来越广泛和持久，虽然也偶尔听说某人因为化妆品而引起皮肤病，甚至诱发癌症，但是化妆品内的许多成分对健康的潜在威胁并没有引起人们的足够重视，应该引起关注，尤其是对那些即将为人父母的夫妻来说影响可能就更加不可忽视。

如果你知道美发产品会影响下一代的生育能力，还会继续使用吗？近几十年来，英国出生时即患有尿道下裂的男婴比例急速增长。生育专家怀疑，这与母亲大量、频繁地使用发胶关系密切。

根据英国广播公司报道，英国伦敦大学帝国学院的一项研究发现，孕妇在怀孕初期接触美发用品，如发胶、摩丝、定型水等，可能会增加男婴患尿道下裂的风险。这一疾病会严重影响排尿功能，甚至影响男性成年后的生育能力。成年男性如果长期使用美发产品，对其生育能力也有巨大伤害。（图 27）

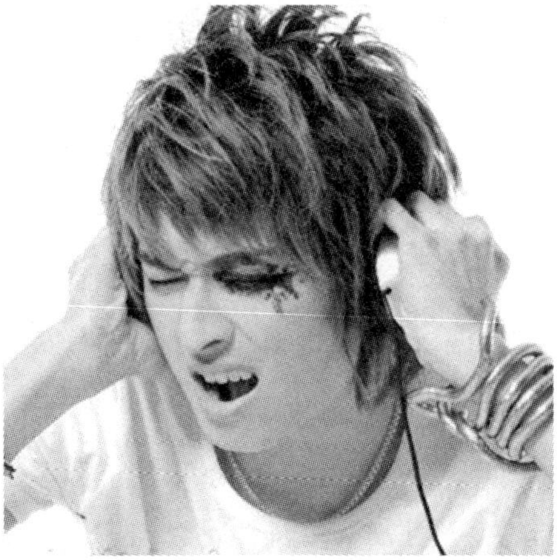

图 27　美容美发产品带给男人的不全是美

据了解，英国的这一研究分为两部分。首先，研究人员访问了 471 名母亲，其男婴患有尿道下裂，以及 400 多名健康男婴的母亲。对她们的职业、健康状况和生活习惯进行分析后发现，在怀孕前期 3 个月频繁接触发胶的孕妇，其男婴患尿道下裂的几率是其他婴儿的两至三倍。同时，研究人员还对近百名成年男性进行了调查，发现长期使用发胶的人，其精子活力、数量明显低于其他人。研究指出，这可能是因为发胶中含有化学物质磷苯二甲酸盐，它会破坏男性激素水平。这一结果为化学物质对生育能力的损害提供了证据，但要证明两者间的联系还需要更深入的研究。研究者认为，女性怀孕后，应该减少使用化妆品、美容美发产品。同时还证明，在怀孕初期服用叶酸，可令男婴出现尿道下裂的风险降低 36%。

现代研究已经证明，防腐剂、塑料袋、美容美发用品等含有雌激素样作用的物质，它们会影响男人性腺发育，破坏内分泌轴的调控作用，导致激素水平异常。对于男婴来说，可能导致性腺发育不良综合征，包括尿道下裂、隐睾；对于成年男性而言，则可能诱发弱精子症和睾丸癌等。

22. 一旦准爸爸患上了糖尿病…

尽管Ⅱ型糖尿病的发病年龄以中老年者居多，但近年来也有年轻化趋势，糖尿病的发病率也不断增加，再加上一些夫妻为了事业的发展而主动推迟生育时间，渐渐地准爸爸患有糖尿病的比例也在攀升，并妨碍了一部分男人实现为人父的愿望，值得引起关注。有学者调查发现，40 岁以下男性糖尿病患者中，有 25%～30% 的人会发生不育。那么，糖尿病是如何损害了男人的生育能力？患有糖尿病的准爸爸们应该怎样面对自己的生育问题呢？（图 28）

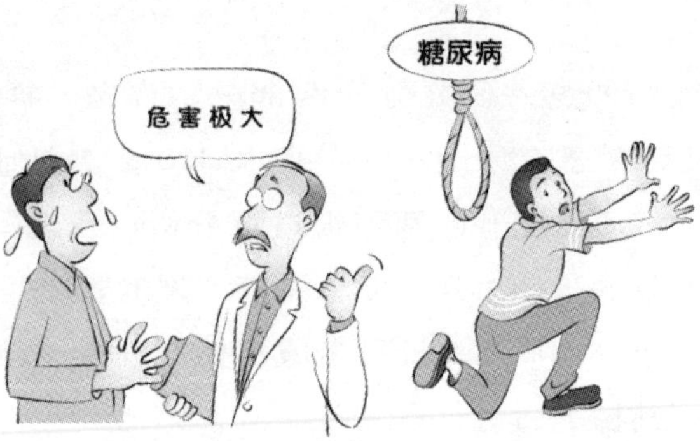

图 28　糖尿病是如何损害了男人的生育能力

（1）糖尿病是如何导致男性不育的？

糖尿病可以通过多种途径和机制影响男性的生育过程，主要是引起睾丸内的精子发生障碍和男性的多种性功能障碍，从而损害男性的生育能力。

1）造成生殖内分泌激素分泌功能障碍

糖尿病患者胰岛素缺乏，使得睾丸内的间质细胞和垂体前叶细胞内的糖的利用发生障碍，致合成性腺激素和促性腺激素的功能受损，血中相应的激素水平降低。

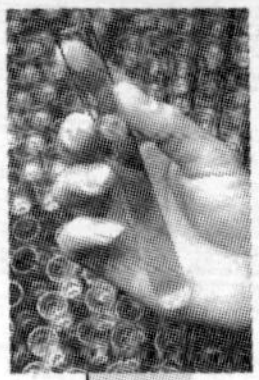

2）直接损害精子的发生及运动能力

糖尿病患者常常伴有睾丸小动脉疾病及附属性腺血管的病变，使睾丸产生精子的能力衰退，并损害了相应腺体的分泌功能，精液量和成分发生改变，直接威胁到精液内的精子，引起不育。有研究者观察到糖尿病患者生精上皮发生退行性变，精子数减少，死精子明显增多。此外，只有具有良好活动能力的精子才具有受孕能力，而活动能力的动力来源在于精子细胞内的以糖代谢为主的一系列复杂生化事件的有序进行。糖尿病让男人的胰岛素减少或缺如，使得精子活动需要的能量来源不足，严重地影响精子活动度。

3）诱发勃起功能障碍

糖尿病已经成为许多男子勃起功能障碍（俗称阳痿）的一个公认病因。糖尿病时产生的血管硬化也可以波及阴茎海绵体的血管，阴茎海绵体动脉以及各个分支小动脉因此而变得狭窄和僵硬，使得在勃起过程中不能有满意的充血过程，便可影响阴茎的勃起功能。糖尿病性的神经病变也让男人的阴茎勃起反射变得不敏感。此外，治疗糖尿病所使用的某些降糖药物、男性对疾病所产生的焦虑和抑郁等，都对性功能的正常发挥十分不利。

4）导致射精障碍

由于糖尿病所造成的损害程度以及个体的差异，疾病对男人性功能的影响表现也千差万别，比较常见的射精障碍是射精困难和不射精。糖尿病可以造成全身血管系统的病变，包括维持阴茎勃起的动脉和静脉血管的病变，因而有时难以达到射精所需要的对阴茎的刺激强度，尤其是在体力和精力不佳的时候，偶尔出现不能射精也就在情理之中了。此外，糖尿病患者的血管病变可以造成组织营养的障碍，同样可以影响到发动射精的支配神经，也是其出现射精困难和不射精的重要原因。盆腔交感神经系统是控制射精时膀胱颈部括约肌的关闭，若糖尿病累及这部分神经的功能，乃发生逆行射精，即精液从“后门”直接进入到膀胱内。

（2）患有糖尿病的准爸爸们的对策

1）首先确定一下自己的生育能力是否已经受到了伤害及其严重程度

精子是男性生育的种子，精子的数量和功能不佳是造成男性不育的主要表现形式。实际上，评估男性的生育能力是一件非常简单的事情，你只要到医院接受精液的常规检查，看看自己的“孕种”状况到底怎样了，就一清二楚了。生育能力健康的成年男人一次射出的精液内的精子密度一般在每毫升0.6亿~1.5亿。少精子症指每毫升精液中精子数目少于2000万，且精子的绝对数量少于4000万。精子密度过少，导致精子与卵子受精的概率减少，因而生育机会明显减少。此外，即使有众多的精子，都属于“老弱病残”之类，也难以在激烈竞争中成功地夺标。

如果你还希望了解一下内分泌激素情况，可以通过早晨空腹抽血化验即可明确。相关激素中检测比较重要的激素包括：卵泡刺激素（FSH）、黄体生成素（LH）、泌乳素（PRL）、睾酮（T）和雌二醇（E2）。

2）积极治疗糖尿病、坚持控制血糖

积极地控制血糖，尽可能地减少糖尿病对血管和神经系统的持续损害作用，是恢复糖尿病患者睾丸功能和正常性功能的主要手段，部分患者单纯依靠这种方法就可望获得生育能力的维持或自然恢复。

3）在日常生活中改善生育能力

改变不良的饮食习惯，戒烟戒酒，配合强健性与生殖能力的饮食调整也有一定的作用。精子的产生需要多种原料，生精功能和营养水平密切相关。因此，要做到平衡饮食、不偏食，可以保证人体能够从日常饮食中获得足够的营养药物，例如多吃些瘦肉、鸡蛋、鱼类、蔬菜，保障必要的蛋白质、维生素和微量元素的供给还是必不可少的。微量元素锌可改善精子的活动力，提高前列腺的免疫保护能力，且利于精子与卵子结合，对生育有重大影响。硒也是人体不可少的微量元素，几乎全部来自于食物。

一旦你的情况比较严重，例如估计单纯依靠饮食调整对精子的功能改善难以奏效或根本无效，顽固的ED或射精障碍等，必要时可以考虑寻求专业医生的帮助。

23. 非淋菌性尿道炎的是是非非

“我感觉尿道刺痒、灼痛，还有尿急、尿痛、尿道红肿，尿道口有黏液性分泌物……”

当成年男性因为某些原因出现上述症状时，其直观感觉是：我可能患病了，而且是炎症感染性疾病。尤其是当患者有过不洁性生活史后，就更加担心自己可能患了性病。一些医生往往草率地给患者诊断为尿道炎，然后化验尿道分泌物。发现淋球菌的诊断为淋病，没有发现淋球菌的诊断为非淋菌性尿道炎。总之，患者逃脱不掉“性病”的诊断与治疗。为此，他们往往花费大量的金钱，但治疗效果往往并不满意。尽管很多患者一再声称自己并没有不洁性生活史或不良接触史，坚决否认自己的“性病”诊断，但是他们又拿不出有力的证据来为自己开脱。当夫妻一方检查出“支原体阳性”后，“性病”的联想还会让配偶怀疑伴侣不忠。

事实上，有关非淋菌性尿道炎的各种广告中，存在着很多不确切或者错误的观点。

有婚外性行为就一定会染上非淋菌性尿道炎吗？

尽管我们不赞成这种行为，但事实显然不是这样。当然，这些人比正常人多了接触致病型支原体和衣原体的机会。

发生了尿道感染，是不是就是非淋菌性尿道炎？

非淋菌性尿道炎应该具有明显的临床症状，例如尿频、尿急、排尿疼痛、尿道肿痛、尿道口分泌物、下腹会阴部疼痛不适等。但应该排除其他疾病，尤其应该排除慢性前列腺炎，因为慢性前列腺炎症状

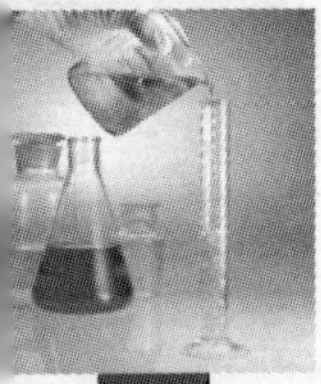

与此非常类似。

检查出支原体和衣原体，是不是就可确诊为非淋菌性尿道炎？

首先，目前实验结果并不十分稳定，假阳性与假阴性结果均十分普遍。所以，必须采用敏感可靠的方法，并且实验结果可以重复，多种检测方法的结果一致。其次，支原体与衣原同样可以寄居于健康人体内。据研究，在健康人群中，支原体的携带率可达4%～22%，个别报道健康男性中支原体阳性率达34%。但是，我们不能因此断言有如此多的非淋菌性尿道炎患者。如果单单只是发现支原体、衣原体阳性，而本身没有任何症状、不适，是不需要治疗的。绝大多数支原体和衣原体并非一定具有致病性，一些广告中所称“很容易造成比较严重的后遗症”是不科学的。

支原体与衣原体感染就一定不能生育吗？

支原体与衣原体感染是在精液内较常检出的病原体，与急性附睾炎及慢性前列腺炎有十分密切的关系，并与精浆内抗精子抗体的产生有高度相关性，尤其是精液内的解脲支原体在男性不育症中的检出率可高达40%～58%，并可对精液质量和精子的受精能力产生一定的影响。衣原体感染是常见的性传播疾病的病原体，是35岁以下男子非淋菌性尿道炎和急性附睾炎的重要病原微生物，并与慢性前列腺炎有密切的关系，认为与男性不育有关。早期诊断和治疗生殖道感染可以防止生育能力的减低和不育的产生。但目前关于支原体与衣原体感染对男性生育能力的影响还存在争议。

非淋菌性尿道炎是不是很难治？

如果化验检查证明患者体内存在支原体或衣原体，有针对性地用敏感药，如强力霉素、米诺环素、阿奇霉素等治疗一个疗程（2周或15天），应该获得满意的疗效。一般地说，致病性的支原体或衣原体往往对敏感抗生素治疗十分有效，因为耐药的致病性支原体或衣原体还不多见。如果治疗效果不佳，非淋菌性尿道炎的诊断就不一定成立，应该重新寻找可能的病因。

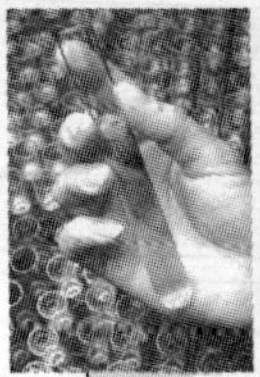

非淋菌性尿道炎是不是一定要转阴才算治愈？

非淋菌性尿道炎的治愈标准是自觉症状消失，尿道分泌物、尿沉淀物涂片检查无白细胞出现即可，而不必一定要将支原体、衣原体赶尽杀绝，没有必要在乎是否“转阴”，毕竟检测结果难以确定真伪，还有健康携带者的大量存在。对一部分人来说，不管如何“治疗”，“转阴”几乎是不可能的！而且，似乎也没有必要。

24. 前列腺液检查有白细胞，要不要紧？

一些男性因为不生育而接受必要的检查，却意外地发现了前列腺的问题，例如前列腺液的炎症反应等。不育男性普遍关注前列腺液多次体检查白细胞数量显著增加要不要紧？是否有传染性？该怎么治疗？用抗生素治疗对身体有害吗？不治疗是否可以等问题。

经过多次检查的结果估计不会有太大的误差，前列腺按摩液内白细胞数量的增高并且超过目前医学界给出的正常范围，就可以诊断为前列腺炎。

尽管前列腺按摩液内白细胞的数量是慢性前列腺炎诊断和区分亚型的主要手段之一，也是疗效判定的重要指标之一，但近年来的诸多研究结果发现，前列腺按摩液内白细胞数与患者是否存在细菌感染无相关性，与有无临床症状及其严重程度无关，对选择治疗方法的参考价值及治疗反应的预测意义也不大。因此，对前列腺按摩液内白细胞增高在前列腺炎中的作用和意义有待重新评定。

许多慢性前列腺炎患者担心传染性问题是没有科学道理的，绝大多数前列腺炎患者均为非传染性病原体感染所致。只有在具有传染性的病原体感染下引起的前列腺炎，才可能具有传染性，可以通过定位病原体培养和鉴定明确，而单纯根据前列腺按摩液内的白细胞多少是不能判断有否传染性的。

近年来，对慢性前列腺炎患者的生活质量问题越来越引起重视，

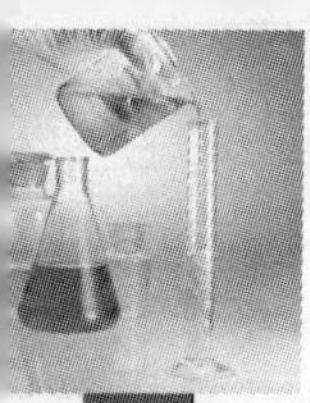

使得对前列腺炎的治疗侧重点有所改变，由于只有5%~10%的慢性前列腺炎是细菌感染所致，可根据培养出来的致病菌的药物敏感性选择抗生素治疗，一般也仅主张使用4~6周；绝大多数（90%以上）是非细菌性前列腺炎，与细菌感染无关，因此长期大量使用抗生素没有道理。慢性前列腺炎可能存在多种病因和发病机制，其治疗的目的主要在于全面改善患者的生活质量，包括改善症状、改善躯体不适及精神状态，因此在选择治疗方法时多采用综合疗法，临床上多倾向于根据病情及个体化的原则，同时选择多种疗法的综合治疗措施，从不同的角度，根据不同的发病环节进行针对性治疗。经常采用的治疗药物包括：α受体阻滞剂、肌肉松弛剂、非甾体类抗炎药（NSAID）、植物制剂、免疫治疗、抗胆碱能类药物、抗抑郁药、镇痛药、介入与微创治疗等。

俗话说：是药三分毒。任何治疗药物都可能具有一定程度的不良影响，抗生素更不例外。药物的不良反应主要与使用药物的种类、剂量和疗程有关，短期小量使用温和的抗生素多无大碍，但长期、大量、联合使用多种抗生素的药物毒副作用在所难免，可以通过身体上的不适等主观症状和化验检查发现，主要是检查肝肾功能。

近年来，国内外学者都发现，在20%~30%的健康成年男性的前列腺液内存在超过正常标准的白细胞，可以诊断为无症状的前列腺炎，即美国国立卫生研究院（NIH）最新分类的Ⅳ型前列腺炎。对于这部分人，前列腺内的炎症到底有多大意义还不清楚，多数学者认为对人体没有明显伤害，原则上是不需要进行任何治疗的，只有在他们因此而不能生育或中老年男性在筛查前列腺癌中发现前列腺特异抗原（PSA）增高时才需要给予关注。如果你仅仅发现前列腺液内有超标的白细胞却没有任何前列腺炎的相关症状，就可以完全不必在意前列腺内的炎症问题。

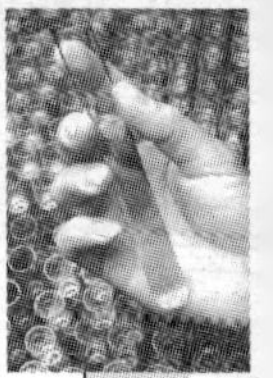

25. 男人不生育，别总是冤枉前列腺炎

前列腺炎与男性不育的关系还没有完全阐明，有些患者果然受到该疾病的影响而不能自然生育，并因此给许多中青年慢性前列腺炎患者造成了较大的精神负担。为了明确两者是否存在因果关系，笔者组织国内 7 家医院的男科医生联合进行了大规模的临床调查，结果发表在 2004 年的医学权威杂志《中华医学杂志》。我们选择因男性不育来医院看病的患者，详细询问前列腺炎相关病史和临床症状，通过直肠指诊前列腺、前列腺液和精液分析，结果发现慢性前列腺炎在男性不育患者中相当普遍，在 534 例男性不育者中诊断慢性前列腺炎 209 例（39.1%），同时发现慢性前列腺炎可以增加不育男性精液不液化的发生率（22.7%），明显高于无前列腺炎不育患者中的发生率（14.3%），但是对精液的其他参数没有明显影响，说明前列腺炎对生育能力影响不大。不久前，由北京大学人民医院完成的一项研究表明：尽管慢性前列腺炎患者的部分精液参数可能较正常生育者有所降低，但是没有发现其对患者的生育有明显影响，这也支持我们的观点。

前列腺炎与男性不育都是男性发生率较高的疾病，自然而然地将两者直接挂钩也在情理之中，一些医生也将寻找男性不育的病因牢牢地锁定在了前列腺炎上，并进行了大量的检查和长期治疗，其中许多情况看来是有些过分了，给中青年慢性前列腺炎患者造成了较大的精神负担和经济支出，并可能因为大量使用抗生素而进一步降低了生育能力。个别青年人甚至因担心前列腺炎影响婚后的生育而不敢结婚。

实际上，绝大多数男性不育患者中存在的慢性前列腺炎都比较轻微，尽管个别人的前列腺的炎症可以很严重，但生育能力却可安然无恙，婚后因前列腺炎而不育者仅占极少数，说明慢性前列腺炎对绝大多数患者的生育能力影响不大，而且慢性前列腺炎是有希望治愈的，患有慢性前列腺炎的青年不必过分担心。从简单的流行病学研究就可以看出，不育症的患病率仅约10%，其中因为男性因素不生育的约占一半，所以因为男性问题造成不育症的实际发生率约5%，而慢性前列腺炎的发病率在4%~16%，个别研究认为达到25%左右，男性一生中将有50%的机会遭遇前列腺炎。以前列腺炎的发生率25%为基础来讨论，即使男性不育症完全是由于慢性前列腺炎所引起，也仅有1/5的患者会导致不生育。尽管前列腺炎可通过多种途径影响男性生育力，我们也观察男性不育患者中前列腺炎的发生率较高（39.1%），但众所周知，男性不育症的病因十分复杂，绝对不仅仅是由前列腺炎这一个疾病所引起，而且在临床实践中我们发现，前列腺炎在男性不育症中的作用并不十分重要，其中的奥秘还有待深入研究，然后才能够很好地做出解释，男性不育者还应该多从其他病因方面加以考虑，而仅仅将前列腺炎看做是男性不育的伴发因素，进行对症处理就可以了。一些比较谨慎的医生认为，出于安全稳妥角度的考虑，由于优生优育是现代社会和每一个家庭都十分关注的事情，故一般还是主张在慢性前列腺炎治愈的3个月后再生育，以利于提供人口素质。

由于精液液化异常者多伴有前列腺炎等生殖道感染性疾病，因此为了预防精液不液化的发生，男人应该在日常生活中注意保护自己的前列腺，例如不酗酒、尽量少食用辛辣食物、避免长时间骑车和久坐、性生活有规律、注意局部保暖等。

26. 没有孩子，未必都要拿精索静脉曲张开刀

愁眉不展的小文夫妇坐在医生对面，手里拿着病历和厚厚的各种检查报告，焦虑不安地询问医生：“我们结婚八年了，一直没有孩子，妻子检查基本正常，是我的精液有问题，还发现有左侧精索静脉曲张。结婚这几年不停地看病，自己挣的钱都贴进去了，还向双方的老人求助过，虽然吃了很多的药物，但是没有任何效果，而且精液变得

越来越不好，到现在只剩下几个精子了，看来我的生育希望实在是太渺茫了。也曾经有医生劝我做手术治疗精索静脉曲张，但我们始终拿不定主意，况且也没有任何疼痛不适的感觉，就这么拖了多年，看来真是精索静脉曲张让我绝了后。你能详细告诉我，精索静脉曲张到底是怎样的一个毛病吗？对男性生育的影响有多大？”

（1）精索静脉曲张，都不能生育吗？

医生解释说：精索静脉曲张的患者，可以在阴囊内摸到一团条索样的东西，有人会描述成“蚯蚓状”、“鱼子状”等囊性的可压缩的东西，严重者可以直接“看”到阴囊局部饱满坠胀，进一步通过B超检查可以作出诊断。这是男性的一种常见疾病，一般人群中的发生率在15%左右，在男性不育患者中精索静脉曲张的发生率可以接近40%。

判断精索静脉曲张患者的生育能力，关键在于检查睾丸的损害程度，可以通过简单的睾丸检查和精液分析来判断。对于不生育合并精索静脉曲张者，如果精液检查结果正常，可以暂时不考虑手术治疗，每3~6个月定期进行精液常规检查。只要精液质量没有明显变化，可以一直观察下去，并注意寻找其他的不生育因素。

小文接着话茬：“那请你帮助我检查一下吧，看看我的情况是否很严重。另外，这几年的精液分析报告都在此，还有刚刚做完的精液结果，你看看吧！”

检查小文的外生殖器后，医生又详细翻阅了精液化验单，最后告诉小文：“你的情况并不乐观，精索静脉曲张相当严重，左侧睾丸已经明显萎缩变小了，而且质地也软了许多，同时右侧的睾丸也已经受累。这几年的精液质量越来越糟糕，近期的检查结果显示，在高倍显微镜下只能偶见精子。”

（2）应选择适当的手术时机

小文探询地问：“那么，我有精索静脉曲张且不生育，可以考虑做手术吧！”

不生育伴有精索静脉曲张者，在下列情况下需要考虑接受手术治疗：精索静脉曲张的患侧睾丸与对侧睾丸相比明显变小、质地变软；精液常规检查异常，尤其是在连续多次检查出现精液质量每况愈下的情况。

“做了手术就可以有孩子了吧！”妻子关切地问。

总体上讲，在手术后一年内，患者精液常规检查的改善情况可以达到50%~70%，能使妻子自然怀孕的占30%~50%，手术后配合适当的药物治疗可以提高精液的质量和妻子的自然怀孕率。但是，部分经过手术治疗的精索静脉曲张者，在经历了若干年以后，仍然没有子女，其可能原因是：手术时机选择过晚，精索静脉曲张造成的睾丸进行性损害难以恢复；同时存在其他影响生育的因素没有去除；妻子有影响生育的因素；有现代医学还没有认识到的潜在因素影响生育。文先生的情况比较严重，即使是做了手术，预后也不会太好，很难恢复到自然生育的程度。

沮丧明显地写在了这对夫妇的脸上。“那么，难道除了做手术就别无选择了吗？”

（3）不能手术，还可选择试管婴儿

医生安慰小文夫妇：你们治疗的目的就是要生育一个孩子，既然选择手术治疗精索静脉曲张几乎没有恢复自然生育的可能性，那么选择实验室技术解决生育问题应该是不太困难的，现代的生育技术只要有一个活精子就可以解决问题，即使是严重的男性不育患者也大多可以实现为人父母的愿望。

夫妻俩的心情顿时开朗了许多，细心的妻子转而关注起新技术的问题：“我知道了，这是试管婴儿技术，但是听说成功率不是太高，对吗？”

目前，试管婴儿技术已经成为治疗不育症的常规技术，治疗成功率在稳中有升，国内的成功率已经达到30%~60%，结合胚胎冷冻等新技术，使得每个治疗周期的成功率有更大的提高。况且，一次不成功，还可以再次进行。

27. 啤酒都对男人做了些什么?

谈到酒的问题时，许多男人（甚至女人也）常常认为豪饮是男人的象征，酒精似乎已经成为考验现代男人胆气和能力的试金石，包括男人的生育能力和性能力。许多人相信酒精是性的刺激品和催情剂，并有“酒能助性”、“酒能让男人的性生活更持久”等说法。在男人遭遇性尴尬时，例如早泄、不射精、甚至勃起功能障碍，往往“求助”于酒精的刺激，而这些男人中也确实有人因此重新享受到了愉悦的性感受。但事实上，过度酗酒可以让男人的性神经由兴奋而逐渐变得麻痹和抑制，可以引起性能力的降低，还可以引起男人生育使者－精子的损害。酒精是男人性能力和生育能力的最常见的杀手。(图 29)

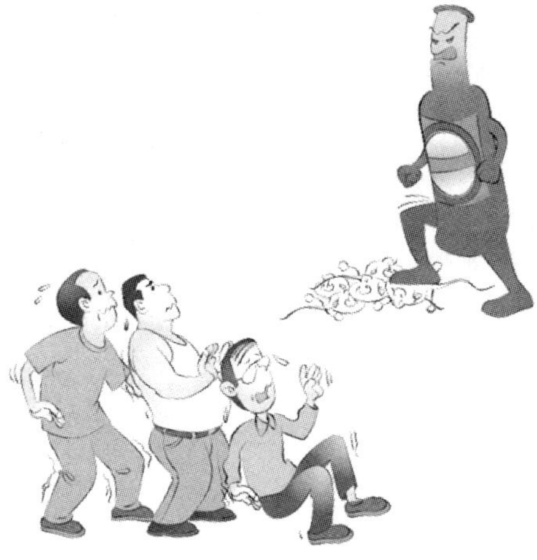

图 29　酒在催残男人的“根”

随着科学知识的不断普及，越来越多的男人开始考虑酒精对生育能力、后代发育以及自身健康的不良影响，尤其是那些生育“有困难”的男人们，自觉或不自觉地放弃了饮用烈性白酒，转而倍加青睐低度白酒，尤其是啤酒，似乎啤酒可以达到满足自身欲望和不伤害健康的双重功效。

啤酒有健脾开胃之功效，很多人把它当做日常软饮料，甚至誉为“液体面包”，成为人们心仪的佐餐饮料。初秋时节，中国啤酒业市场也热闹非凡，许多中外啤酒商也瞄准了中国市场。据中国酿酒工业协会预测，今年中国啤酒消费量将达到2400万吨，有望取代美国而成为世界最大的啤酒消费市场。

那么，大量饮用啤酒是安全的吗？在诊治男性不育症中也常有患者问道：不喝白酒，饮用啤酒可以吗？实际上，啤酒的主要成分仍然是酒精，与白酒的主要成分（酒精）没有任何区别，只是量的不同而已，大量饮用啤酒一样可以醉人，一样可以影响到男人的许多“大事”。啤酒中的酒精一样可以直接对精子“痛下杀手”，可以降低精子的活力与受精能力，甚至摧毁生命最娇嫩的“幼雏”。

饮酒过量，可以通过毒害睾丸等生殖器官，引起“男人”激素（雄激素）水平降低；还可伤及肝脏，引起肝功能异常，对“女人”激素（雌激素）的灭活作用降低，并因此而导致体内雌激素的蓄积，从而对抗了雄激素的作用，让男人难以振奋起“雄风”。

生育需要男人的精子与女人的卵子相遇并结合，而这个结合过程需要精子释放一种酶（顶体酶）来溶解卵子的外膜，男人体内过高水平的雌激素可以让精子在还没有遇到卵子的时候就提前释放出顶体酶，等到真正需要的时候，却无可用的顶体酶来破坏卵子外膜，生育将变得无望。英国科学家近日发现啤酒中的异戊二烯基三羟黄烷酮（8-prenylnaringenin）可以模仿雌激素的功能，影响精子的受孕行动，从而直接影响男性的生育能力，这一初步发现有助于解释人类过去数十年生育率下降的原因。此外，酒精类饮料可以加速锌的排泄，经常酗酒的男人往往更加缺乏锌元素，而微量元素锌是保障男人前列腺健康和精子活动能力的重要成员之一。

此外，很多现代男人好吃好喝又懒于运动而导致大腹便便，俗称这些大肚子为“啤酒肚”。“啤酒肚”男人肚大、细胳膊、细腿，肚子像锅盖，脂肪集中在了腹部，形似“蜘蛛人”。由此可见啤酒的独特“功效”。

作为一个男人，少量饮酒是无可厚非的，这可以让男人缓解白天的疲劳，放松紧张的情绪，缓解焦虑和内疚的心情，并确实可以让部分男人在性生活中有一定程度的“超常”表现，也不会对生育能力和身体健康产生任何不良影响。但如何把握一个合适的尺度，需要男人们嘴下留情，以免“病”从口入，贻害后代。酒精不仅可以让男人败“性”，还可以让男人绝“后”，是千万不能对其寄予“厚望”的。因此，酒嗜好应该节制或戒除，新好男人应该从此不再过度饮酒，当然也包括对啤酒的节制。

28. 大量抽烟让男人痛失“男人”特点

尽管吸烟对心血管和呼吸系统的危害是众所周知的，但吸烟作为男人的“特点”之一，仍然被绝大多数男子看做是男子汉的象征。然而，你知道吗，吸烟还在无情地一点一点地消耗“男子汉”生命中最看重的性和生育能力，让男人痛失“男人”特点。

众多的科学事实和临床现象已经证实，吸烟对男人的性功能有不良影响，一项大规模的研究发现，阳痿患者中有2/3以上是吸烟者。吸烟还可以让男人容易“精神溜号”而丧失了对性生活全过程的主动控制能力和有效把握，因此也容易让男人难以“挺”得长久而发生快速败阵的难堪境况。烟虽然能够对大脑造成短暂的兴奋作用，但往往造成大脑的兴奋与抑制的不平衡和不协调，结果出现短暂的兴奋和长久的抑制、镇静作用。烟中的尼古丁有麻痹和抑制自主神经的作用，长期、大量的吸烟使得麻痹的神经无法复原，进而引发神经功能的衰退，会降低性能力的，即使性中枢想要兴奋，也难以兴奋起来。大量的研究结果表明，吸烟越多，发生阳痿的机会就越多。（图30）

科学研究发现，吸烟诱发勃起功能障碍主要是通过急性和慢性损害两个途径来实现的。烟中的尼古丁直接刺激人体的交感神经，分泌肾上腺素和去甲肾上腺素，使阴茎的海绵体收缩，导致阴茎无法充分勃起。吸烟还对人体有着潜移默化的多种作用，让男人在缓慢的发展过程中体会尼古丁对男人性能力的逐渐蚕食过程。吸烟对男人性能力的慢性损伤主要涉及：①影响阴茎血管的调节能力：长期吸烟可以使阴茎的动脉发生硬化和狭窄，因而显著地减少了对阴茎的血液供应，吸烟还可以引起血液的黏稠度增加；②影响阴茎勃起反射的神经调节：长期吸烟仍然可以让交感神经分泌肾上腺素和去甲肾上腺素，造成阴茎勃起障碍，还可以使一氧化氮（促进阴茎勃起的物质）含量明显减少；③使男人激素（雄激素）分泌减少：香烟中的毒害物质可以破坏睾丸内的间质细胞，间质细胞是专门制造和分泌雄激素的，而雄激素是男人性欲望和性能力的驱动因素。

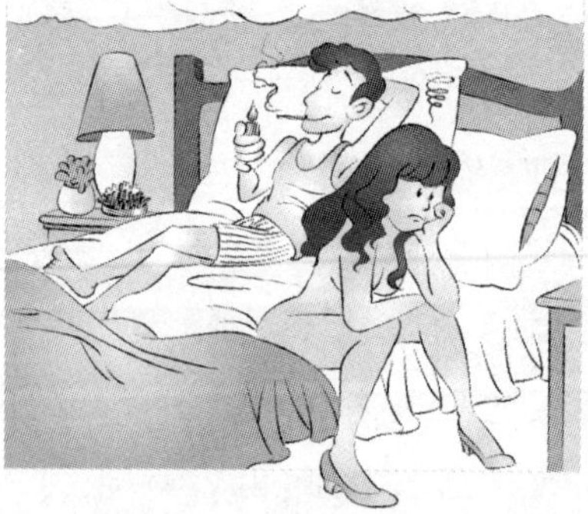

图30　吸烟男子难博妻子芳心

随着世界上“烟民”的不断增加，吸烟对男子生育能力的不良影响越来越受到人们的关注。事实上，吸烟让许多男人绝了“后”，烟是男人生育能力的常见杀手，它不仅可以抑制“男人”激素（雄激素）的分泌，促进“女人”激素（雌激素）在体内积聚，还可以直接对精子“痛下杀手”，摧毁生命最娇嫩的“幼雏”。香烟的烟雾及

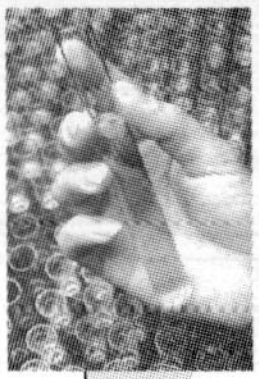

其他有害物质会引起睾丸萎缩，阻止精子的发生，并改变精子的形态，这种作用具有量－效和时－效的关系，中、大量吸烟者和长期吸烟者的精液质量显著下降，附睾中的精子数量明显减少。美国权威杂志《生育与不育》发表的文章表明，吸烟可以使健康男子的精子（生育使者）密度降低23.8%。烟草内的尼古丁浓度≥1毫摩尔/升时，还可以让“苟延残喘”的精子显著降低活力与受精能力。因此，吸烟让许多男子为人父的愿望成了泡影，有烟嗜好的男人们应该节制或戒除这个习惯，千万不要为了自己的癖好而虐待数以亿计的小生灵，也让自己难以传宗接代。

此外，食用酒类、辣椒等辛辣食品对前列腺和尿道具有刺激作用，可出现尿道不适或灼热症状，并能够引起前列腺的血管扩张、水肿和抵抗力降低，容易诱发前列腺炎或者使前列腺炎难以治愈。在这一点上，吸烟与辛辣食品具有同样的效果，只不过其程度稍低下罢了。

所以，要想维持夫妻间良好的性生活，让性能力能够健康地维持得更长久，同时保持一般健康状况和生育能力的“长治久安”，及早戒除吸烟习惯是男性“烟民们”值得认真考虑的选择。不吸烟或尽量少吸烟既是好男人的时尚标志，又有益于男性身心健康。细心的主妇可以让家庭内的香烟悄悄地消失，而代之以口味丰富色彩斑斓的小食品，例如水果和瓜子等，这样做的结果是：即不伤害夫妻感情，又可以保护老公的身体健康。

29. 手机放裤袋，精子减三成，宁可信其有

作为通讯信息时代的高科技产品，手机已进入人们工作和生活的各个领域，使用手机的人越来越多了，甚至一个人可以有多部手机。使用手机时的无线电波或多或少地会被人体吸收，造成了对人体的手机辐射。手机发射出来的辐射，和自然界的可见光、医疗用的X线，

以及微波炉所产生的微波，都属于电磁波，只是频率各有不相同。电磁辐射无色、无味、无形，可以穿透包括人体在内的多种物质，而人们很难觉察到。手机对大脑的影响已经引起了广泛的关注，它会对人的中枢神经系统造成机能性障碍，引起头痛、头昏、失眠、多梦、脱发、面部刺激感等症状，甚至怀疑手机辐射可以导致脑瘤。而手机对男人生育能力的潜在影响还没有引起足够的重视，近来的研究发现，长期使用手机对精子产生和男性生育能力都有负面的影响。如何将其危害程度降到最低，成了手机用户最关心的话题。（图 31）

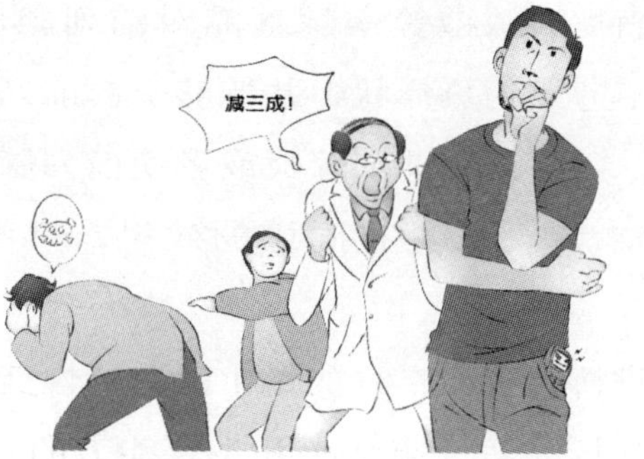

图 31　手机与男人

携带手机者经常喜欢将手机放在离身体就近的地方以方便使用，这将对相应部位的健康构成潜在的威胁，例如将手机挂胸前会对心脏和内分泌系统产生一定影响、放枕头边会对大脑构成伤害、挂在腰部和塞在裤子口袋内则对精子威胁最大，因为裤袋是睾丸的近邻。

睾丸组织对电离辐射十分敏感，可以造成睾丸生精功能的一过性或永久性损伤。虽然手机的电离辐射量比较小，但是长时间携带手机的日积月累效应就不可小觑了，对于精子这种微小且脆弱的生殖细胞所造成的伤害也许将是它所无法承受的。匈牙利科学家新近对 231 名男性进行了 13 个月的研究，结果发现经常携带和使用手机的男性，

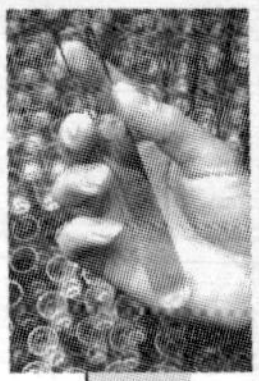

手机释放出的辐射会使男士们的精子数目可减少多达30%，这将极大减少受孕的概率，表明男性生育能力可能因为手机发出的辐射受到影响。手机的辐射电磁波还将会改变细胞的遗传特性（DNA），这将不仅降低男性的生育能力，一些存活的精子还可能出现异常情况，一旦这些突变的精子成功受孕还将威胁到后代的健康状况。英国的科学家和动物学家指出，手机发出的电磁波是造成麻雀大量减少的罪魁祸首，电磁波不仅会干扰麻雀找路的能力，还可影响动物的精子数量和排卵功能。

尽管手机问世时间还很短（大约15年），上述的研究结果也还不是最终的结论，但在手机辐射对生殖能力影响还没有明确说法之前，人们对于手机的辐射问题是宁可信其有，不可信其无，这毕竟是关系到男人千秋万代的大事，马虎不得。

为了减少或杜绝辐射源的辐射泄漏，应选用有进网许可证的手机，并配有合格手机电磁波防护套，进行非闭合屏蔽，一般防微波有效率为80%左右。使用手机时应该将其放在与人体稍远一点的地方才比较安全，并尽量避开身体比较脆弱的部位，例如睡觉时也注意不要把手机放在枕头边，莫把手机挂在胸前，还没有完成生育任务的男士应该将手机远离裤袋和腰部。身边有普通电话应尽量不使用手机。当使用者在办公室、家中或车上时，最好把手机摆在一边。外出时可以把手机放在皮包里，这样离身体较远。使用耳机来接听手机也能有效减少手机辐射的影响。

手机的微波40%被机体吸收到深部，使器官发热，而人无感觉。然而手机的辐射强度并不是均匀一致的。一般来说，手机待机时辐射较小（以往认为处于开机备用状态下的手机，短距离的讯号传送不会造成危害，现在发现对人体也可以产生危害），通话时辐射要大一些，而手机接通瞬间释放的电磁辐射最大，是待机时的3倍左右。因此，接电话时最好先把手机拿到离身体较远的距离，在手机响过一两秒后或电话两次铃声间歇中接听电话，并尽量减少通话时间，长话短说，更不要用手机聊天。

手机使用者在饮食上多食用富含优质蛋白质、磷脂、B 族维生素的食品，对人体也具有一定的保护作用。

30. 热水坐浴可能“洗”掉你的后代

很多医生在诊治慢性前列腺炎时，以及其他盆腔感染充血性疾病时，常常会让患者在进行常规治疗的前提下，进行适当的热水坐浴，甚至不进行任何特殊治疗而把热水坐浴作为治疗的唯一方法。

热水坐浴（图 32）的道理很简单，可以使患者的局部温度增高、使肌肉松弛、血管扩张、血液循环加快，促进局部炎症渗出物的消散与吸收，并可以使患者感到温暖舒适，缓解临床症状。

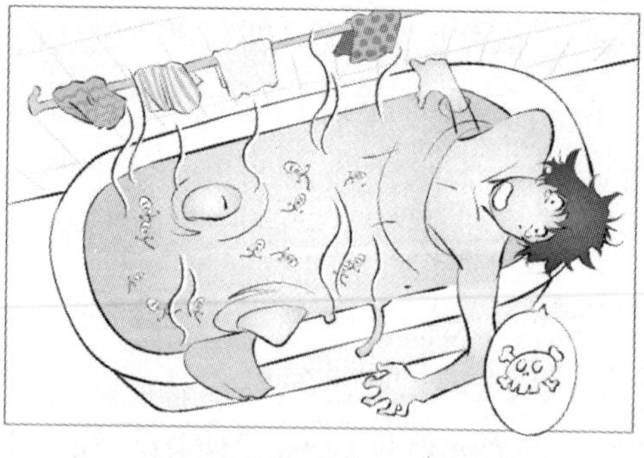

图 32　热水坐浴洗掉的不仅仅是污垢

热水坐浴无需特殊设备，患者在自己家里就可以进行，简单方便，是治疗慢性前列腺炎有效的辅助措施。具体方法是在大盆里加入接近半盆的水，患者排净大小便后，将臀部坐在盆里。一般水温要求在 40～42℃，每次坐浴 15～30 分钟，中途可以加入热水以维持水的温度，每日坐浴 1～2 次，坚持治疗到前列腺炎治愈为止。

但是由于热水坐浴可能对患者的睾丸产生不良影响，一般对未婚

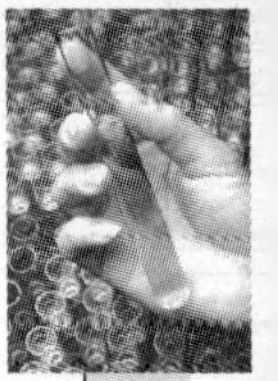

和未育的青年男性是应该禁止的，因为长时间的热水坐浴会使睾丸温度增高，从而妨碍睾丸的生精功能，严重者还将造成睾丸其他功能和结构的改变，使睾丸从此一蹶不振。此外，这种获得性的睾丸损伤，可能导致睾酮分泌减少，有可能使中老年男性雄激素部分缺乏综合征（PADAM）提前出现，因而对一般的慢性前列腺炎患者采用热水坐浴也应慎重。

实际上，生活中的高温造成对睾丸的损害更加常见，且容易被人们所忽视。例如长时间的全身发热性疾病、长期接触高温的工作（厨师、锅炉工、电焊工、铁匠、高温工作者、长途汽车司机等），甚至长期的桑拿浴和紧身内裤都可以使睾丸的温度增高，对睾丸制造精子十分不利。“热”，封杀了太多男人的“传宗接代”的梦想，让太多的男人“绝”了后。

31. 隐睾－不顺利的睾丸“搬迁”过程

有一小部分男人，因为结婚后不生育，在接受必要的检查时，偶然发现自己的睾丸没有在它们应该在（阴囊内）的岗位上，而是在“肚子”里安了家，医学上称之为隐睾症。造成睾丸“有家难回”的原因可以是多种多样的，但无论是何种原因，均可以因为“肚子”里的较高温度而影响了精子工厂的精子制造过程，出现少精子或无精子，从而影响生育能力。

要想判断隐睾患者是否还有生育能力，首先要区分是否是双侧隐睾还是单侧隐睾以及隐睾的位置。一般来说，多数的单侧隐睾患者的另外一侧已经下降的睾丸功能上多数是正常的，并可能在功能上起部分代偿作用（一个睾丸“负担”起两个睾丸的重任），因而可以产生精子，并可以自然生育。但是，一侧隐睾的患者，对侧的睾丸未必都正常，有人发现单侧隐睾者中大约一半人的精子是正常的，而另外一半可能有不同程度的精子异常，甚至严重者可以无精子。

隐睾的位置也十分重要，越是隐睾位置深（睾丸位置较高）的患者，恢复生育的机会越小；而睾丸位置较低的（腹股沟内的）隐睾患者，睾丸内可以有不同程度的生精功能，生育机会较大。隐睾位置的发生频度如图 33 所示。

比较准确判断隐睾患者的生育能力的方法是进行直接的精液分析，来看看精液内是否有精子、有多少精子以及精子的功能状态。

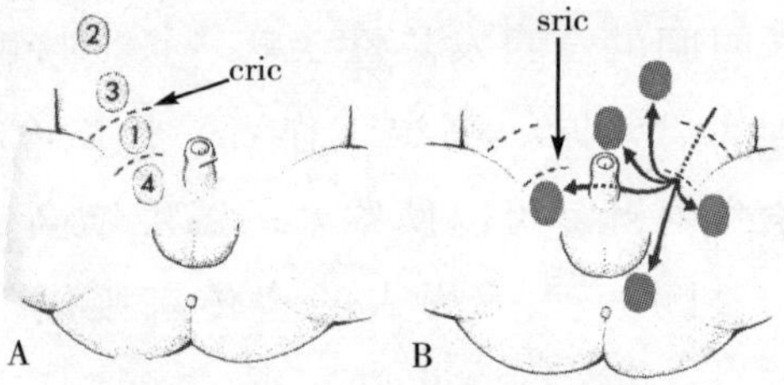

图 A隐睾症 睾丸下降停留的可能位置和频率
B睾丸异位症 sric腹股沟管浅环 dric腹股沟管深环

图 33 隐睾的位置及其发生频度

32. 睾丸经常受到撞击，会不会影响生育？

许多男性都喜欢运动，其中一些甚至可能带来很大的刺激感觉，同时也可能带来损伤。例如篮球运动员在运动中冲撞在所难免，激烈时甚至连“它”也殃及，是否会因此而造成不育呢？这往往成为新婚夫妻共同关注的事情。

男人的睾丸是男人之所以成为男人的最重要特征，男人的许多第二性征，例如胡须、喉结、体毛、阴毛、生殖器官等的出现与发育，都离不开睾丸的“努力”工作。肩负着如此重任的睾丸，为了保持较低的温度，以维持合适的环境来生产精子，男人们将睾丸“悬挂”在体外是必要的。但是，孤悬于外的睾丸很容易受到伤害，男人必须对其加倍小心和爱护。

首先不要“碰”到睾丸：睾丸很敏感，对于平时的轻微触摸都会觉得不舒服，就更不要谈强烈的碰撞了。睾丸若受到撞击，会妨碍里头的血液供应，严重者甚至可以引起睾丸发炎，最终还容易导致睾丸组织坏死。

其次不要让睾丸“旋转”：睾丸是依靠精索而悬吊于阴囊内的，精索内有供给睾丸营养的血管，若睾丸在阴囊内发生扭曲和旋转，就像人的脑袋被拧了2~3圈一样，很难有“生还”的机会。

运动员经常有剧烈的冲撞等行为，实在是难以让睾丸幸免于难，因此可能存在较多的受伤害机会。但是也不是所有的运动员都会遭遇类似的尴尬，只要在生活中多加注意，是应该可以避免的。同时，一旦发生睾丸碰撞或旋转的情况，应该及时救治，以免丧失良好的治疗机会，并可能将撞击带来的伤害程度降低到最小。

33. 急性睾丸炎带来的伤害

男人的“命根子”发炎可不是一件小事情，且不可等闲视之。睾丸炎可由各种致病因素引起，比较常见的是由于细菌感染和腮腺炎性的睾丸炎。由于急性的炎症可以伴随着睾丸和附睾的肿大，而在炎症愈合后，制造精子的小工厂（曲细精管）可发生病变，使制造精子的细胞减少，一般在感染后的数月至数年内发生睾丸萎缩，严重地影响精子发生和成熟，患者常因无精子或严重的少精子而不育。一个睾丸受累时，精子密度可正常或轻微减少，但可以保留生育功能。睾丸的损害有时可以是很严重的，还可以使男人的激素分泌功能受到影响，导致性功能减退和第二性征退化。所以，对急性睾丸炎的早期的科学处理可以减少对生育能力和性功能的损害。

为了避免产生让人不愉快的结果，发生急性睾丸炎时应该早期卧床休息，避免体力活动，禁止性生活，患侧阴囊抬高并可以进行局部热敷。

对于细菌性睾丸炎患者全身使用抗生素治疗具有明显的效果，对于其他种类的睾丸炎的治疗效果要差一些，但是也可以预防继发性感染。最好选择静脉给药途径，一般应用1~2周。在疾病的早期，由于产生睾丸炎症临床症状的主要原因可能与睾丸的自身免疫损伤有关。因此建议在有效控制感染使用静脉途径给以抗生素的情况下，同时小量、短期地配合应用糖皮质激素，具有良好的止痛作用，并可能有效地控制睾丸的自身免疫性损伤，在很大程度上避免了治疗1~2个月之后可能出现的不同程度的睾丸损伤，保护睾丸的生精功能。

34. 睾丸里长石头，也会影响生育

睾丸里长石头，医学上叫做“睾丸微石症”（testicular microlithiasis，TM），患者多因不育、阴囊睾丸疼痛不适、性腺发育不良或睾丸发育异常等就医，或常规睾丸超声检查时，经超声检查偶然获得诊断，是以睾丸内多发微小钙化为特征的临床综合征，病理检查发现这种微小钙化发生在曲细精管内，认为是形成于曲细精管内退化变性细胞来源的微结石或感染灶。

1987年超声描述的睾丸微石症典型表现是多发性的、小的（直径1~3mm）无阴影回声区，随机地散布于整个睾丸实质。睾丸微石症的结石数量差异较大，由每个睾丸切面数个至数百个不等；弥散对称分布的钙化灶是睾丸微石症的特征性分布模式，但不对称分布、单侧病灶、周围成群分布也都有报道，2.7%~27%的睾丸微石症患者可能是单侧分布（图34）。睾丸微石症普遍接受的定义是在睾丸内存在5个或更多的直径在1~3mm的小回声区。睾丸微石症的超声表现可以从几个散在的小钙化灶到众多广泛分布的钙化（图35）。由于每个钙化灶都比较小，多数情况下不能观察到声影，这也是睾丸微石症区别于其他形式睾丸内钙化的重要诊断特点。

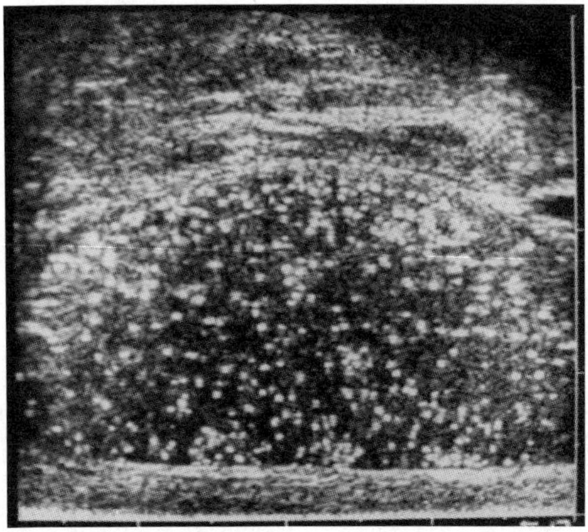

图 34　超声检查显示均匀密集分布的睾丸微结石

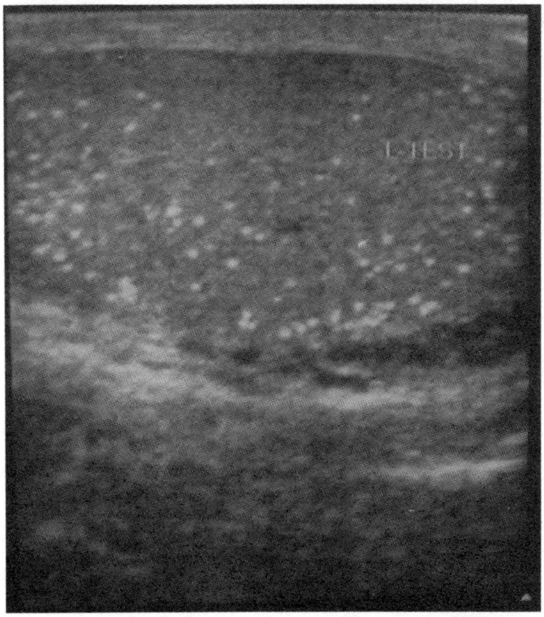

图 35　超声检查显示均匀散在分布的睾丸微结石

睾丸微石症形成的确切原因目前尚不清楚，感染和损伤可能是其潜在病因。一般认为，睾丸微石症是一种良性疾病，在隐睾症、睾丸萎缩、睾丸发育不良、睾丸肿瘤、睾丸囊肿、睾丸扭转、睾丸及附睾炎、附睾或精索囊肿、睾丸鞘膜积液、精索静脉曲张、男性假两性畸形、神经纤维瘤、肺泡微结石病、Klinefelter综合征、着色斑性息肉消化道综合征、唐氏综合征、多发性痣、获得性免疫缺陷综合征（AIDS）等疾病中均有报道，推测还可能与生育能力低下、原发性睾丸肿瘤有关。但还不清楚睾丸微石症究竟是上述疾病的病因或结果，还是仅仅为偶然巧合。有学者提出全身性或代谢性的功能障碍可能是睾丸微石症形成的基础，但在缺乏足够证据前，睾丸微石症的形成还是推测为睾丸的原发性改变。现代观点认为，曲细精管内的钙化是形成于曲细精管内退化变性细胞来源的微结石。

睾丸微石症是一种比较少见的现象，根据综述性文章的分析结果，在非选择性的有症状的患者中的最可靠的估计发病率是1.4%~2%。目前在无症状成年男子中还没有见到睾丸微石症流行病学研究结果。不同研究者报告的睾丸微石症发生率差异很大，有很多合理解释，例如选择的研究对象差异、资料收集的差异、总结方法的差异以及超声技术差异。Miller等在综合了多个作者的研究结果后，总结出睾丸微石症在有临床症状人群中的发生率波动于0.6%~9%。由于人们对其认识的提高，发现率不断提高。

睾丸微石症对精液质量和内分泌激素水平有一定的不良影响，与生育关系密切，但睾丸微石症与不育关系的证据也很有限。理论上讲，在曲细精管内存在微结石，可能对曲细精管的功能状态存在不良影响，而未累及的曲细精管尽管可以是外观正常，但由于受压等因素而减少了曲细精管的直径，可以伴有不同程度的精子发育障碍。伴有睾丸微石症的不育症患者睾丸活检显示曲细精管萎缩，30%~40%曲细精管中存在细胞碎片。退化的曲细精管影响精子的产生，而萎缩的

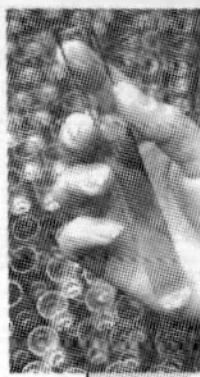

曲细精管、细胞碎片和微石妨碍了精子的运动，这可能是导致男性不育的原因。37%的睾丸微石症患者为不育，并不是睾丸微石症本身直接导致了生育力降低，而是睾丸微石症并发的潜在的睾丸功能异常或合并的其他异常情况导致了不育。

有研究报告发现睾丸微石症与原发性睾丸恶性肿瘤有关，但对睾丸微石症患者的随访结果还没有一致性的意见，且多为小样本或个案报道，还不清楚是否预先存在的睾丸微石症可以增加新肿瘤的发生，对睾丸微石症患者的系统超声随访结果也难以系统阐述该疾病的众多临床特点，还需要大样本的临床病例分析来完善认识。毫无疑问，对睾丸微石症患者的系统超声随访结果很难系统阐述。所以，加强对睾丸微石症的研究和认识，定期随访、早期诊断和及时有效的处理，对改善预后意义重大。

35. 独“蛋”亦英雄

有的男子可能会有意无意地发现，自己的睾丸怎么会仅有一个？这让他们产生了无限的烦恼，担心自己是否会像太监一样的无能与短寿？能否同别人一样正常生育？生育的孩子是否会有“毛病”？

实际上，我们人体内有许多脏器是成对的，例如肾、肺等，一旦一侧的脏器丧失了功能，或者因为手术、外伤等而“丢失”了，另外的一侧脏器会主动担负起双侧脏器的功能，并出现代偿性的体积增大和功能增强。睾丸刚好具有这个特点，这使许多仅有一个睾丸的男人仍然具有男人的“最重要特征”。即使仅仅留有一个睾丸，只要这个睾丸的功能是正常的，就不必担心自己会像古代的“太监”一样的“无能”。

有人统计了临床上的隐睾患者的生育情况发现，60%～70%的单侧隐睾者仍然可以具有生育能力；而30%～40%的男人，虽然也有一个睾丸，但由于这个睾丸已经受到了损伤，不太可能生育了。问题的关键是这个仅有的睾丸是否真的正常。简单的精液常规分析就可以基本回答这些男人所关心的问题（图 36）。

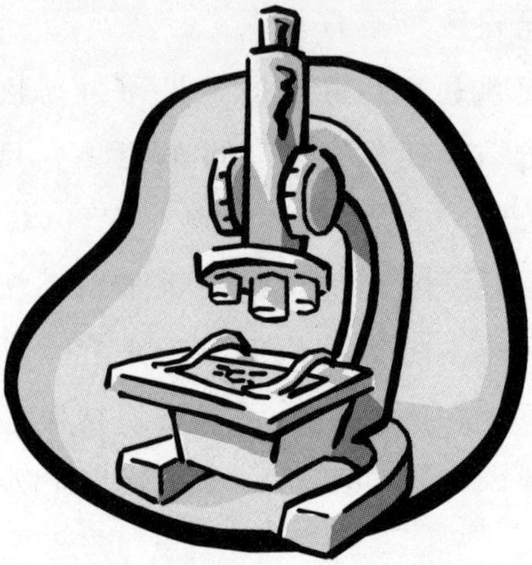

图 36　进行精液的显微镜下分析

36. 习惯性流产，男人也要负部分责任

医学上将连续 3 次或 3 次以上的自然流产称为习惯性流产。

一谈到习惯性流产，几乎所有的人都认为是女人的过错。但是，你听说过部分习惯性流产的原因与男性的免疫因素有关吗？

在询问不育病史时，一般要问到不育夫妇的以往生育情况，尤其是死胎、畸胎、流产等异常的妊娠结局。流产可以区分为两种情况：其一是暂时不想要孩子，主动采取人工措施终止妊娠；其二是希望要孩子，但是没有能够成功地维持下去，发生了自然流产，也就是通常所说的“坐不住胎”。前一种情况还姑且可以认为是正常的，问题不大，能够怀孕的，往往可以在希望要孩子的时候顺利地达到目的；而后一种情况则是需要关注或寻求医疗帮助的。

反复自然流产的发生原因很多，多数与免疫因素有关。尽管临床表现类似，然而免疫病因及发病机制十分复杂，因此本病的诊断和治疗仍然是临床上十分棘手的问题，其中有一部分涉及男性因素。封闭抗体缺乏占了病因构成的大部分（31.7%），而且可能是原发性流产和继发性流产的共同病因。ABO 血型不合占 11.5%。此外，抗精子抗体及其他一些免疫因素也可能参与了自然流产的过程。可以通过抗配偶淋巴细胞毒抗体实验、ABO 血型抗体、抗精子抗体、抗心磷脂抗体等的检测来明确病因。按免疫病因分类法可以将反复自然流产划分为三个型别：①母－胎免疫识别低下型；②母－胎免疫识别过渡型；③母－胎免疫识别紊乱型，以利于临床选择有效免疫治疗措施。实际上，对于一个具体的习惯性流产夫妇可能同时存在多种型别的免疫异常，因此在再次妊娠保胎处理过程中应该区别对待。

37. 染色体异常的“健康”携带者与隐性遗传病儿的问世

人类的遗传物质是染色体，我们体内的每个细胞都含有 23 对染色体，其中一对是决定性别和性特征的性染色体，其他的 22 对染色体是常染色体。决定某一个性状的遗传物质（基因）都是成对存在的，分别从父母双方获得，只有这成对的基因都出现问题，才表现为疾病状态，叫隐性遗传病。有一些智能低下、先天性聋哑、先天性代谢性疾病等可能是由于常染色体的隐性遗传病所致，对人口的素质有着不良的影响。

我们当中的一些人，尽管外表看来是比较正常的，外貌和智能都相当正常，也没有任何疾病，但其某些染色体可以是异常的，称之为“携带者”，是不可小看的人群。尽管这样的人在人群中很难觉察，但却可能将异常的染色体在家族中世代相传，这是潜在的遗传危险人群。一旦这种遗传异常的特性获得“表现”的机会，将会生出明显异常的后代。

怀孕时，受精卵（子代）从父亲和母亲各继承了一套（23 条）

染色体，仍然形成了23对染色体。如果双亲中的一个是隐性遗传病患者，而另外一个是健康的，则子代中无患者，却均是携带者；隐性遗传病患者与携带者结婚，子代中将有一半是患者，而另外一半是携带者；携带者与携带者结婚，子代中将有1/4患者，1/2携带者，1/4健康者。

人群中每种隐性遗传病的患者都是极其罕见的，但是携带者的数量却可以很大。外观正常的人群中，平均每个人都可能携带有5～6种有害基因。如果每个人随机地选择配偶，这两者携带相同隐性遗传疾病的基因的机会非常少见；但是如果近亲通婚，这种相同的隐性遗传异常基因的携带者会明显增加，而且隐性遗传病越少见，近亲结婚后子代患病的相对风险越高。所以，当亲属中已经有某种遗传病出现时，近亲结婚的危害性更大，特别应该引起警觉。我国婚姻法中明确规定，直系血亲和三代以内的旁系血亲之间禁止通婚。

由于这种遗传异常可以通过染色体分析而早期获得诊断，并且在计划要孩子前获得遗传咨询，在怀孕前进行遗传学诊断，并对发育的胚胎进行密切的监护，从而可以最大限度地避免遗传异常或发育异常后代的出生。

38. 都是染色体异常惹的祸

我们每一个人都有23对染色体（图37），染色体控制了我们全身的生长发育，就像社会中的指挥部一样，是人体的核心和中坚力量，向其他机构发布命令。其中的22对常染色体控制着一般的性状，1对性染色体控制着我们的性器官和生育能力，男性的性染色体是XY。染色体上控制人体性状的片段叫基因，我们已经发现了大量的精子正常发生所必需的基因。无论是常染色体、还是性染色体的异常，例如数量异常和结构异常，都可能影响到我们的生育能力，但主要是性染色体的异常与不育关系更加密切，2%～20%的男性不育可能与染色体异常有关。

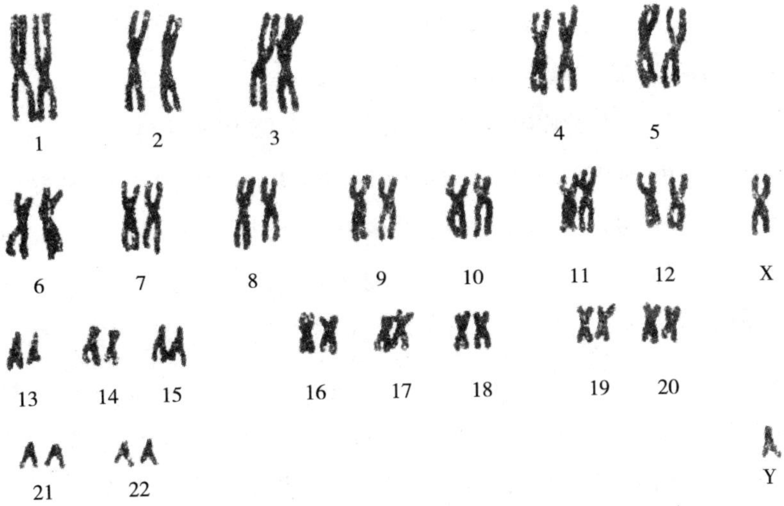

图37 人类的23对染色体

常见的性染色体非整倍性，例如Klinefelter综合征是由于多了X染色体，Y染色体多了也可以导致不生育，以及缺失、插入、易位等染色体结构异常均可以导致男性不育。Kallmann综合征的病因是X连锁的遗传异常，造成促性腺激素释放激素（GnRH）缺乏，患者表现为促性腺功能低下合并嗅觉缺失。对于希望进行辅助生殖技术治疗不育的特发性男性不育症患者，尤其是精子每毫升密度低于5×10^6，或双侧输精管缺如者，应该常规进行染色体分析，特殊病人还要进行高分辨显带技术的细胞遗传学分析。

看来，染色体异常惹的祸还不少。那么，哪些不育男人需要进行遗传检查？

对于生殖方面的许多检查项目，例如精液常规分析和精子功能分析等，基本上都已经形成了共识和规范化的操作方法，但遗传学方面的检测方法却刚刚起步，还在探索阶段。而且，尽管遗传学分析在明

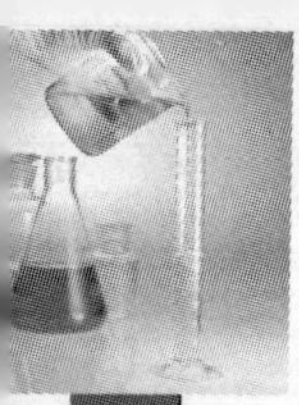

确不育症的病因方面具有越来越重要的作用，但由于遗传学研究花费较大，且十分耗费时间，还并不是常规选择应用的，只有在某些特殊情况下，有许多基本征象提示患者的不生育可能与遗传异常有关，才需要接受相关的检查。这些基本的征象包括：

（1）精液质量严重异常

1）严重的少精子症和无精子症：与正常男性相比，不育男性的染色体异常率明显增高，约占不育男性的2%，少精子症男性的5%，而无精子症男性的则占14%，严重少精子或非阻塞性无精子的男性不育患者，染色体异常的危险性是一般人群的20倍，而人类出生时的染色体异常率仅为0.7%。从无精子症男性睾丸组织获得的精子细胞中有50%存在DAZ的微小缺失。所以，多数学者认为，对于精子每毫升密度少于5×10^{6}的男性不育患者，尤其是非梗阻性无精子症患者应该常规分析外周血染色体的核型及Y染色体的微缺失。

2）畸形精子症：精子形态异常与精子染色体数目的异常明显相关，严重的畸形精子症患者具有较高的出生非整倍体核型子代的危险性。

3）白细胞精子症：白细胞精子症可以造成精子DNA的损伤，也应该接受精子DNA检查。

（2）不明原因的习惯性流产

临床确诊的妊娠大约15%发生自发性流产，流产物中大约有50%的染色体异常，主要包括染色体三体（50%～52%）、X染色体单体（15%～24%）、三倍体（15%～22%）、结构异常（4%～8%）和四倍体（2%～7%），染色体的非整倍体性异常几乎可以发生在所有的染色体上，占自发性流产相关的染色体异常的70%以上。

（3）生殖系统发育异常

先天性双侧输精管发育不全占梗阻无精子症的6%，占男性不育症的1%～2%，这种疾病患者常携带某种基因的突变，并导致致命的隐性囊性纤维化。

（4）特发性不育的病因诊断

特发性不育是指应用医学技术还不能发现与不育相关的任何疾病或异常。但是随着对不育病因认识的不断深入，以及诊断技术的不断提高，人们发现了许多以前诊断为特发性不育的患者，实际上也存在某种或某些异常，精子细胞核的DNA损伤等遗传异常就是其中的非常重要的因素。

（5）辅助生殖技术适应证的选择

试管婴儿时代，即使具有严重的精子发生障碍的遗传异常患者也可以生育后代，因此也具有将某种遗传异常传给子代的可能，而且生育率与受精率相比明显低下，性染色体的异常率明显增高。

（6）其他

精子染色质异常可以为外源性和内源性的众多因素所诱导。对于不良生活环境或不良生活嗜好男性遗传异常的检测，例如居住在空气高度污染环境中、接触放射线或各种辐射、应用烷基化物、DNA修复抑制剂、接触毒物或药物对生殖系统遗传特性的不良影响等的精子DNA损伤和染色体的非整倍体性，可以通过遗传分析而获得明确结果。

年龄的老化可以显著增加精子染色体的遗传异常。精子染色体结构异常在20～24岁男性中为2.8%，而大于45岁男性中为13.6%。尽管男性年龄因素对生育能力的影响不像女性那样明显，男性的生育能力可以维持到相当的高龄，但在年龄的增长过程中，同样会逐渐增加其遗传异常的危险性，因而也应该进行必要的检查，尤其是对于以往具有不良生育史的老年男性。但是，具体到多大年龄的男性才需要接受生育前的遗传学分析，还没有一致性的意见。

长期冻存的精子有增加遗传危险性的可能，也应该接受必要的检查。

39. 性功能与生育能力不是一码事！

设想一下，如果丧失了性功能或者不能传宗接代，那对男人来说都将是灭顶的致命打击。因此可以毫不犹豫地说，性功能与生育能力都是男人十分在意的头等大事。但在日常生活中的许多男人却经常将其混为一谈，不能很好地区别两者。一些男人（甚至包括他们的女人）认为，男人的性功能越强壮，其生育能力也越旺盛，甚至还可能与生男生女有关。这让那些性功能不那么满意的男人忧心忡忡，产生了许多认识误区，甚至可能诱发危机。凭借想当然理解问题，必然会对婚后的夫妻生活带来不良影响，缺乏自信心，而这些都是男人出现和加剧性功能障碍的巨大危险因素，最终可能真的诱发性无能而造成不生育。

单纯凭借性功能的强弱来推断和联想到生育能力的强弱完全是心理上的自我评价，与事实不符。没有性活动是不能生育的，这点大家都知道，但是对于那些有性活动（甚至性功能十分强劲）的男人也不一定都能够具有生育能力。在男科门诊患者中，绝大多数求治不育的男性的性功能是正常的，但他们却依然为难以繁育后代而苦恼。实际上，性功能的强弱只决定了男人主动参与性活动的积极性及其在性活动过程中的表现，却并不能替代生育能力。一个健康男人，只要具有发育良好的生殖器官、健全的性心理、完整的血管系统、正常的神经内分泌活动及必要的性知识和性技巧，就具备了具有正常性功能的基本条件。但是对于男人的生育能力来说，单纯具备这些还是不够的，男人的生育能力主要决定于睾丸内的精子数量及其质量，只有当男人具有一定数量（几千万，甚至上亿）的形态正常且具有相当水平“战斗力”（活动能力良好）的精子，才能具有自然生育能力。

因此，性功能与生育能力是密切相关的，性功能是实现生育愿望的过程，是男人生育能力的基本保障和前提，而睾丸产生的精子才是

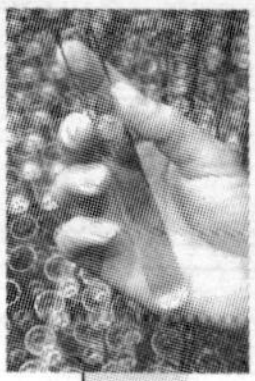

生命的种子和男人生育的根本。就如同农民在种地过程中的播种与种子开花结果是一样的道理，播种只是过程，而硕果累累是种子的功劳。至于生男生女，尽管可以受到某些内外因素的影响，基本上也是完全的自然随机选择，与性功能强弱没有任何关系。

由此看来，一些性功能良好的男人未必各个都有“真货”（精子），也可能是外强中干；而那些性功能不太强劲的男子，由于对生育知识的认识不足导致的自卑，盲目地担忧自己的生育能力是没有科学依据的，完全是自寻烦恼，大可不必。

40. ED是否影响生育？应该怎么办？

勃起功能障碍（erectile dysfunction，ED）患者，由于可能影响到男性生育的重要环节（将精子排放到女性的生殖道内）而需要进行生育前咨询。实际上，绝大多数的ED患者属于轻中度的ED，他们仍然可以完成性生活，尽管性生活质量不高，但只要精液的质量正常，并不会影响到生育能力；只有严重的ED患者，由于ED而不能进行正常的性生活，不能完成阴道内插入和射精过程者，不能将精液排入女性生殖道内，使精子和卵子不能相遇，才会遭遇生育困难，影响配偶妊娠，需要在孕前全面咨询与诊治。

ED患者的生育前咨询，除了要让患者了解如何治疗ED外，最好是在生育前治愈ED，为健康和自然地生育后代扫除障碍。更为重要的是，要告诉他们如何获得生育能力，尤其是在直接改善性能力难以达到满意疗效时，如何选择其他方法，以实现生育的目的。

对于出现ED的患者，首先应该明确产生ED的病因，尤其是精神心理性因素。解除精神负担，进行心理疏导可能使部分阳痿和早泄患者康复。例如，有的ED是因为性交过于频繁造成的，节制性生活次数，逐渐可以恢复的，同时采用药物疗法和物理疗法相结合的方法进行治疗，可以获得良好的临床效果。

此外，也可以在专科医生指导下选用磷酸二酯酶抑制剂（万艾可、艾力达、希爱力）、阴茎海绵体血管活性药物注射（ICI）、负压吸引装置（VCD）以及内分泌药物等进行治疗。

为了获得生育能力的备选治疗措施。对于生育前的ED患者，攻克ED，并达到理想的治疗效果当然是首先选择，可以让健康、自然生育成为顺理成章的事情。但是，对于部分患者来说，尤其是对于那些难以获得理想疗效，仍然难以完成性交的严重ED患者，特别是年龄偏大的ED患者，情急之下难以直接解决性功能问题，而他们要求解决生育的愿望又十分迫切，快速解决生育问题也迫在眉睫，在检查精液质量正常的前提下，可以考虑在医生的帮助下，通过实验室的办法收集精液，借助于辅助生殖技术来解决生育问题。或采用手淫法获取精液，自行在家庭内进行人工授精。如果此时患者的精液质量存在异常，则需要按照男性不育的治疗方法进行治疗。首先解决了生育问题的患者，由于解除了后顾之忧，反倒有利于患者在后续进行的性功能康复治疗。

41. 早泄是否影响生育？应该怎么办？

绝大部分早泄患者可以将精液排入女性生殖道内，如果精液质量是正常的，也可以使卵子受精，正常生育；一小部分早泄患者，因难以将精液排放到女性的生殖道内，而导致不育，需要进行生育前咨询。

但是，一般程度的早泄问题并不太会影响患者的阴道内射精，对于绝大多数早泄患者来说，他们仍然可以完成性生活的全过程，只要能够将精液射入到（或排放到）配偶的阴道内，无论阴道内的射精潜伏期有多么短暂，只要精液的质量正常，并不会影响到生育能力，完全不必为生育问题担心。而相当多的早泄患者却不了解这一点，并徒增烦恼。

对于出现严重早泄的患者，首先应该明确产生早泄的病因，尤其是精神心理性因素。解除精神负担，进行心理疏导可能使部分早泄患者康复，并实现自然生育的愿望。

当患者的早泄问题非常严重，阴茎在没有插入阴道前就发生射精，并且经过强化治疗后仍然难以完成阴道内射精时，由于情急之下难以直接解决性功能问题，而要求解决生育的愿望又十分迫切，可以先考虑通过实验室的办法收集精液，例如采用手淫法获取精液，进行夫精人工授精来解决生育问题。这个过程可以教给患者自己在家里完成，在女性的排卵期（可以通过多种方法监测，必要时请妇科医生帮助）完成。

42. 不能生育的男人可能遭遇“雪上加霜”

俗话说：福无双至，而祸不单行。已经因为没有孩子而痛苦万分的男人，还可能遭遇另外的打击（图 38），可能合并其他方面的疾病，有些疾病甚至可以是威胁生命的。

（1）小睾丸带来的大问题

男人的一对儿“小宝贝”（睾丸）十分娇嫩，许多先天性和后天性因素均可以造成其萎缩和功能损害。小睾丸可以是先天性的睾丸发育不良，例如染色体核型为 47，XXY 的克氏综合征和先天性肾上腺皮质增生症，也可能是后天性的因素，例如手术或损伤性的睾丸萎缩、青春期的睾丸炎症（尤其是病毒性腮腺炎引起的睾丸炎）、精索静脉曲张、免疫性疾病、射线和热辐射、（下丘脑、垂体、甲状腺、肾上腺等）内分泌疾病、重金属中毒、营养严重缺乏、经常食用粗制棉籽油、大量吸烟和酗酒等。

成年男人的睾丸体积如果小于 10 毫升，提示睾丸的功能低下，表现为精子发生障碍（少精子症或无精子症），并因此可能丧失了生育能力。

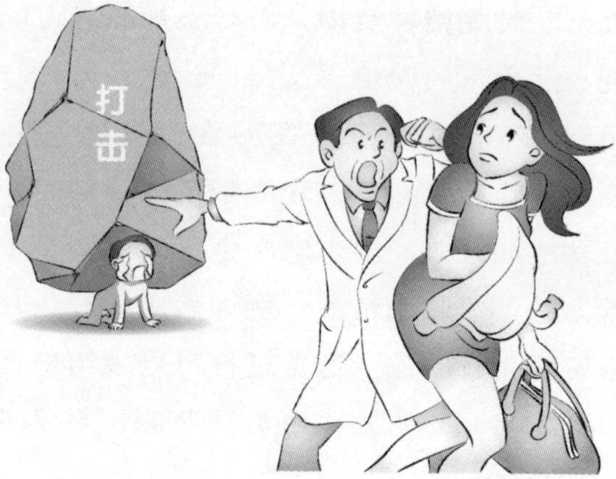

图 38　不能生育的男人可能遭遇另外的打击

一些小睾丸患者选择了“精子库”的精子进行人工授精解决了生育问题。但是事情并不是这样简单，睾丸的功能绝对并不仅仅是制造精子，它还具有分泌许多激素的本事，尤其是男人的特征性激素（雄激素），而睾丸过小可以造成雄性激素水平的明显低下，并因此而影响到患者的生活质量，主要表现为体力差、经常疲乏、容易出汗、记忆力减退、脾气性格改变、性欲低下、性功能障碍等。如果患者的睾丸特别的小，还会影响到男性第二性征的发育，如没有胡须或胡须稀疏、喉结不发育、阴毛腋毛稀疏或缺乏、阴茎呈现儿童型、童音，甚至可以出现明显的女性化特征，例如女性型乳腺发育、皮下脂肪增多、皮肤细腻、臀部宽等，使患者生活的特别“没有面子”，简直是过着“不男不女”的地狱般的生活。

许多患者对于迫切影响家庭稳定的孩子问题十分在意，却往往忽略了自我的生活质量问题，医生有必要提醒患者重视这一现象，并为其提供必要的咨询和指导。现代医学研究已经为全面评价和治疗这类患者提供了坚实的基础，完全有可能通过激素替代和促进激素分泌等多种途径来改善患者的生活质量，使他们不必忍受小睾丸带来的诸多生活不便。

（2）睾丸哪里去了？

经历了青春期发育成熟的男子，开始出现了遗精，也有了喜欢异性的想法，并开始留意自己的性器官，经常会有意无意地在某些特定的时候，例如在公共浴池洗澡时观察别人的性器官，还愿意进行一番比较。有的男子可能会有让他们大吃一惊的发现，自己的睾丸怎么摸不到，或者仅有一个？尽管这并不一定会对他们的日常生活产生任何影响，他们也往往不太在意这种现象，但是产生这种现象的某些原因可能会在某些时刻危害到他们的宁静生活，甚至可以危及到生命。

出现这种单侧睾丸的原因是很多的，粗略分为两类，一类是原来还有两个睾丸，但是因为睾丸的损伤、萎缩或手术切除而失去了一个或两个睾丸；另外一类是出生的时候就只有一个睾丸或没有睾丸，其中的小部分人是真的只有一个睾丸或没有睾丸，可能是由于染色体异常或其他毛病造成的；而大部分人是隐睾所致，可以是一侧隐睾（阴囊内可以有一个睾丸）或双侧隐睾（阴囊内没有睾丸）。

（3）男人也患乳腺癌

36 岁的陈先生因为结婚多年不生育而接受检查。医生对陈先生的乳腺进行了检查，发现了左侧乳腺上有一个红枣大小的结节，与周围组织有明显的粘连，经过病理活检证明是乳腺癌。询问病史后，陈先生坦然承认，已经发现这个东西有一段时间了，但是最初以为是身体变胖了、胸肌发达的原因，没有太在意，而且它也不疼痛，对生活没有什么大影响，也就放松了警惕。

其实，乳腺癌绝不是女人的“专利”，男人也可以患乳腺癌。由于男人的医学知识和警惕性的缺乏，使得乳腺癌的早期发现率低于女性，而且男性较薄弱的乳腺发生癌变后特别容易侵犯胸肌和淋巴结而转移，因此获得早期治疗的机会明显减少，患病后的死亡率也高于女性。男性患乳腺癌的原因与内分泌激素水平紊乱、放射线损伤、长期服用激素类药物，以及高脂类食物和烟酒刺激有关，而这些原因也都是男性不育的重要原因，因此对于男性不育患者的检查，千万不要“放过”乳腺。

研究表明，某些基因缺陷不仅会造成生殖腺体的发育异常、精子异常，还可能使其同时存在全身其他系统疾病，有些甚至可能是严重威胁生命的疾病。以不育为表现而就诊的某些男性患者，可能同时还患有其他疾病，例如乳腺癌、阴茎癌、海面体纤维化、尿道下裂、睾丸肿瘤、隐睾症、精索静脉曲张、慢性前列腺炎、疝气、代谢综合征、囊性变疾病、呼吸系统异常等疾病，诊断可能被遗漏，并因此丧失良好的治疗时机。所以，男性不育者应该检查是否合并其他疾病。实际上，男性不育可能是某些具有潜在的威胁生命疾病患者的唯一临床表现或首发表现。因此，人类不育患者及其后代不仅存在不育，可能也同时具有其他组织器官或系统性疾病，应该引起重视。

以慢性呼吸道疾病为例，包括支气管扩张、慢性鼻窦炎和慢性支气管炎等，可能会与男性不育相伴行。其中的一种叫做纤毛滞动综合征，表现为患者在儿童时期就患有慢性呼吸道疾病，成年后的精子尾部纤毛异常，精子向前游动的能力弱，绝大多数精子只在原地摆动。通过电镜观察发现，精子尾部的纤毛结构有异常改变，同时发现其呼吸道黏膜上的纤毛细胞结构也发生异常。所以，这种不育是由于纤毛细胞摆动性运动能力异常造成的。

其他因素包括影响下丘脑－垂体前叶－性腺轴的内分泌疾病、甲状腺功能低下、缺乏生长激素、染色体疾病或严重的慢性疾病，这些疾病往往也可损害睾丸功能而导致不育。

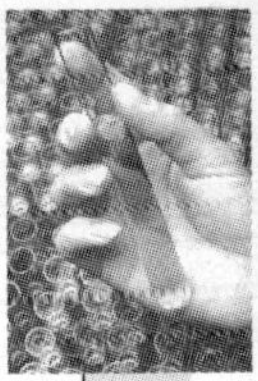

三、不育患者如何接受检查

43. 要想知道是不是得了男性不育症，需要做哪些检查？

对于不育症，男性朋友不要草木皆兵。如果你曾经有过“前科”，比如患过睾丸炎、做过睾丸手术、有隐睾症、睾丸小等，可以进行一些必要的检查。一般男性完全可以给自己一年的时间尝试一下，如果同居一年后配偶不孕再来查也不晚。检查过程比较简单，就像种地需要种子一样，男性不育重点查精子。如果精子质量很好，而且能够有正常的性生活，没有阳痿，没有逆行射精，那么生育的问题是不大的。

临床检查主要检查生殖器官。比如检查睾丸大小，附睾有无结节，输精管有无炎症，有无精索静脉曲张，有无盆底疾病及前列腺疾病等。还有一些特殊的检查，如果怀疑患者有遗传疾病的话，可以查染色体；如果怀疑睾丸生精能力低下，可以查生殖激素及血清抑制素B；如果怀疑输精管堵塞可以做造影检查或精液脱落细胞分析。另外，由于精液是来自于睾丸、附睾、前列腺及精囊里的液体，它们各自的成分是不均一的，也可以通过精浆生化分析，看精浆各种成分的多寡来确定阻塞的位置。

44．不育男人，首先清点生殖器官

为了明确不育的真正原因，最好对男女双方同时进行检查，但对于男性来说，检查相对简单方便，没有理由不首先接受检查。所以，接受不生育检查，不要按照常理的“女士优先”，一定要请先生“优先”，因为如果男人没有生育的“种子”（精子），那么对女性检查和治疗的一切努力将没有任何意义。首先应该进行的就是对生殖器官发育异常的检查，由男性不育的门诊医生完成（图39）。

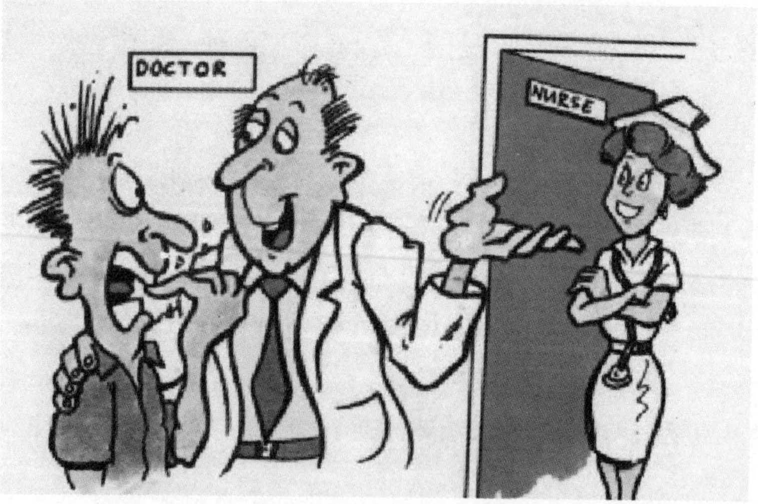

图39　有了问题最好请专家瞧瞧，不要讳疾忌医

（1）包皮：是造物主恩赐给男人阴茎的一件保护性“贴身”外衣，如果不讲卫生，或者包皮过长与包茎，将会反复诱发炎症而影响生育。

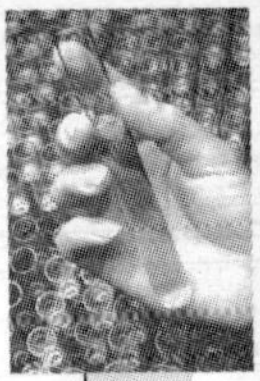

（2）阴囊：是男人“命根子”（睾丸）的保护伞，可以保护睾丸免受外伤，还可以调节局部的温度。高温作业以及紧身内裤可以影响到阴囊的温度调节功能而诱发不育。

（3）阴茎：是完成生育所必需的性交活动中的一个主要工具，提供精液排放的通道。阴茎的弯曲、纤维化、勃起功能障碍、阴茎癌等可以影响性活动而影响生育。

（4）睾丸：睾丸是制造精子的“工厂”，一旦“工厂”出现异常（大小、质地及位置异常），其成品“精子”的质与量就要大打折扣了，可以造成生精能力低下，或者可以根本没有生精能力。有的男人的睾丸没有正常地下降到阴囊内，叫隐睾症，睾丸隐藏在腹腔内或者在腹股沟管内，这些部位的温度比阴囊里边高，明显影响精子的发生和存活，并可以造成睾丸萎缩。先天性小睾丸症属于先天性疾病，睾丸没有发育，部分是属于遗传异常性病因，例如克氏综合征就是由于多了一条X染色体所致，是无法治疗的，患者不能恢复生育功能。但是睾丸的功能除了可以产生精子外，还可以分泌雄激素。小睾症患者除了因为生殖细胞的损害而不能产生精子外，通常同时合并严重的雄激素水平低下，并将会出现雄激素水平低下的一系列临床症状，例如男性的第二性征不明显（胡须少、没有喉结、阴毛稀疏、生殖器官小等）、疲乏、多汗、怕冷、心悸、性功能障碍等。因此，适量补充雄激素可以改善患者的生活质量，例如促进男性第二性征发育，改善性功能，增进体力。此外，还要注意睾丸在阴囊内是否比较“安分守己”，如果睾丸的活动性太大了，容易出现“睾丸扭转”而导致睾丸的缺血坏死，让一些男人因此而丧失了睾丸，不可等闲视之。

（5）附睾：附睾是精子成熟和贮存精子的地方，如果有炎症存在，即可影响精子的质量，又影响精子的存活，附睾的炎症又可以因纤维化形成硬结而造成附睾阻塞，使精子难以排出。

（6）输精管：排精途径与附睾相连接的部分是输精管，如果输精管缺如或有慢性炎症形成结节，输精管将被堵塞，精液不能通过，当然也不能将精子排出到体外，因而也就不能使妻子受孕了。

（7）精索静脉：是否有精索静脉曲张及其严重程度。精索静脉曲张也与隐睾有“异曲同工”的效果，可以造成睾丸的温度增高和萎缩。

（8）前列腺和精囊：检查稍微麻烦一点，需要医生来完成。通过直肠肛诊指检，可以检查其大小、质地、触痛，并可以获取前列腺液进行化验检查。

45. 健康男人的睾丸发育情况是怎样的?

一个男人从出生到死亡经历了漫长的生长发育和衰老过程，男人性器官中的最重要成员——睾丸也不例外。由于睾丸的位置比较表浅，可以自我检查以初步判断其是否在正常状态，或者是否出现了“毛病”。要想有自我判断能力，首先需要了解健康男性的睾丸发育情况，以及不同年龄阶段的男性睾丸的生理性发育情况。

从刚刚出生的婴儿，一直到10岁左右的儿童，男性的睾丸处在相对的发育静止阶段，睾丸的体积在1~4毫升。10~12岁以后，进入青春发育阶段，睾丸的体积迅速增大。17~18岁的男性睾丸已经接近发育成熟，睾丸体积与成年男性接近。成年后的男性睾丸体积约15~25毫升，睾丸过大或过小均属于异常范畴，例如睾丸的体积大于27毫升，往往怀疑睾丸的炎症或新生物（囊肿、肿瘤），尤其是短期内出现的睾丸体积增大的意义更大；而睾丸体积小于10毫升，往往提示睾丸功能不全，表现为精子生成障碍（少精子或无精子）和睾丸内分泌异常（雄性激素水平低下）。中老年以后，男性进入衰老阶段，睾丸体积也逐渐缩小，70岁的老年男性睾丸体积往往在10毫升左右，但是睾丸缩小的程度存在明显的个体差异，且不可一概而论。

除了自我检查睾丸的大小（体积）外，睾丸的检查还包括对睾丸表面情况（是否光滑）、质地（是否过硬或过软、是否均匀）、触觉异常（触痛）等。此外，同时还要将双侧睾丸进行对比，注意是否存在明显的差异。许多情况下，双侧睾丸的各个方面的差异比较更容易早期发现睾丸的病变。

毕竟睾丸发育的个体差异太大了，单纯凭借正常睾丸的标准指标分析判断往往容易造成本人认识上的误导，例如产生不必要的恐慌，或者忽视了某些疾病的前驱征兆。所以，在自我检查把握不准确的情况下，还是请专业医生进行全面检查，同时配合对睾丸的功能分析（精液分析和睾丸内分泌激素分析）来综合判断睾丸的功能状态。实际上，睾丸的功能状态并不一定完全取决于睾丸的体积大小，有些人睾丸体积在15毫升以上却没有精子，而睾丸在6毫升以下却仍然有精子的也大有人在。

46. 客观评价精子的常规精液检查

在不育症门诊接受检查的男人，首先要接受精液的常规分析，就像农民种地前要“点种”一样。许多男人可能都会对接受这方面的检查抱有疑虑、害羞、痛苦、无奈等各种复杂的心理状态。而且不同的实验室也确实由于仪器设备和技术水平的差别，使得精液常规检查项目五花八门，结果也千奇百怪，缺乏统一的规范和标准，因此而毫无可比性。

为了统一检查标准，世界卫生组织对精液分析标准进行了多次的规范，许多男科中心和男科医院也为患者尽量提供良好温馨的就诊环境和空间，为患者保密，并提供先进的诊疗仪器设备和技术（图40）。

为了使精液分析结果真实地反应实际情况，获得比较准确的精液检查结果，以便能够在病情判断中不出现明显偏差，留取精液常规化验的患者应该注意如下一些情况：取精前保持身体状况良好、无病、不过度疲劳、不酗酒；合格的精液标本是3～7天内未排精，并应该

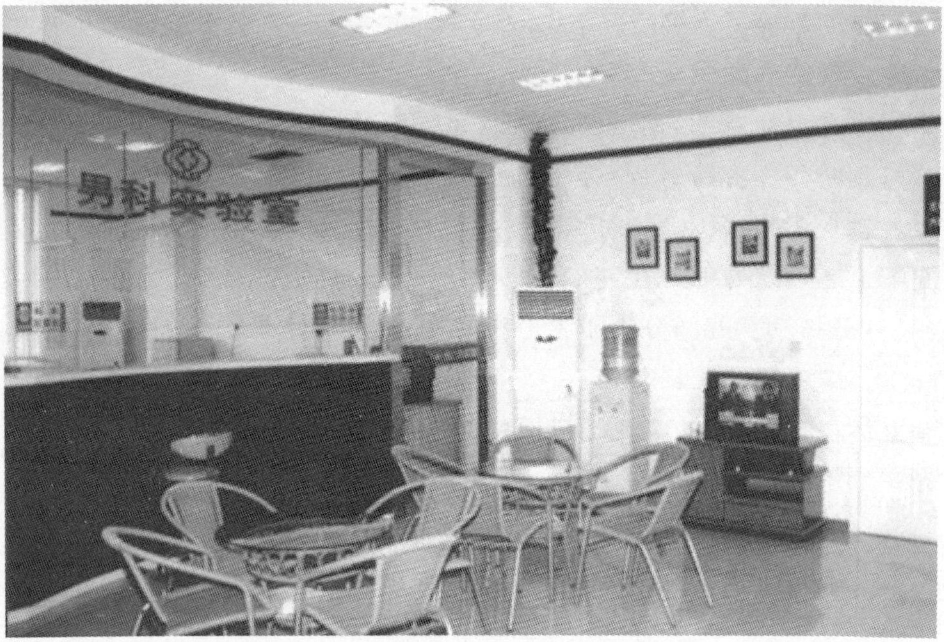

图40　男科门诊为患者提供温馨、保密和先进的诊疗空间

将一次射出的精液全部收集送检。如果不能满足上述要求，例如患者在连续加班或远途患者整夜不眠地乘坐火车赶往医院就诊，都将影响检测结果，精液部分遗失也使结果不准。此时，不应该进行精液检查。此外，一些实验室可能对化验时间有一定限制，最好在规定时间内提供精液，其他时间请勿留取精液，以免很费力地获得精液却被检验者拒之门外。获取化验结果的依据是你的病历本或就诊手册，可以在门诊取化验单处凭门诊病例本索取或追查。因故未能化验者，一定要保留好原始的收费收据，并可以与开化验单的医生协商，看看是否可以退款。

留取精液标本的具体流程通常包括：请到实验室向实验员索要精液留置管或杯，采用手淫方法将全部精液排放到精液留置管内，取精后应该尽快将化验单及精液标本送到实验室，当面交给检验员，并请在化验单的空白处写上排精的具体时间和几天未排精。如果不能在医院直接获取精液，而在家里或宾馆获取精液的患者，最好在 30～60 分钟内将精液标本送到医院，并注意保护精液，不要遗失，尤其是在寒冷的季节里还要注意保暖。

患者也应该且有必要了解精液的正常参考值。1999 年世界卫生组织对精液常规化验的诊断项目和标准如下，供不育男性参考。

精液颜色：为乳白色或灰白色，长期未排精者颜色可以稍深；

精液量：≥2.0 毫升；（但不应该超过 6 毫升）；

pH：≥7.2；

液化时间：一般为 5 分钟～20 分钟，不超过 60 分钟；

黏稠度：精液液化后的拉丝≤2 厘米；

气味：生石灰味，或有描述为罂粟碱味；

精子密度：$\geq 20\times10^6$/毫升；

精子总数：$\geq 40\times10^6$；

未成熟精子：2%～3%；

精子活动率：射精后 60min 内前向运动（a＋b）的精子比率≥50%；或快速直线运动精子（a）≥25%；

存活率：≥75%存活，或不着色（伊红染色法）；

精子凝集：≤5%；

形态：≥15%的正常形态精子；

白细胞计数：$<1\times10^6$/毫升。

47. 学会看懂常规的精液分析报告单

决定男人生育能力的主要使者是精子，而精子是随着精液在性交过程中排出体外的。为了了解男性的生育能力，最重要的检查就是精液分析，主要是分析精液内的精子数量及其功能，一般是采用计算机控制的自动分析装置（图 41）。就像农民兄弟经常说的一样，在播种前，首先点点“种子”。但是，许多男性不育患者在拿到精液化验单的同时，往往被一大堆数据弄得晕头转向，无所适从。学习看懂精液化验单是非常重要的。

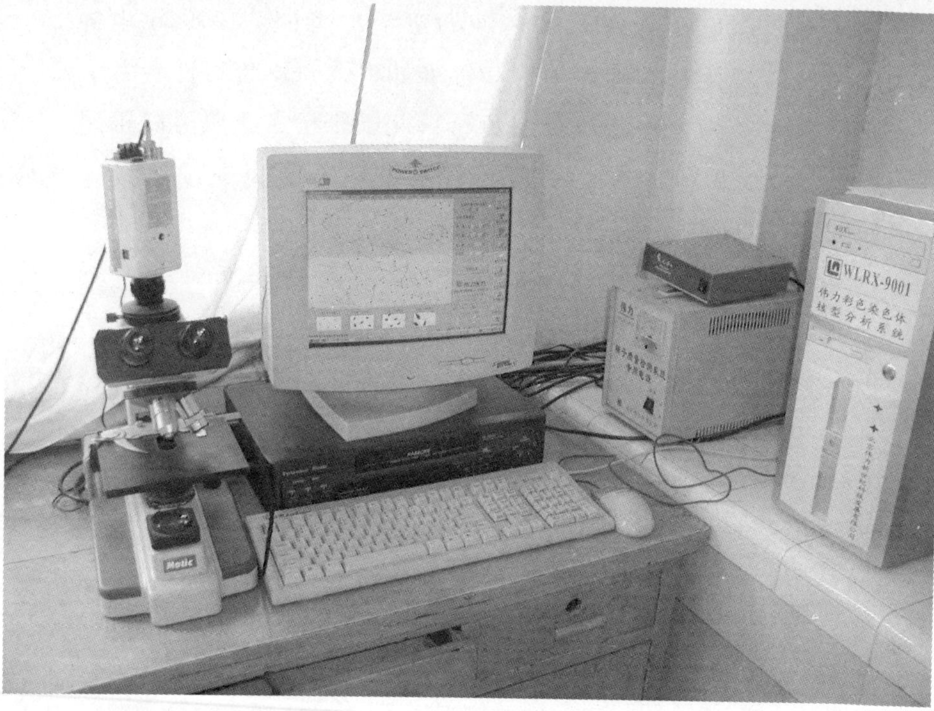

图 41　精液自动分析装置

成年男性的精液量一般为 2 ~ 6 毫升。刚射出的精液是凝固状态的，一般经过 5 ~ 20 分钟变为稀薄的液体状态，称之为液化，如果超过 60 分钟还不液化，则极大地限制了精子的活动能力，可影响精子的受孕能力。精液的酸碱度一般在中性略偏碱，pH 在 7. 2 ~ 8. 0，过酸或过碱状态均不利于精子的存活和发挥生理功能。每毫升精液内起码要有上数千万个以上的精子，如果精子密度少于 2000 万/毫升，就是处于精子过少状态，称之为少精子症，不容易受孕。检查有活动能力的精子数目最好是在 60% 以上，其中直线快速运动的精子才是最可能具有受孕能力的精子，而且是越多越好，一般应该在25%以上。形态发育正常的精子要在15%以上，畸形精子最好不超过85%。检查精液里有无白细胞可以间接反映局部是否存在感染和炎症，如附睾炎或前列腺炎，白细胞的数量越多越不好，正常情况下白细胞数量不应超过5个/HP。

48. 每次的精液检查结果为什么常不一样?

精液常规分析是评价男性生育能力的最基础检查，操作十分简单，对临床医生判断病情的参考价值较高。一些不育患者在反复接受精液检查时常会对结果进行比较，以其判断治疗效果。这样的对比有时会让他们十分困惑，为什么结果总也不一样，而且有时变化非常巨大，让人难以接受。实际上，造成精液变化的原因很多，主要包括：采精方法和精液分析方法的误差。

(1) 排精的时间间隔。一些患者在分析精液时的采精间隔时间或禁欲时间总不一样，而进行精液化验前的禁欲天数对精液质量是有一定的影响作用的，尤其是对精子的密度分析影响较大，排精间隔时间越短，可能造成化验精液内的精子密度越少的现象；而排精间隔时间越长，精子密度的增加并不显著，但可能使精子的活动力下降。故一般建议在接受检查前的3~7天应该禁欲。

(2) 取精地点。一些精液的特性需要在排出精液后立即观察，所以，理想的取精地点应该在实验室附近，要求“现采现验”。有些患者不习惯更改性活动地点，而选择在自己的家里或者旅馆，此时不能保证尽快送检，精液在运送过程中也难免溢出，环境温度过高或过低都可能对检查结果有影响。

(3) 取精方法。最理想的取精方法是手淫法，并将一次排出的全部精液都送检，不应有所遗漏。几乎所有的男人都会手淫。但在接触不育患者时也确实遇到过不会手淫的男子，尽管这样的人很少，此时只有采取其他的方法获取精液，例如性交中断法或避孕套法。但是这两种方法都有缺陷，前者不容易收集到全部的精液，且容易受到女性阴道分泌物的污染而影响检验结果；后者可由于未经处理的避孕套内含有的杀精子药而影响检查结果，而且避孕套内也容易残留部分精液。

（4）标本的运送。环境温度对精液的检查结果也有一定的影响，尤其是在严寒的冬季，故应该将获得的精液放入怀中，保持在20℃左右，并尽快及时送检。

（5）不同实验室、不同的实验员检验同一份精液也会有明显差别。有人将同一份精液分成许多份，分别送到许多实验室，由不同的实验员检验，结果没有一致的，其中精子的密度分析最大相差达到1亿。

此外，人体的精液生成也存在明显的生理性波动，所以精液化验结果出现波动是在情理之中的。一般要求初次就诊的患者应该连续进行2～3次的精液分析，间隔1～2周，才能保证化验结果的准确性。男人在发热、患有许多其他疾病、酗酒、过度劳累等情况下不宜进行精液检查。

一般在排除了上述的影响因素外，在同一个实验室、由同一个实验员进行的连续2～3次精液分析，结果偏差就会明显缩小，基本上可以反映本人精液的真实情况。如果此时仍然有持续、明显的变化，就应该考虑是某些治疗措施对精液质量的改善作用，或者是某些不利因素对精液质量的损害作用。

49. 性交后试验，检验精子的“闯关”本领

我们一般进行的常规精液分析，是对刚刚排放出来的精液进行的，仅仅验证了精子还没有为了使卵子受孕而进行“拼搏”前的初始状态，实际上这常不能够真实地反映精子进入到女性体内进行“闯

关”的过程，而后者则是人们最希望了解的“实战”状态。为了解精子在女性体内的状态，以便进一步明确不生育的原因，人们研究了模拟自然生育过程的“性交后试验”。

这个试验需要男人和女人的共同参与。一般选择在女人的排卵期内或推测在女人的排卵期进行性交，在性交后的2～8小时，从阴道后穹隆和子宫颈黏液内分别取分泌物，观察是否有活动的精子以及活动精子的数量。活动精子的数量越多，反映子宫和阴道对精子的“接受性”越好，精子的自身体能越强壮；反之则提示女性阴道或子宫颈对精子的“接受性”差，或者是精子的质量差。此外，还可能提示局部存在不利于精子生存的环境，例如存在免疫性因素异常（抗精子的抗体）、局部的炎症等。

由此可见，外表上懒洋洋的精子，进入到女性生殖道后的情况是怎么样就很难说了。所以才有某些“违背常规”的现象时有发生，即男方的精液质量看上去不怎么样，甚至是很差的，但是其配偶却可以接二连三地怀孕生子；而某些精液质量貌似很强劲的男子，却也会遭遇生育尴尬。学者们对那些已经生育者的健康精液质量筛查（为了精子库储存精子的目的），结果却发现，这些已经为人父的男人们，多数的精液质量欠佳，甚至部分人的精液质量很糟糕。事实充分说明，在生育方面女方的情况及女方对男性精液的容受性是不容忽视的。

50. 精子是死了？还是仍然活着？

男人的精液虽然表面波澜不惊，但是里面的精子却使其惊涛骇浪，充满了生命的悸动。然而确实有一些不生育的男子，尽管精液内也充满了大量的精子，但即使是在显微镜下也是一片死寂，毫无生机，检验结果上赫然写着“死精子”。

经常在不育门诊看到精液报告单写着“死精子”的结果，医生也常常给患者诊断“死精子症”。几乎所有的患者和许多的基层医生都不太清楚这两者的区别，并在临床工作中造成了相当程度的误导。实际上，在常规精液检查中直观的观察精子，只能粗略判断精子是否具有活动能力，但是不活动的精子并不等于死的精子，就像人在卧床休息不动的时候，我们不能说是死人，这是一样的道理。

要想进行精子死活的准确判断，需要进行特殊的检查。可以通过一种叫“伊红”的染料进行染色来判断，死的精子由于已经没有了代谢活动，因而整个虫体容易被染成红色；而仍然活着的精子却可以“主动拒绝”这种染料的进入，因而不被染色。这种方法进行鉴别尽管可以明确精子的死活诊断，但是不能够用于治疗而解决生育问题。另外的一种方法是进行精子尾部的膨胀实验，道理很简单，活着的精子尾部可以在渗透压较低的环境中出现各种各样的胀大，而死精子尾部的外膜已经丧失了膨胀的能力，因而不出现任何反应。人精子尾部低渗肿胀有b～g 6种类型（图42），除a型未肿胀外，b～g均为肿胀形，属于活精子的范围。通过膨胀实验分析的活精子还可以直接应用

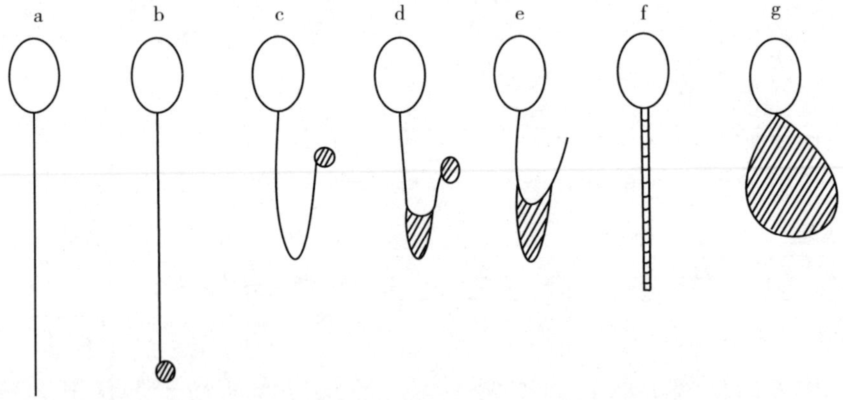

图42　低渗肿胀试验后各种形态的精子

a. 未肿胀　b. 尾尖肿胀　c. 尾尖弯曲肿胀　d. 尾尖肿胀伴弯曲膨胀　e. 尾弯曲肿胀　f. 尾粗短肿胀　g. 尾完全肿胀

引自：黄宇烽，许瑞吉主编。男科诊断学。上海：第二军医大学出版社，1999，P147

于试管婴儿技术来进行单个精子的注射，解决生育问题。

51. 验血，发现危害精子的罪魁

我们的人体是十分本分的“规矩人”，从来不愿意占自己以外的“别人的”便宜。对于送上门来的不是自己的东西，都通过多种途径给予坚决拒绝。医学上将进入人体的外来的（不是自己的）任何“东西”都叫做“抗原”，而人体拒绝抗原的东西中比较重要的一种叫“抗体”。抗原和抗体是一对对立的东西，抗体的形成是在抗原刺激下由机体的免疫系统产生的，比如大家都知道的乙型肝炎（乙肝）就是由乙肝病毒引起的，乙肝病毒就是一种抗原，这种病毒进入人体血里之后，可作为抗原，在抗原刺激下使人体血里产生抗体。同样道理，以精子作为抗原，从男性生殖道微小的裂伤时都能进入血液内，使之产生抗精子抗体。

从免疫学来说，抗体遇到抗原即发生免疫反应，包括免疫损伤和凝集等。可见精子遇到抗精子抗体也要发生凝集的，使精子活力减低，精子膜结构和功能受损，精子的受孕能力当然要减低了。所以，抗精子抗体检查对于不育症的病因诊断是非常重要的。

可以通过多种方法检测抗精子抗体的存在，临床上常用试管凝集试验（TSAT）、明胶凝集试验（GAT）、精子制动试验（SIT）、浅盘凝集试验（TAT）、间接荧光免疫（IIF）、酶联免疫吸附试验（ELISA）等多种方法检测抗精子抗体。但最好同时测定抗精子抗体的浓度（滴度），这可以帮助医生判断免疫不育的严重程度和治疗效果。

如果男人抗精子抗体呈现阳性反应，一般采取中药治疗或短期激素疗法，可以降低血内的抗体效价，恢复其生育功能。此外，适当补充具有抗氧化作用的维生素 C 和 E，对于抗精子抗体引起的精子免疫损伤也有一定的辅助治疗作用。

52. 内分泌紊乱，男人也不例外

无论男人，还是女人，分泌乳汁都是在一种由脑垂体分泌的内分泌激素刺激的，这种激素叫做“泌乳素”或催乳素。一般情况下，妇女在怀孕后期及哺乳期泌乳素会大量分泌，以促进乳腺发育和乳汁分泌。泌乳素，直观理解是女人在生育后哺乳阶段体内大量分泌的一种激素，可以促进乳汁的分泌。而在平时的状态下，泌乳素的水平是比较低下的，如果过高就可以给人体带来一些不必要的麻烦。泌乳素是脑下垂体分泌的，脑下垂体功能亢进，或者生长了小瘤子（垂体腺瘤），可以分泌的泌乳素量就多了，促性腺激素分泌的就少了，于是就影响了女性卵巢的功能，使卵巢不能排卵，当然就影响受孕了。

泌乳素尽管多与女性相关，但绝对不是女人的专利，男人的体内也有泌乳素的存在，只不过是处在极其低下的微量水平。男人如果出现高水平泌乳素的分泌，医学上叫“高泌乳素血症”，可以表现为乳房肿胀、增大、泌乳，可以让男人很没有“面子”，使其在性生活中的表现不佳（阳痿）。但是高泌乳素血症对男人的影响还远非局限于此，男人的高泌乳素血症也同样可以造成对性腺（睾丸）的抑制作用，使男人的睾丸内精子产量减少、精子功能异常，因而也可以引起男性的不生育。高泌乳素血症多见的原因可能是垂体肿瘤造成的垂体功能亢进，其他一些疾病或异常也可以引起男人的泌乳素水平增高，例如下丘脑疾病、肾功能不全、甲状腺功能减退、某些药物等。可以通过抽血化验结合其他的检查而确诊。

对于男人的高泌乳素血症，可以在明确诊断的基础上，采取针对性的病因治疗，例如手术切除垂体的微腺瘤来降低泌乳素水平，或者口服溴隐停来抑制泌乳素的分泌和功能。雄激素对于男人来说可以是具有举足轻重的作用，它可以决定你是否有“男人味”或男子汉气概，以及做男人最重要的生育能力。就像我们的干部要发挥作用必须去发动群众一样，雄激素要发挥作用，也必须动员它的下属机构，医学上叫雄激素的“受体”。雄激素和它的受体的关系就像钥匙和锁头一样，只有雄激素能够开启自己的受体，启动后续的雄激素作用。无论是雄激素分泌的少了，还是雄激素的受体出现了“毛病”，都将无法启动雄激素的作用，人体都将表现出雄激素缺陷的征象，例如不长胡须、阴毛稀疏、阴茎睾丸不发育或发育差（无精子）、性功能障碍、乏力、多汗、容易疲乏等。

有一种雄激素受体异常可能是由于遗传异常造成的，是与雄激素受体上的某些部位出现异常有关，例如“CAG”重复序列太长了，反反复复出现 CAG，可以造成组织上的雄激素受体对雄激素的信息没有任何“反应”，因此而影响到睾丸制造精子，使男人的精子数量严重减少，导致男人不生育。而此时的雄激素水平可能并不低下，甚至可能很高，但仍然不会起任何雄激素的作用。

对于这种原因造成的不育，可以通过药物治疗而获得改善。一旦在严重的少精子症中发现长的雄激素受体 CAG 重复序列，可能需要应用人类绒毛膜促性腺激素（hCG）来刺激睾丸的间质细胞产生高水平的雄激素（睾酮），因此可改善被长 CAG 重复片段损害的雄激素受体的功能，增加组织对雄激素所传递“信息”的敏感性，使雄激素能够真正起作用，精子的输出量增加，并可以达到自然生育的目的。当男性的雄激素受体 CAG 重复序列超过 30 个时，不育夫妇进行试管婴儿治疗时需要接受胚胎遗传学检查，一旦发现子代胚胎的 CAG 重复序列超过 40 个，为了生育好孩子的优生目的，在移植胚胎时应该给以淘汰处理。

其他的一些内分泌激素，例如雌激素（雌二醇）以及垂体产生的促进睾酮分泌的黄体生成素（LH）和促进精子生成的卵泡刺激素（FSH）均可以影响男人的生育能力，也均可以通过化验血液获得明确。

53. Y 染色体的微缺失与精子 DNA 损伤

Y 染色体是男性区别于女性的遗传物质（染色体），在胚胎发育阶段它就决定了你的男人特性，并指导你的身体向男人的方向发展，Y 染色体的部分或全部异常可以决定你是一个“真”男人，还是一个“部分男人”，或者根本就“不男不女”。

Y 染色体上可能有许多微细的结构（基因）参与调节精子的发生，Y 染色体上的微小缺失是引起男性不育的主要原因之一。Y 染色体上的无精子因子（AZF）基因只在睾丸内表达，是精子发生所必需的，该基因缺失约占原发性无精子症的 10%~15%，但由于该基因可以具有许多“拷贝”的特性，使其缺陷时可以具有多种不同的后果，例如精液内根本就没有精子而睾丸内也没有制造精子细胞的唯支持细胞综合征、多种改变的少精子症以及无精子症。具有这些基因缺失患者的精子所生育的男性后代，无论是自然生育的还是通过辅助生殖技术获得受孕的，都可能携带其“父亲”同样的缺损。

精子的遗传物质是染色体，而染色体是由脱氧核糖核酸（DNA）组合而成的。在精液常规检查结果明显异常的患者中，精子的遗传物质（DNA）损伤水平增加；在常规检查精子完全正常的情况下，男性不育患者的精子也存在较高水平的 DNA 损伤。因而，精子 DNA 损伤分析可能会发现特发性不育男子的精子 DNA 的潜在异常，对于多次常规分析精液结果正常的男性不育患者，应该分析精子 DNA 的损伤情况。

近年研究表明，精子 DNA 损伤已经成为具有正常形态的精子获得成功妊娠的主要障碍，并与不良生育结果有关，精子 DNA 损伤水平大于等于 30% 时难以取得自然妊娠。精子 DNA 断裂取得成功妊娠的机会少于 1%。

54. 找不到“毛病”，为什么还不生育？

在接诊不育患者时，经常会见到男女双方均接受了全面检查，结果都正常，就是不能生孩子，称为不明原因的不育症，也叫做“特发性”不育（图43），是指应用现有的诊断手段不能找出病因和异常表现的一种特殊类型不育，这种情况大约占不育夫妇的10%～15%。对于这种“健康”的不生育夫妇，许多人还真“束手无策”呢。有时候，医生真的宁愿他们有“毛病”，也好采取相应的措施。

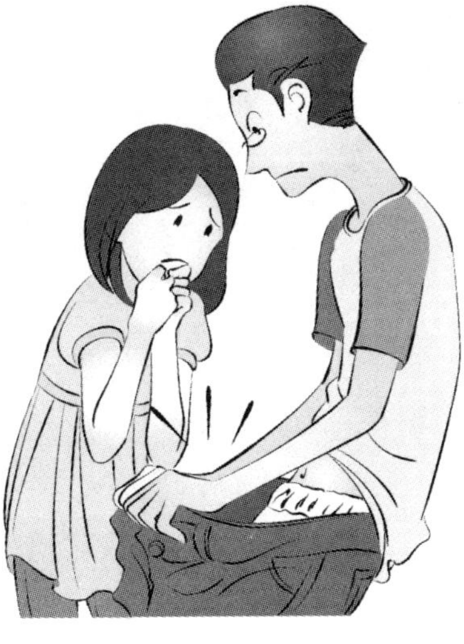

图43　特发性不育更让人烦恼

特发性不育，实际上可能不是什么物理的或解剖形态上的原因，也有一种夫妻过于盼子心切，或在双方老人的压力下，造成神经精神性的不育。神经精神因素主要影响内分泌功能，造成内分泌功能失调和紊乱，影响女方的月经功能和排卵功能，也影响男人的精子制造能力和精子的受孕能力，还可以影响到男人的性功能，从而造成不能生育。也有这种情况，结婚许多年不生育，最终不得不放弃治疗，也不打算要孩子了，结果不知不觉反倒怀孕了，这就反应出解除神经精神的紧张，不治而自愈了。

对于不明原因的不育症，一般考虑采取经验性的治疗一个阶段，如果效果不明显，可以接受实验室治疗，准确监测女性的排卵期，在排卵期指导进行夫妻生活，或者采用人工授精技术来助精子一臂之力。必要时，可以考虑进行试管婴儿技术解决生育问题。

四、简单办法帮助男人获得后代

55. 男性不育的基本治疗方法

1. 常规办法应该充分关注

也就是通过医生指导患者合理性生活及日常生活方式的调整，使其配偶自然受孕。通过咨询，发现造成不育的潜在原因，仅仅采用改善不良的饮食习惯和生活制度就可以使一些患者恢复自然生育能力。同时，教给患者基本的生育常识，把握女性的排卵期进行性交是获得生育的关键。比如具体指导每周同房次数、确定排卵期等。求医不如求己，在日常生活中坚持不酗酒、不穿紧身裤、少洗桑拿、不用含重金属的化妆品等，这些也是很重要的。

2. 药物治疗广泛采用

在临床上，绝大部分男性不育病人是先通过用药治疗的。用药方便、便宜、无创，并且是争取自然怀孕。药物治疗多采用经验治疗，针对精子发生、成熟和获能的多个环节，选择 3 ~ 4 种药物联合应用。

建议将治疗疗程确定为 2 ~ 3 个月，根据治疗效果（精液质量复查结果）调整药物。由于不育症的原因复杂，我们提倡联合用药，比单一用药成功率高。通常用药治疗期间夫妻生活照常，可以怀孕。药物疗效应该在疗程结束后通过复查精液进行了解，如果精子质量有改善，可以继续用药，等待怀孕机会；如果无效，可以换药治疗。如果能够做到合理用药，临床药物治疗男性不育的自然怀孕率大约在 30% ~ 40%，精子改善率 70% ~ 80%。所以，现在临床药物治疗是最普遍最常用的。值得注意的是，如果在经过 3 ~ 6 个月治疗失败的情况下，应该乐于接受对治疗方案的调整。医生和患者都应该面对现实，经验性治疗不应该超过 6 ~ 12 个月。

3. 手术治疗不可忽视

手术治疗目的是促进精子发生（精索静脉曲张的精索静脉高位结扎手术，隐睾症的睾丸牵引固定术、垂体瘤手术等）、促进精子排放（输精管吻合术、附睾输精管吻合术、射精管切开术）、直接获取精子（睾丸活检、睾丸或附睾穿刺）。第一种是针对隐睾症，以前往往在成年的时候才做，手术治疗后效果不好。后来治疗年龄逐渐提前，现在提出的最佳治疗时间是 2 岁以内。第二种是精索静脉曲张。第三种是输精管吻合术，是针对输精管结扎的人做的。第四种是附睾和输精管吻合术，比如附睾炎症产生结节堵塞输精管。第五种是射精管切开术，如果患者精液量在 1ml 以下、精液酸碱度很低、无精子、检查精浆果糖阴性，这样的患者有可能是射精管堵塞（需要排除输精管道缺如），行射精管切开术就可以治疗。第六种是显微手术，可以在显微镜下进行男科手术恢复患者生育能力。最后是附睾穿刺、睾丸穿刺及睾丸活检，通过微创操作，直接获取精子，进行试管婴儿技术。

4. 辅助生殖技术成为最后保障

人类辅助生殖技术（ART）是指通过对卵细胞、精子、受精卵、胚胎的操作处理，最终达到治疗不育的系列技术，也称为医学助孕技术。它们或是创建便于精子与卵子会合的捷径，或是建立有利于精卵

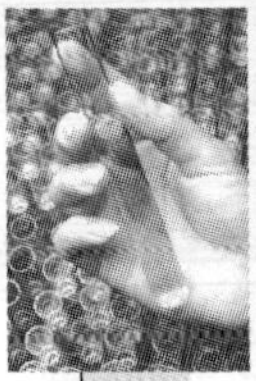

结合的优越环境。常用技术包括：精子体外处理与人工授精（AI）、宫腔内人工授精（IUI）、体外受精与胚胎移植（IVF-ET）、单精子卵泡浆内注射技术（ICSI）、着床前遗传学诊断（PGD）及克隆（cloning）技术。这是近几年男性不育治疗中进展最快的，几乎所有的常规治疗无效的男性都可以通过这个方法治疗。甚至现在在一些西方国家，睾丸内的不成熟生殖细胞通过培养，诱导分化，产生精子也可以做试管婴儿。

现在的生育技术很先进，只要一个精子就能解决生育问题，几乎所有的男性不育都有可能获得自己的后代。极个别的睾丸不产精的男性，可以通过人工授精，使用精子库的精子治疗，解决生育问题。

56. 男性不育的基本治疗原则

1. 配偶年龄决定治疗原则

女性年龄因素对生育能力有重大影响。研究发现，40 岁以上女性的生育能力仅相当于 25 岁以下女性的 1/20。因此，对配偶年龄 30 岁以下者，仅进行基本的检查和生育咨询；30 ~ 35 岁者，全面检查和特别关注；大于 35 岁者，即时进行全面系统检查，并积极寻求新技术帮助。

2. 综合治疗与个体化原则

男性不育不是一种独立的疾病，它是由多种致病因素共同作用的结果，因此治疗不育应从病因入手，尽量做到治疗个体化，并可根据精子发生的多个环节采取综合治疗措施。

3. 经验性治疗广泛使用

大部分男性不育无明确病因，多采用经验治疗，尽管缺乏循证医学的验证，但几乎所有患者都愿意采用这些仅有的且非特异性的方法治疗。

4. 循序渐进地选择治疗措施

不育症一般不是一种致命性疾病，因此在选择经验性治疗方法时，应该尽量避免选择毒性强或有严重副作用的药物与治疗手段，避免对精子造成新的伤害。所以，首先尝试简单、方便、无创或微创的方法进行治疗，是明智的选择。

5. 尽量争取自然怀孕

由于辅助生殖技术仍然存在潜在的遗传危险性，因此在选择治疗措施时，尽可能采用生活制度和习惯的调整、药物或手术等方法治疗来等待自然怀孕。只有那些久经多种尝试失败，或经过检查认为目前确实没有有效的办法治疗后，才考虑选择进一步的治疗措施，例如人工授精、体外受精或显微授精等，并仍然遵循由简单到复杂的基本过程。

6. 夫妻同治

夫妇间生育能力较强的一方可能部分代偿对方低下的生育能力。如果夫妇双方生育能力都有问题，则可表现出明显的不育。这可以解释为什么在不育夫妇中经常会双方同时存在问题。因此，不能忽视对配偶的同时诊治。

57. 男性不育的愈后及其影响因素

男性不育是多病因、多因素性疾病，对治疗的反应存在明显的个体差异。采用现代的治疗技术，几乎可以使得所有的严重男性不育患者获得后代，其中通过药物或手术治疗等常规办法，可以使1/3～1/2的不育男性获得配偶的自然妊娠与生育能力；对于那些常规治疗无效的患者，可以采用辅助生殖技术解决生育。有许多影响预后的因素，其中一些因素是比较公认的。

1. 不育年限

不育年限越长，恢复自然生育的机会越小。超过4年不育者，每个月的自然妊娠率仅1.5%。

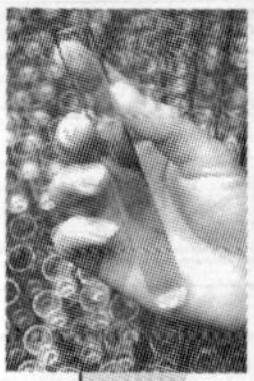

2. 女性的年龄和生育状况

诊治男性不育症时应该考虑到其配偶的生育潜能，将直接决定最后的结局。35 岁女性的生育能力仅相当于25 岁女性的50%，38 岁时则降低到25%，超过40 岁时则少于5%。女性年龄还是影响 ART 结果的最重要因素，年龄越大的妇女，即使选择试管婴儿治疗，其成功机会也要打折扣。

3. 原发性或继发性不育

原发性不育患者的病因往往比较复杂多样，查找病因相对困难，治疗也存在诸多不确定性；而继发性不育却容易发现明显影响生育的因素，恢复起来也相对容易。

4. 精液分析结果

精液质量越差，恢复自然生育和获得治愈的机会则越小，反之则容易获得自然生育能力。

了解了以上的常识，患者朋友们就可以在接受医生诊治不育症之前，自我盘算一下，自己要孩子的可能性大不大，是不是很困难，还是比较容易地怀孕，怀孕的机会有多大，是否要抓紧时间赶快解决生育问题等，做到心里有数，以免发生自己的要求和现实情况相距甚远的尴尬，而这种“很尴尬”的情况在门诊上经常会遇到。例如，某女性46 岁，还在与医生大谈特谈如何优生，在什么季节怀孕比较好，如何生育男孩等，甚至因为丈夫的精液微小异常而给予极大关注，却没有想到自己的年龄对于生育来说已经很晚了，能否赶上生育的“末班车”都还是个相当严峻的问题。

58. 不妨首先尝试家庭内的治疗

不生育让家庭充满了无尽的烦恼，尽管有一些不育者在医生的帮助下获得了生育，但仍然有一些不育者始终为不生育所困扰。在人们寻求新的治疗突破点的同时，不妨首先尝试一下简单、经济、方便而且行之有效的家庭内治疗，或者叫日常生活制度的调整。

（1）生育能力的饮食调节。营养品可能对生育有某些影响，相对于从补充药片中摄取精子发生所需要的维生素等营养成分，机体能更有效地从每天的食物中摄取。具有抗氧化作用的维生素，尤其是A、C和E也可能对精子质量有一些影响，因此建议患者每天尽可能多地从饮食中摄取这些维生素。当然还可以服用一些补充维生素的药片，但一定要遵照医生的医嘱，不要超过每天推荐服用的剂量。每天服用推荐剂量的镁和锌制剂对前列腺及生育都很重要。

（2）选择适量的运动和合理体育锻炼项目。只有在限度以内的锻炼对身体是有好处的，而过度运动的男性运动员，可能会引起精子计数和活力的降低。

（3）不穿紧身裤。睾丸在产生健康的精子时候要求要比身体的温度稍微低一点，穿紧身裤可能会使睾丸的局部温度增高，并进而影响精子的质量，而比较宽松的平角棉线裤可以给睾丸一个比较宽裕的低温环境。建议睡觉的时候应该让外生殖器暴露在外，双腿分开，头部应该稍微低于脚部，以便保证血液能顺利从阴囊静脉回流。

此外，避免久坐、热水坐浴、日光浴，戒除烟酒嗜好，不滥用某些药物等家庭内的日常生活制度的调整，均对男性恢复生育能力有很大的帮助。

（4）选择恰当的性交时间和频率可以增加女方受孕机会。通过对妻子的基础体温图分析，或用快速尿液测定排卵（测孕纸）也很重要，可以使性交安排在排卵的同时进行。通常在女方排卵前后隔天一次性生活，可以保证有最大的精卵结合机会。性交时最好不用润滑油，如必须使用，则建议使用比较安全的植物油、橄榄油或油胶类润滑剂。勃起功能有问题的男人，可以考虑应用万艾可（伟哥）将会是非常有效的，而且该药物对生育没有明显的不良影响。

同时，调整不合理的性生活习惯也可以使男人更成功地把握或利用生育机会，例如调整性交姿势，使得射出的精液不容易“流失”而较长时间地停留在女性的生殖到内；女性还可以在性生活后仰卧并抬高臀部多一些时间（30 分钟左右），使精液能够有充分的时间进入子宫颈，增加精卵接触机会；对于有子宫后倾的妇女，翻转身体俯卧，臀部抬高，也有利于受孕。性交频度也与生育有一定关联，频繁性交者每次射出的精液内所含有的精子数量过少且精子多处于幼稚状态，加之频繁性交引发的附属性腺长期充血，腺体分泌功能失调，影响精液的成分，对生育不利；性交过少者，尽管精子数量可能相对多一些，但由于精子在体内存留时间过长，而致老化，加之禁欲引发的精液量增加和精液成分的改变，都不利于精子功能的发挥。为了实现生育目的，理想的性交次数要因人而异，即使是同一个体也受到许多因素的影响，一般认为新婚期间以每周 3 ~4 次较为合适。

（5）对于子宫颈和阴道分泌物十分浓稠，尤其是进行“精子闯关”试验“战绩”不佳的女性，在排卵前后采用弱碱性溶液冲洗阴道，有利于受孕。具体方法是用1%的小苏打水 1000 ~2000 毫升，放在洁净的盆内坐浴，或者用阴道灌洗器将小苏打水灌入阴道内，然后不必进行清水清洗而直接进行性生活，可以提高受孕率。

一些不育夫妻难以启齿向医生求助，不妨首先尝试上述的方法进行自我调整。在以上方法应用一段时间，一般为 1 年左右，仍然没有让妻子怀孕，就应该接受专科医生的咨询与必要的诊治。很多时候，不生育的原因往往不是单一的，而是多方面的，长期应用这种家庭内的调整而没有明显效果，及时接受医疗帮助是明智的选择。此外，这种自我调整方法也可以作为接受医生综合治疗同时的辅助治疗。

59. 长时间节制性生活可以增加生育机会吗？

有些男人，由于不生育而苦恼。通过科学普及知识等多种途径也了解到了女人每个月只有一个卵子排放，自己可能在 30 天的时间里仅有 1 ~2 次机会使妻子怀孕。经过一番“深思熟虑”后，觉得自己的不生育可能与没有把握好机会有关，没有“将好钢用在刀刃上”，平时进行的性生活白白地浪费了精力和体力，尤其是浪费了生育的重要“弹药”（精子）。并因此而选择长期禁止性生活（图44），而在妻子排卵阶段来“集中优势兵力”，攻克女性的堡垒。

这种朴素的想法可以理解，但是绝对不值得提倡，甚至应该坚决纠正。

从睾丸制造的精子将源源不断地输送到附睾、输精管、精囊等部位，并且要经历继续完善过程和为了使卵子受精而准备的获能。如果长时间不同房，精液不能规律地排出到体外，在生殖道的各个部位都可以不断地有精子的“阵亡”，所以长时间不同房也不会使精子的数量显著增加，即使侥幸存活下来的精子也已经严重地老化，功能当然要大打折扣了，这样的精液状态怎么还敢奢望能够将卵子“拿下”呢。

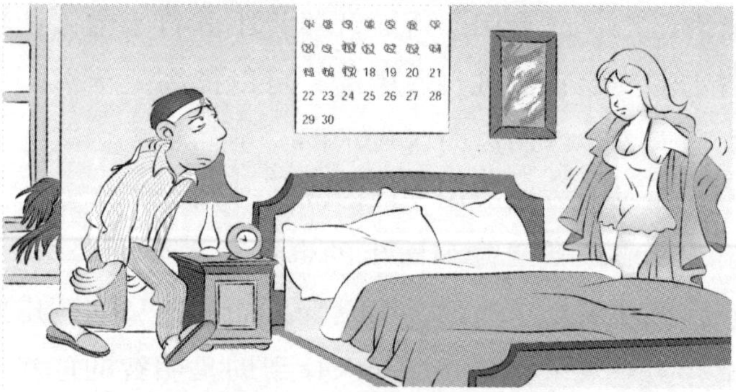

图44　长时间节制性生活不能增加生育机会

60.“招弟”带给人们的启迪

有这么一个男性不育患者，经过多方求治，妻子的肚子始终是瘪瘪的没有任何反应，最后患者丧失了信心，放弃治疗了，并决定领养孩子。领养孩子1年后，这对夫妇再次出现在医生的面前。这次他们不是因为不怀孕来看医生，而是因为妻子怀孕了带来的烦恼。

在多年诊治不育症经历中，常常会遇到这种情况，患者已经完全丧失了治疗的信心，却意外地解决了困扰自己的生育问题，真是“有心种花花不发，无心插柳柳成荫”。既然患者可以自然怀孕，那么，对于以往的不生育，肯定是哪里出现了问题。那么，问题出在哪里呢?

人体的一切活动都是在神经内分泌系统的调控下进行的，紧张、焦虑、忧愁等不良精神心理因素可以造成神经中枢的功能紊乱，使男人的神经内分泌功能失调、性功能出现各种各样的问题，例如不射精、阳痿、逆行射精等，限制了性功能的正常发挥，使男人的生育遭受更大的影响，而睾丸的生精能力也大打折扣，因而造成不生育，精神心理因素造成的不育占男性不育的5%左右。

一些医疗机构的医生和患者也常可能同时表现出对于不生育的极大关注和迫切需要提高生育能力，对诊断和治疗的“关注”程度都超出了应该有的客观态度，频繁的调整药物、连续的人工助孕、甚至试管婴儿技术的马不停蹄使用，让医生与患者都疲惫不堪，患者的情况可能还会“每况愈下”，真是“欲速则不达”，最后的结果很可能是让彼此都十分丧气的。

所以，对于患者的治疗应该科学合理地设计，间隔较长的时间进行复诊，一般间隔3个月进行一次医患会面，进行复查，并适当地调整治疗药物和方法。一些患者往往是在治疗间歇期间“无意”地让妻子受孕的。许多患者讲述了他们是如何在调换工作、改变生活环境、旅游、搬迁等过程中一举实现生育愿望的。

求子心切而造成的精神心理紧张焦虑，在领养孩子后得到了彻底的解脱，再也不必为了孩子而费力了的紧张情绪的放松，反倒解除了对大脑功能的影响，一切恢复正常，生育也就顺理成章了。因此在诊断和治疗男性不育症过程中，医生千万不要轻易地给患者下不能治疗的不育诊断，给患者和自己都留一点希望和机会，注意询问和观察患者有无精神心理因素或障碍，并进行必要的调整。同时，不育夫妇一定要认识到，生育与不育只是属于夫妻间的事情和隐私，不应该太在意双方老人、亲属、朋友和社会的“关心”与压力，一切要按部就班地有计划进行治疗或调整。

作为不育夫妇的双方长辈和亲朋好友，是否会从中得到某些启迪呢？（图45）

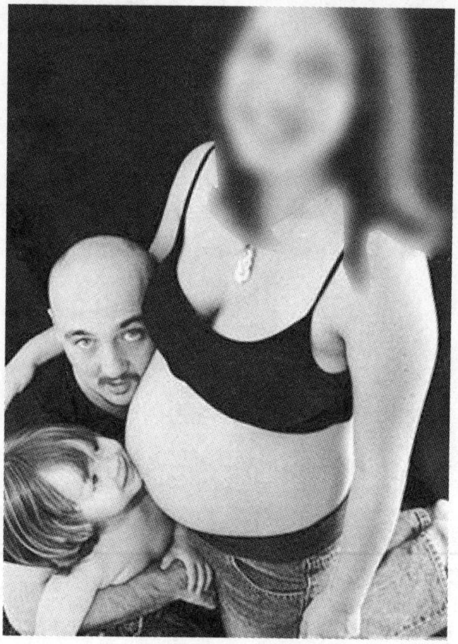

图45　领养后的无奈

此外，每一个人都会不由自主地要对不生育进行一番自我解释，都有自己的看法，常常固执地坚持自己对不育病因的理解，并按照自己的办法去调整，例如认为只要坚持天天过性生活，早晚会有孩子；认为一定要好好地积攒精液，2周进行一次性生活可能会成功的机会大一些等，其中的许多认识是不科学的，本身就是造成不生育的重要原因。如果我们能够对自己的观点多一些疑问，多咨询一些专业人士，就会使自己的认识多一些准确性和科学性，从而就会使我们的精神心理负担减少一些，生活会变得愉快和谐一些，机体的功能状态也必然会好一些，生育的机会也必然会多一些。

61. 把握住怀孕的最佳时机

一般情况下，每一个月只有一天是女性的排卵期，往往只有一侧卵巢的一个卵泡发育成熟并排放（图46），受精能力也只能维持12～18小时左右。尽管男人一次射出的精液内可能含有上亿个精子，尽管排到体外的精子寿命可维持1～2天左右，但是女性生殖道为精子设置了重重障碍，真正能够“过关斩将”到达输卵管的精子并不多（图47），而且使精子的寿命大为缩短，最终只有一个精子可以成功地与卵子结合，其他的精子都将先后死去。理论上讲，错过了易受孕期（围排卵期）或叫排卵期这一天的一切努力都将没有任何意义，有些不育夫妇就是由于没有把握好受孕机会而婚后多年不育。

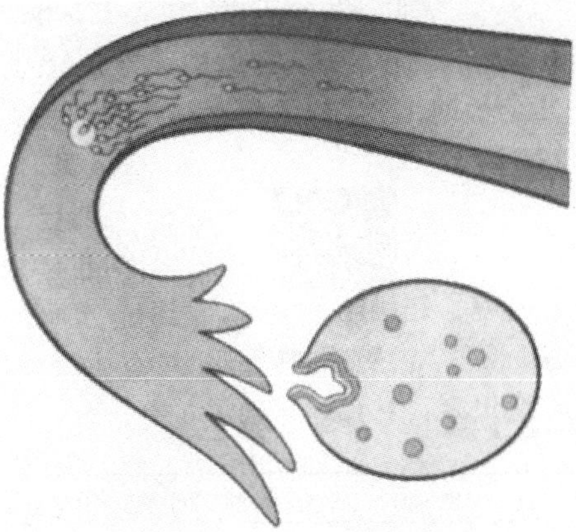

图46 “抓捕”卵子

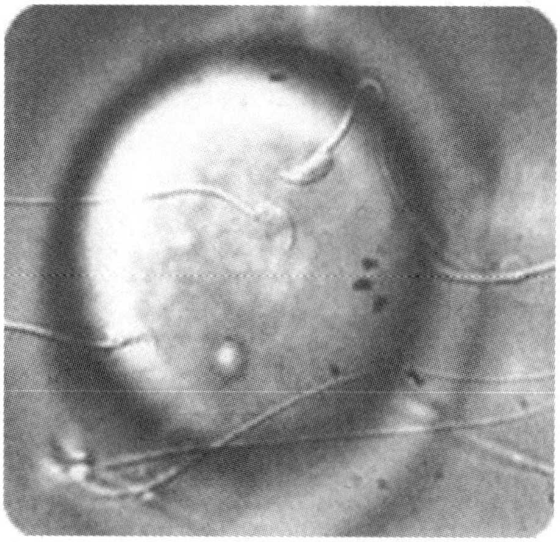

图47 有限数量的精子们在“把握”受精机会

有一些不生育夫妻，实际上可能并没有什么影响生育的疾病，只是由于缺乏生育的必要知识而错过了怀孕的机会。因此，生育功能健康的夫妇，为了达到生育的目的，也要把握一定的机会。月经规律的妇女，一般月经周期为28天左右，排卵期往往在月经周期的中间阶段，而且在排卵的阶段会有许多征象出现。但是，肉眼是难以看到排卵的，而且绝大多数人排卵也没有特殊感觉。

那么，如何注意这些规律来准确推算妻子的排卵规律呢？首先，排卵期的妇女会出现阴道分泌物的改变，以往粘厚、浑浊、稀少的宫颈黏液逐渐变得稀薄透明，量也增加了，这是女性生殖道为“迎接”精子的顺利进入而大开了方便之门，使得精子可以极其容易地穿透宫颈黏液而上行进入到输卵管。医生在显微镜下观察这种干燥后的黏液，可以看到完好的羊齿状结晶（图48）。其次，排卵期会出现基础体温的变化，但是不经过检查的主观上是难以觉察到的，故可以通过测定基础体温来观察卵泡的排放，感兴趣的夫妻可以详细询问医生基础体温的测定方法（图48）。基础体温测定简单方便且经济，患者在自己的家里就可以完成，但是由于检测基础体温观察的仅仅是半度的体温变化，而基础体温测定又很容易受到各种因素的影响，例如天气、温度、季节、活动等，甚至思维活动也可以增高体温，因此该方

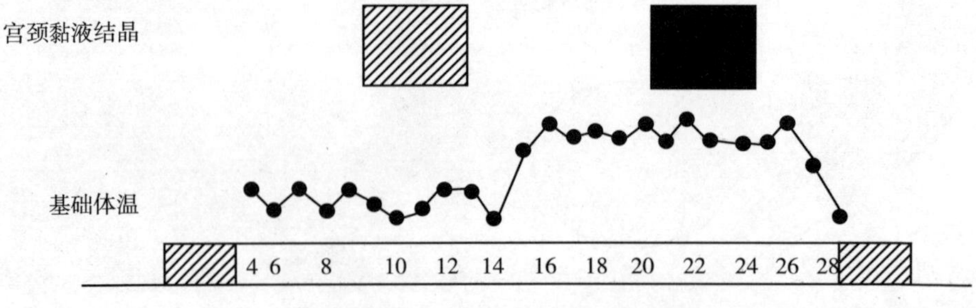

图48　月经周期中宫颈黏液及基础体温的周期性变化

（引自：罗丽兰主编：不孕与不育，人民卫生出版社，1998，38）

法常造成患者精神高度紧张且难以准确测定，可以说是劳民伤财，因而往往为现代的方法所替代。第三，在排卵期的妇女可能有较高的要求性交的愿望和心情，有的妇女这种心情会很强烈，一些妇女可能出现排卵痛（下腹部轻微痛）、乳房沉重感等，要注意观察妻子的情绪和感觉变化。

现代医学往往通过分析患者尿液内的激素水平测定或B超动态监测卵泡的变化，可以准确地监测卵泡发育情况和排放，患者可以直接寻求医疗帮助。

62. 不育夫妇谁应该先就诊？

一旦患有不育症，应该由谁先去医院接受诊治就成为摆在不育夫妇面前的首要问题。

以往的传统观念多认为不生育主要是女人的事情，因此多数情况下是女方首先接受诊治，直到女方检查完全没有问题，才会引起男方的关注和勉强接受检查；否则将要让女方无休止地接受治疗，并因此而可能忽视或延误了对男方的诊治。（图49）

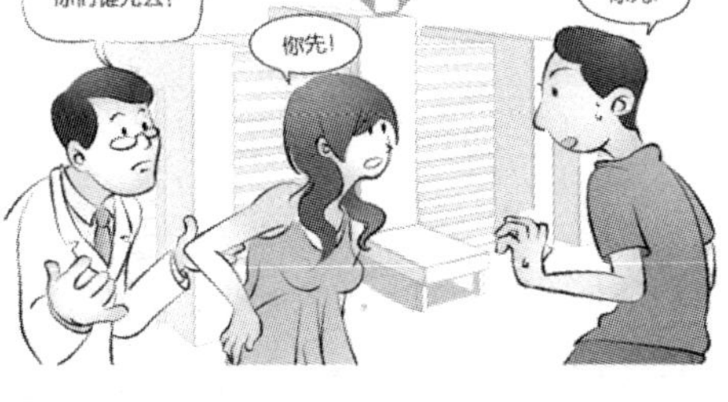

图49　不育夫妇同时就诊

现代社会则不然了，随着知识的进步和女性社会地位的不断提高，首先接受不育症检查的一方已经发生了显著的变化。通常来说，首先接受医生诊治的一方往往是在家庭内地位比较低下的一方，或者说是比较体贴的一方，或是急于求子的一方。他（她）会忍辱负重，承担起不生育的责任。

实际上，生育是夫妻双方的事情，不育原因即有女方因素，也有男方因素，而且往往双方都有问题，一方检查有问题不等于对方没有问题。况且，即使一方有问题，对方是健康的，在选择治疗方法时也需要对方的密切配合。所以，不育夫妇同时就诊应该成为一项原则。夫妻双方应该同时到不育门诊就医，分别进行检查，寻找病因并判断病情的严重程度，从而为选择适合于双方情况的解决办法奠定基础。

应该特别提醒患者的是：经过全面系统检查而无病且生育能力正常者，通常是没有必要使用任何治疗手段的。许多患者由于缺乏生育常识、精神心理紧张等因素导致的暂时性不生育，经过适当的调整和指导，多可生育。经过检查确实发现存在问题的患者，也要格外当心，在众多的不育因素中抓住主要矛盾来解决，切忌有病乱投医，盲目选择治疗手段，过度医疗，而许多治疗药物非但没有治疗作用，还可能损害睾丸的生精功能，并造成生育能力的进一步降低，类似的例子不胜枚举。

63. 不育夫妇应该如何就诊？

如何就诊是个大学问。选择恰当可以让你事半功倍，反之则事倍功半（图 50）。

首先要选择很好合适的医院。近年来，国内专门诊治男性不育的医院有很多，铺天盖地的广告也让患者应接不暇，绝大多数的大医院都有专门看男性不育的科室，此外还有许多机构专门从事不孕不育诊治工作，例如许多生殖中心、男科医院、女子医院等。值得提醒患者的是不要轻信街边小广告的虚假宣传，贸然相信所谓的“外地专家”、“包治不育”、“老军医”、“家传秘方”和“宫廷秘方”的结果是非

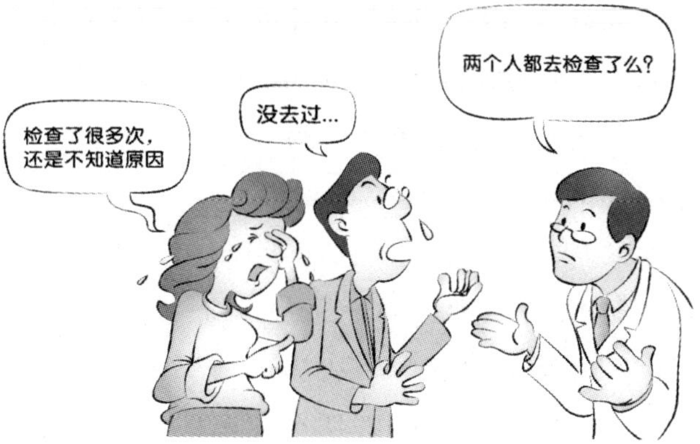
检查了很多次，
还是不知道原因
没去过…
两个人都去检查了么？

图 50　如何就诊

常严重的。一些传媒中的相关介绍也最好不要轻信。这些虚假宣传不过是利用不育症的治疗困难和患者的求子心切来欺骗患者，最终目的是骗取钱财。因此，奉劝患者到正规的大医院就诊，那里会给你更多的安全感。

其次要选择好合适的科室。诊治男性不育的科室也五花八门，例如性医学科、男科、泌尿外科、内分泌科等，它们之间尽管有一定的业务重叠，但是彼此还是有显著不同的。例如，性医学科重点在于帮助患者进行性康复，如果你的不生育问题主要是由于性功能障碍（勃起不好、不射精、逆行射精等）所致，选择性医学科帮助你克服性功能障碍，则生育问题就可能是水到渠成的事情；内分泌疾病也可以造成男性不育，例如高泌乳素血症患者，通过内分泌科的调治，降低泌乳素水平，可以改善精液质量，生育也就不再是个问题了；泌尿外科则侧重于对生殖器官某些疾病的康复，例如射精管梗阻不育的患者，可能通过经尿道的电切术来恢复精道的通畅性。实际上，围绕生育的疾病或异常可能涉及众多的科室，而这一切问题都应该首先在男科来检查和诊断，而上述的绝大多数问题也可以在男科获得解决。所以，男性不育患者的就诊最佳选择是男科。

第三要选择好合适的医生。知识渊博的医生会给患者提供最佳的治疗方案和众多的合理选择，而负责任的医生会通盘为患者的利益考虑，并给患者创造各种便利条件，例如简化看病程序，确保患者顺利复诊等。如何判断自己的主治医生是否合适，还不是一件很容易的事情，需要患者用心去慢慢体会。

通常对男性的基本诊治方法包括询问病史、体格检查和实验室检查等。病史询问包括婚姻和生育状况、婚后性生活情况、既往患病史、职业特征、烟酒嗜好、接触环境污染情况等，以判断生育能力及是否有来自于日常生活中的影响因素；体格检查主要是对生殖系统的检查，确定男性生器官（睾丸、附睾、输精管、精索静脉等）是否发育异常；精液分析是实验室检查的主要内容，是判断男性生育能力的最重要指标；其他的检查项目，例如生殖内分泌激素水平、遗传学分析、免疫学检查、睾丸活检、附睾穿刺、输精管造影等，则应该根据病情的需要选择进行。

64. 药物在男性不育症治疗中占多大比重？

男性不育绝大多数仅表现为精液质量不佳，其中一些人的精液质量可能也不至于那么差，不一定需要非常强硬的手段，诸如手术或试管婴儿等来强力干预，而药物治疗是临床医生治疗男性不育中使用频度最高的手段，也是获得简单、方便、经济的自然受孕的常用方法。由于这种治疗方法与现代的医学发展趋势（简单、微创、无创）也一致，就更加得到广大医生和患者的青睐。

针对男性不育的治疗可选择药物种类很多，均是经验性的治疗，目的是通过提高精子能量、参与精子的代谢过程、提高精子或精液内某些酶的活性、改善精子生存环境，以提高精子数量并增强精子活力。

临床实践证明，几乎所有的患者都要首先采用药物治疗。即使最终判定患者单纯使用药物治疗已经难以达到自然生育目的，使用药物也可以作为其他治疗方法的配合措施，起到积极的作用。

65. 经验性用药的过程和基本原则是什么?

临床上治疗选择药物的主要依据是精液质量分析结果，针对精子发生、成熟和获能的多个环节，选择 3 ~ 4 种药物联合应用。根据精子生成周期，多数学者将疗程确定为 2 ~ 3 个月，如果获得了预期的理想治疗效果，则可以继续治疗；反之则建议根据治疗效果（精液质量复查结果）调整治疗方案。如果在经过 6 个月以上合理治疗无效的情况下，有必要选择进一步的治疗措施，经验性治疗不应该超过 6 ~ 12 个月。

66. 经验性治疗特发性精液质量异常的疗效怎样?

药物治疗的疗效还难以有统一的认识，不同的研究结果彼此间差异较大。尽管许多患者在经过多次诊治不育之后往往会宣称，自己已经接受过治疗，而结果不好。但是，由于不同医疗机构和不同执业者业务水平的差距，是否给予患者科学合理的有效治疗是很难确定的，尤其是在医学欠发达地区，由于治疗手段，尤其是治疗药物的匮乏，使得患者难以得到科学合理和系统的有效治疗，有些患者的治疗仅仅是自行选购一些“说明书”上声称有治疗不育作用的药物。至于患者使用药物的方法、疗程、配伍等是否合理，就更加难以确认。因此，患者难以获得理想的治疗效果，并不一定是药物无效，而在于患者是否科学合理地接受了药物治疗。根据笔者的经验，多数患者尽管已经使用过药物，但是都与合理治疗相距甚远。对于这些人，不妨重新考虑经验性药物治疗。

欧洲泌尿外科协会针对具体药物治疗效果的评估结论并不乐观，

仅认为氯米芬或他莫昔芬联合十一酸睾酮是有效的。循证医学的经验也告诉我们，单独使用药物的治疗效果不佳。

根据个人经验并结合文献资料，合理选择药物组合的综合治疗，1～2个疗程可以使60%～80%患者的精液质量有不同程度的改善，但其配偶的妊娠率却要大打折扣，药物治疗的妊娠率在20%～40%。

67. 使用药物治疗男性不育的基本常识十问

(1) 治疗不育症的处方药要怎样使用?

由于疾病病因的复杂多样，使得男性不育的治疗具有独特的特点，综合治疗成为广泛接受的事实。医生根据病情、病人体质和药物的全面情况，适当选择药物，真正做到“对症（少、弱、畸形精子、精液不液化等）下药”，以适当的剂量和适当的时间准确用药，要注意药物彼此的禁忌、不良反应、相互作用等，并关注尽量少花钱，充分做到安全、合理、有效、经济地用药。同时由于治疗改善男性精液质量需要的周期比较长，一般多需要2～3个月为一个疗程，可能要治疗半年、一年，或更加长久的时间。因此，如何科学选择和使用药物就显得非常重要和关键。

我国根据药品的安全性、有效性原则，依其品种、规格、适应证、剂量及给药途径等的不同，将药品分为处方药和非处方药，并做出相应的管理规定，符合国际通行的管理办法。处方药是必须凭执业医师或执业助理医师处方才可调配、购买和使用的药品。非处方药是指不需要凭执业医师或执业助理医师处方即可自行判断、购买及使用的药品，非处方药的包装必须印有国家指定的非处方药专有标识（OTC），很容易识别。这也是为了避免不合理用药，切实保障患者用药安全有效，充分保护患者的合法权益。所以，患者在拿到医生的处方药后，应该向医生询问必要的知识，例如该如何正确使用药物、药物的疗效及副作用等问题，让药物达到最大的治疗效果且尽量规避其

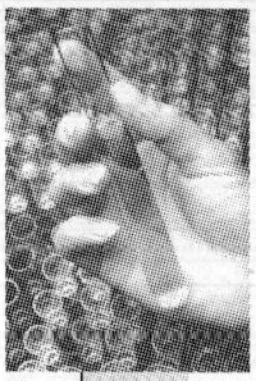

不良反应。

(2) 如何安全合理选择不育症治疗药物?

药物当然是用来治疗疾病的。所以，在选择和使用药物之前首先应当确诊自己的主要病因、病情是什么，然后再对症下药，才能适合自己病情，并获得理想的疗效。不能只凭自我感觉或某一个症状就随便用药。比如是男方的精子数量少、还是活动能力差、还是畸形精子多，彼此的治疗选择药物是不同的。如果不分青红皂白地使用大量无关药物，不仅会难以达到疗效，贻误病情，还可能招致不必要的副作用，并可能让患者对治疗丧失信心。

其次是了解药物的性质、特点、适应证、不良反应等，要选用疗效好，毒性低的药物，医生常常说的“首选药”和“二线药”就是这个道理。

经济状况也是医生考虑给患者用药的重要参考因素。对于那些经济条件并不宽裕的患者，选择一些同类的国产药物，同样可以获得比较理想的疗效，所不同的是可能在使用药物中更加关注副作用及其使用方法。同类的国产“便宜”药可能在使用顺应性上要略微逊色一些，例如使用麻烦一些，可能有多一些的副作用等。所以，有人认为价钱贵的药就是好药，其实不然，因为药物的价格是由其本身的来源、成本、生产的产量以及生产的厂家来决定的，合资药厂生产的药就比国内的药厂生产的贵，进口药就更贵了。贵不等于好，关键在于是否对症。

(3) 如何准确阅读并全面理解药品说明书?

药品说明书是医生和病人用药的依据，它记载了大量已经发布的安全性信息，是指导怎样用药的根据之一，具有法律效力。国家对药品说明书有严格的要求，其内容应保证医生和病人按说明书用药，一般不会发生问题。

用药前准确阅读和理解说明书是安全用药的前提。首先应了解药品的名称。正规的药品说明书都有药品的通用名、商品名、英文名、化学名（其中非处方药无化学名）。使用者一般只要能清楚药品的正名，即通用名，就能避免重复用药。因为一种药只有一个通用名（即国家规定的法定名），不像商品名有若干个。其中适应证一栏，对于使用非处方药的患者能够自我判断自己的疾病是否与适应证相符、对症下药，可在药师的帮助下选择购买。更为重要的是要关注药物的有效期。有效期是指药品被批准的使用期限，其含义为药品在一定贮存条件下，能够保证质量的期限。药品有效期的表示方法，按年月顺序，一般可用有效期至某年某月。在药品的包装盒或说明书上都应标明生产批号、生产日期和有效期，便于患者阅读和理解。

其次，要了解药物的用法。尽管医生会有所提示，药品说明书也会有明示，但是患者自己是最需要清楚的。例如药物是否需要饭前、饭后、睡前服用，一天用药几次，是口服、外用还是注射，都必须仔细看清楚。治疗男性不育的药物多数需要在饭后服用，为的是让药物更加容易吸收，或者符合人体分泌的自然节律，或者减少药物对胃肠道的刺激作用，例如十一酸睾酮胶丸、左卡泥汀、氯米酚胶囊等。

男性不育症患者何时服药效果最佳？这是经常被问到的。由于药物的理化特性不同，许多药物的服用时间都有一定的规矩，例如有的药物需要饭后服用，有的药物需要空腹服用。西药基本上都会在说明书上给出明确的答案，如果有特殊需求，医生还会反复交代；如果没有明确说明者，患者可以自由决定服用时间。

第三，注意药物的用量，必须按说明书的规定应用。一般说明书用量都为成人剂量，老人、小孩必须准确折算后再服用。常用量是指临床常用的有效剂量范围，既可获得良好的疗效而又较安全的量；常用量一般大于最小有效量，小于极量，有些书籍称为治疗量。极量是指药物治疗的剂量限制，即安全用药极限，超过极量就有发生中毒的危险。有些不育患者由于心情急迫而自做主张增加药物剂量，希望达到“速成”的患者大有人在，这是很冒险的行为。使用药物剂量如果不在常用量内，一定要得到医生的指导，否则可能发生危险。

特别重要的是，在阅读说明书时，对禁忌证、不良反应、药物相互作用、注意事项等要重视。如有不明之处，应向药师或医师咨询。由于人与人之间对药品不良反应的敏感性方面有较大的个体差异和不确定性，不同的人服用同样的药，有的人有不良反应，有的人却没有不良反应，不能一概而论。

值得提醒患者的是，我国药品说明书有的适应证偏多，不良反应偏少。这种做法容易形成误导，毕竟说明书与药品的安全有效息息相关。比较起来，许多进口药物的说明书都对副作用特别关注，往往列出的药物副作用非常多，可能有许多让患者恐惧的副作用，例如影响性功能、损害精子、严重过敏、甚至导致死亡等，让一些患者因担心安全问题而不敢使用药物。实际上，也大可不必太过紧张，药品使用说明书里列举的不良反应少的未必就是好药、列举不良反应多的也未必不是好药。国际上对药品使用说明书的不良反应部分，其详细情况写到什么程度，还没有十分明确的规定。有的药品说明书中对该药品可能引起的不良反应写的很少，实际上发生的不一定少。负责任的厂家，尤其是声誉比较好的大制药公司，它们充分尊重消费者的知情权，往往会将尽量多的副作用都列举出来，把产品可能引起的不良反应详细地告诉用药者，它们的药品说明书中的副作用会很全面；而责任心较差的制药公司往往敷衍赛则，药品的不良反应很少列举，也未见得就完全安全。况且，许多严重的不良反应发生率都非常低，医生也会对于那些发生频度高且严重的副作用反复提醒患者，完全不必草木皆兵。

此外，男科疾病的许多治疗药物往往没有在适应证上明确表示出来，例如枸橼酸氯米酚或他莫昔芬是抗雌激素类药物，而男科医生将其用于治疗少精子症。更为奇妙的是，男科医生经常愿意使用药物的副作用来治疗疾病，例如抗抑郁药物的副作用之一就是让射精变得困难或不射精，而男科医生正是利用了这个副作用来治疗早泄，即利用药物的副作用来达到治疗疾病的目的。

(4）药品发生不良反应该怎么办？

当治疗药物发生不良反应后，有些患者一定会怀疑：自己吃的药物是否属于假冒伪劣药品？回答是：不一定。由于医学发展水平的限制，许多药品的不良反应情况在审批时难以完全了解，国内外都是如此。经过严格审批的药品，在检验合格、正常用法用量情况下，仍会在一部分人身上引起不良反应，包括原来不知道的、严重的不良反应。所以，药品能治病但也可能发生有害的反应，我们常常把这类有害的反应叫药品不良反应，这些作用本来也是其药理作用的一部分。

药品不良反应包括药品的副作用（副反应），还包括药品的毒性作用（毒性反应）等；副反应只是药品不良反应的一部分。我国对药品不良反应的定义为：合格剂量在正常用法用量下，出现的与用药目的无关或意外的有害反应，包括：①不良反应；②过敏反应；③继发反应；④毒性反应；⑤致畸、致癌、致突变。

药品不良反应的诱发因素非常复杂，同一药品不良反应，在不同年龄、不同性别、不同种族、不同感应性、不同适应证、不同共存疾病的病人中可能表现不尽相同，再加上药物及其制剂中赋型剂的影响，问题更为复杂，使得药品不良反应难以预言。这就要求患者在使用过程中格外小心，并及时将问题反映给医生或药师。

一般情况下，治疗男性不育的药品副作用大多程度较轻，如果发生的副作用程度很高，就要考虑换用别的药。患者初次服用某种药，一般从较低剂量开始，可以显著规避副作用，服用后仔细注意疗效怎样，有没有副作用；如疗效、副作用不明显，可适当增加剂量，但不能超过最大治疗剂量限制。增加剂量后更要密切观察有无不良反应。

药源性疾病又称药物的诱发性疾病，就是由某种药物或数种药物之间互相作用而引起的与治疗作用无关的药物不良反应。这种不良反应所发生的持续时间较长，反应程度较严重，造成某种疾病状态或器官局部组织发生功能性、器质性损害。药源性疾病比药物不良反应要严重些，如果发现得早，及时治疗，绝大多数可以减轻症状或者痊愈。

为了有效地预防药品的不良反应，政府部门首先应该重视这项工作，起草有关法规，设立药品不良反应监测专业机构，给以各方面必要的支持，及时发布药品不良反应信息，做好宣传教育工作；其次，药品生产经营企业和医疗预防保健机构应该设立相应的部门，认真地收集、报告药品不良反应病例；电视台、广播电台、报纸杂志应该经常宣传普及合理用药、安全用药的教育；消费者也应该积极学习一些合理用药、安全用药的知识，提高这方面的自我保护能力，一旦发生药物不良反应，应该及时报告给医生，并通过医生反映给相关部门，可以为完善药物的安全使用方面有所贡献。

（5）怎样理解治疗不育症药物的耐药性、依赖性和耐受性?

在治疗男性不育和性功能障碍中，医生经常会使用到性激素和某些助性药，例如使用男性激素（十一酸睾酮、丙酸睾酮等）容易让患者感觉到会抑制自身的激素分泌，渐渐地会产生抗药性和耐受性；而助性壮阳类药物的“伟哥”（西地那非、伐地那非、他达拉非）很容易让人联想到药物的依赖和成瘾。那么让我们看看什么是药物的耐药性和成瘾性。

耐药性又称抗药性。用我们公众非常熟悉的抗生素来举例最为合适。例如有些人长期应用抗菌药物后，由于病原体可通过各种方式使药物作用减弱，如产生使药物失去作用的酶，改变膜通透性阻滞药物进入，改变靶结构或改变原有代谢过程等。这些方法都能使病原体对药物产生抵抗性能，亦即抗药性。产生抗药性后的病原体，可以使抗菌药物往往导致治疗失败。在抗生素剂量不足或不恰当地长时间使用某一种药物时更易产生药物耐受性。因此使用抗菌药物应在医生或药师指导下合理使用。

某些人连续服用某种药物后，身体对该药物的敏感性（反应性）降低，需要增加用量，甚至接近中毒量才能产生原有的治疗作用，这种现象叫药物耐受性。当反复应用某药逐渐产生的耐受性叫做后天获得耐受性。对于这种耐受性只要经过足够的停药时间，其耐受性便可消失。为了防止耐药性产生，避免长期使用一种药物，可采取间歇用药或同类药物中其他药物交替使用。个别患者对从来没用过的药物也能耐受很大的药量，这种先天耐药性可长期保留。

药物依赖性过去称为成瘾性，它可使人丧失意志，削弱劳动能力，行为堕落，甚至走上犯罪道路，危害社会。某些药物被人们反复应用后，使用者对这些药物产生一种强烈的继续使用的欲望，以便从中获得满足或避免断药引起的不舒适。药物的这种特性称为药物依赖性。药物依赖性可分为两种：①生理依赖性。它是由反复用药，使身体形成一种适应状态，用药者渴求不定期使用某种药物，以得到欣快感。中断用药后产生严重的戒断反应，造成躯体方面的损害，使人非常痛苦，甚至有生命威胁。能产生生理依赖性的药物有吗啡、可待因、哌替啶等；②精神依赖性：也称生理依赖性。为了追求欣快感而定期连续地使用某种药物，中断用药后引起严重的戒断反应，但用药者有追求用药的强烈欲望，产生强迫地用药行为。某些催眠药多产生精神依赖性。治疗阳痿的“伟哥”类药物也存在这种倾向。

由此看来，尤其是在结合药物特点分析，使用性激素和助性药物并不太容易产生类似前述药物的耐受性和成瘾性，如果是在专业医生指导下为了治疗疾病使用，就更不必担心药物的耐受性和成瘾性。

（6）什么是药品的毒性反应与过敏反应？

毒性反应也叫毒性作用，是指药物引起身体较重的功能紊乱或组织病理变化。一般是由于病人的个体差异、病理状态或合用其他药物引起敏感性增加而引起的。那些药理作用较强，治疗剂量与中毒剂量较为接近的药物，容易引起毒性反应。此外，肝、肾功能不全者，老人、儿童易发生毒性反应。少数人对药物的作用比较敏感，在常规治疗剂量范围就能出现别人过量用药时才出现的症状。

药品对于人是一种外来的“异物”，人的身体生来就有一种对“外来异物”作出反应的能力，这本来是身体的一种自我保护能力。

但是这种反应如果超出一定的限制，反而会对身体造成伤害，是人体对药物的一种超出限度的反应。理论上讲，人体原本没有接触过某种药品，体内没有对这种药品的抗体，就不会发生过敏反应。接触过这种药品后，身体里有了这种抗体，再遇到这种药品，就可能发生过敏反应。但是有些人第一次使用某些药物也可能发生过敏反应，这些人的过敏反应主要是对药品里的杂质、辅料、增加剂过敏。不同厂家采用不同的生产设备和生产工艺，不同的辅料、添加剂，产品的杂质情况不同，也会出现“原来不过敏，后来过敏”的情况。

（7）使用非处方药品和中药是否绝对安全？

非处方（OTC）药和中药本身也都是药，总体来说不良反应较少，比较轻，但不是绝对的。有些非处方药在少数人身上也能引起严重的不良反应，有时甚至能引起死亡。所以，使用非处方药和中药也要严格按照药品使用说明书的规定服用，不能随便增加剂量或增加服用次数，改变用药方法或用药途径。

中药也是以化学物质为基础的，存在不良反应也是理所当然的。尽管使用中药的总体不良反应发生率少，且似乎显得不那么严重，但严格地说，如果不遵守辨证施治的原则或辨证不当，组方不合理，药材是否地道，中药材质量有问题，炮制方法是否正确，也能引起许多不良反应。现在许多中成药、中药新制剂在使用过程中，不良反应也很多，在泌尿科中也见到过因为使用某种中成药而引起肾衰的严重不良反应，应该引起重视。

（8）治疗不育症，中西药可以一起吃吗？

药物相互作用是指一种药物改变了同时服用的另一种药物的效应。其结果是一种药物的效应被加强或削弱，也可能导致两种药物的效应同时加强或削弱。药物相互作用可分为两种：①药代学的相互作用，是指一种药物改变了另一种药物的吸收、分布或代谢；②药效学的相互作用，是指激动剂和拮抗剂在器官受体部位的相互作用。临床药物相互作用的发生率与同时用药的多寡有关，据估计，同时使用5

种左右的药物，相互作用的发生率约为3%～5%，同时使用10～20种药物约为20%。另外身体代偿能力、肝肾功能也能影响药物相互作用的发生率。还有急性病患者、肝肾功能不全者、老年人、新生儿都容易出现药物相互作用。

治疗男性不育症时，中药、西药联用，有时能达到提高疗效、减少不良反应的目的，但有时候合并用药不一定能提高疗效，反而会增加不良反应。这里面的情况非常复杂，应充分听取医生的意见，医生也应该加强这方面知识的学习和临床用药观察。

在治疗不育症方面，许多医生根据自己的经验，愿意选择联合用药，包括中药和西药联用，这是允许的。但是由于患者往往同时看过多个医生，每个医生都处方了不同的药物或药物组合，这往往让患者拿不准主意。是选择某个医生的药物？还是同时使用多个医生的药物？尤其是在他们将药物都购买回家后更难决断，轻言放弃哪种药物都心有不甘。

在这种情况下，建议一次治疗仅选择一位患者比较信任的医生给予的治疗方案，无论这个医生给自己开的药物是西药、中药或中西药物。道理很简单，具体医生的治疗是通盘考虑的，尤其是有经验的医生开出的药物更是其多年经验的积累，是相对系统和完整的方案。况且，如果同时使用多个医生的药物存在诸多不利，主要包括：①同时使用太多的药物，很难保证药物彼此之间不会产生相互作用，可能是彼此作用相互削减，也可能使某个成分过高而影响疗效，同时加重了产生不良反应的机会；②每天要服用多种药物，可能每个药物的使用时间又不同，药物又不像美酒佳肴那样让人愉快，无形中增加了患者的精神负担，还可能顾此失彼，经常发生吃错药或忘记吃药的情形；③增加患者的经济负担；④一旦治疗获得疗效，难以确认到底是谁的功劳，坚持治疗该选择哪种药物也没有答案，整个是一笔糊涂账；⑤一旦治疗无效，也不清楚是否是药物真的无效，还是由于药物之间的彼此影响使然。

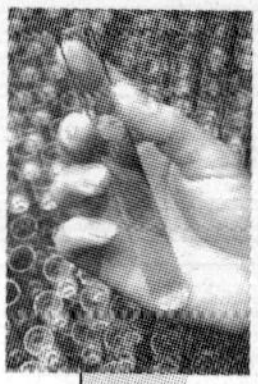

（9）什么人容易发生药品不良反应？

一般认为，老年人、妇女、儿童和患有肝脏、肾脏、神经系统、心血管系统等方面疾病的人，容易发生药品不良反应。例如老年人脏器功能退化，新陈代谢减慢，容易发生药品不良反应；老年人往往同时身患多种疾病，有些老年人还服用一些保健品，所以老年人用药要特别慎重，不要选用不良反应多的药品，适当降低用药剂量，避免长期用药，还要尽量避免药物的不良相互作用。男性不育患者绝大多数属于青壮年，身体处在人体的最佳状态，发生药品不良反应的机会明显要少，也多表现轻微，不必过于紧张。

值得注意的是，公众中普遍认为“是药三分毒”，治疗不育症的药物对育龄夫妇自身的健康大多不会引起他们的太多顾虑，但是否也会给后代带来不良影响？哪些药物可能影响胎儿的健康发育？这是患者普遍关心的问题。否则，一旦生出一个“有毛病”的孩子，不是更让人闹心吗，还不如不要孩子了呢。

实际上，许多药物都可能影响胎儿的健康，如巴比妥类安眠药，非巴比妥类安眠药如安定、安宁、利眠宁；抗抑郁药，如阿米替林、安拿芬尼等；降压利尿药硫酸镁、甘露醇、速尿、解热镇痛药阿司匹林；多种抗生素。但是，医生在处方给患者治疗不育的药物时，多会选择那些不影响精子或后代的药物，并尽量避免或回避使用那些有害药物。例如男性不育患者在合并早泄并要求治疗时，医生不应该给患者处方治疗早泄的与羟色胺再摄取抑制剂（SSRI）类药物，因为它们都存在着对精子的潜在不良影响，但是医生可以通过性技巧指导来帮助患者摆脱早泄的困扰。只有在万不得已和权衡利弊的情况下，医生才会给患者选择使用那些可能伤害精子的“非常”药物，此时医生一定会反复提醒患者应该避孕，并指导如何选择在安全的时间范围内再解除避孕。

至于在使用治疗男性不育药物情况下出生的孩子健康问题，大可不必过于担心。只要医生选择安全药物，是不会殃及后代的。设想一下，使用几片维生素 C 是否会造成孩子畸形？显然不会。一旦后代出现生长发育问题时，一定要冷静分析孩子的异常是否可能与药物有关。实际上，那些完全不吃药就有后代的夫妻，他们所生育出来的孩子是否就100%健康，也不一定。孩子的健康发育受到许多因素影响，尤其是在母体内的头 3 个月内，可能因为母亲感染、用药、过度疲劳、营养失衡、内分泌紊乱、精神紧张、环境污染等各种不利因素而影响胎儿的发展。

（10）肝肾功能不好的患者用药应注意什么？

尽管治疗不育症的药物绝大多数是比较安全的，由于多数治疗不育症的药物需要较长时间的治疗周期，担心药物对肝脏和肾脏功能的影响也有道理，值得给予重视。

许多药物能引起或加重患者肝功能的损害，常用的药物有巴比妥类镇静药、氯丙嗪、苯妥英钠、消炎药、异烟肼、利福平、吡嗪酰胺、甲基睾酮及某些抗肿瘤药等。肝功能不好的患者要避免服用能加重肝损害的药物，服用其他药物也要严格遵守药品使用说明书规定的用法用量。用药过程中还要定期作肝功能化验，一旦发现肝功能异常，马上停药，改用别的药。详细情况要向医生咨询。

甲基睾酮对肝脏功能造成的负担过重，副作用较大，已经被淘汰了，但是个别的基层医疗机构仍然在使用，给患者的身体健康带来一定的隐患。许多药物能加剧肾脏的损害，例如巴比妥类镇静药、水杨酸类解热镇痛药、链霉素、卡那霉素、庆大霉素、异烟肼等。具体哪个药能加重肾脏损害，要认真阅读药品说明书或向医务人员咨询。用药时一定要遵守说明书规定的用法用量。

68. 盘点并寻找改善“孕种”（精子）的良方

精子的数量和功能不佳是造成男性不育的主要表现形式。精子数量是非常重要的，就像我们要进行战争前要募集士兵一样，只有有了

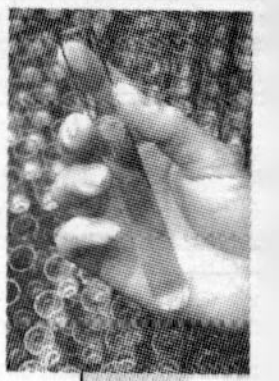

士兵，然后才是如何提高和改善士兵作战技能的时候，所以有足够数量的士兵是取得战争胜利的前提。实际上，受孕过程与战争一样激烈，甚至显得更加激烈，数以亿计的精子为了成功地使一个卵子受孕在进行着不懈的努力，但是如果精子太少了，怎么去赢得这场战争的胜利呢？生育能力健康的成年男人一次射出的精液内的精子密度一般在每毫升0.6亿~1.5亿。少精子症指每毫升精液中精子数目少于2千万，且精子的绝对数量少于4千万。精子密度过少，导致精子与卵子受精的概率减少，因而生育机会明显减少。此外，即使有众多的精子，都属于“老弱病残”之类，也难以在激烈竞争中成功地夺标。

现在人们逐渐明白了，对于不育症患者而言，如果有更多针对病因的治疗方法，那就会有更成功的结果，而且可以避免采取经验性治疗。对于具有明确病因的不育症患者，可以采用有效的针对病因的对症治疗方法，例如精索静脉曲张的手术治疗、前列腺炎的综合治疗、精子的筛选优化、试管婴儿等技术，属于一个完整的治疗体系，而药物治疗仅是其中的一个环节，而且是最基本和最初级的环节。

手术治疗可能使部分患者获得生育能力。明显是由于精索静脉曲张造成男人不生育的，依靠“吃药”是没有任何用途的，而通过手术治疗可以使接近半数患者恢复自然的生育能力；输精管道梗阻的再通手术（输精管吻合、射精管切开等）可以让“被围困”的精子重见天日；双侧隐睾者，建议在2岁前进行手术，可以使绝大多数患者具有生育能力，而成年后的手术治疗几乎全部难以恢复生育能力；脑垂体瘤引发的高泌乳素血症，切除垂体瘤即可。

对于没有明确疾病或异常的男人不生育可以采取经验性治疗，而药物是经验性治疗的初级环节。到目前为止，很多经验性药物治疗方法可能对男性不育症有一定的好处，但就总体而言男性不育的治疗还是比较困难的。而一些医院给病人乱开药，甚至1次治疗需要花费数千、甚至上万元，不管什么原因都用一种药，显然是缺乏科学依据的，也是对病人极端不负责任的。毕竟不育的病因众多，病情和对药物的治疗反应也明显不同。

多数少精子症患者往往没有明确的病因，也就是通常所说的特发性少精子症，可以采用经验性的治疗方法，例如以克罗米芬（枸橼酸氯米芬）50 毫克/日（加大剂量无益且有害）；或绒毛膜促性腺激素 2 千单位，2～3 次/周；小量雄激素（安特尔 40 毫克/隔日或每日）；α 肾上腺素能受体阻滞剂；配合多种维生素（主要是维生素 C 和 E）和微量元素锌等。他莫昔芬也具有克罗米芬的类似效应，服用方法是 10 毫克，每日二次。中药治疗可选择“五子衍宗”类药物、补肾壮阳类药物或协和医院自行研制的仙芪冲剂。

连续用药 3～6 个月后，有效者可以坚持继续应用到精子数量达到理想指标或者妻子怀孕；如果有效，但是没有达到自然生育的目的，可以采用精子处理人工授精技术解决生育问题；治疗无效的严重少精子症患者，经验性治疗不应该超过 6 个月，长期、大量的服用五花八门的药物对恢复生育能力并不会有太大的帮助，建议尽早选择单个精子卵细胞浆内注射技术（ICSI）解决生育问题。由于治疗所需要的时间都比较长，一定要有耐心并坚持下去才行。根据多家的研究报告，克罗米芬治疗后精子数量增加的患者可达到 50%～80%，配偶自然怀孕率 20%～40%。由于克罗米芬治疗简单方便，药物副作用罕见，费用也十分低廉，还是值得广大不育男性首先考虑选择应用的。

提高精子活力的药物更加繁多（图 51），例如左卡尼汀、己酮可可碱、消炎痛、甲状腺片、α 肾上腺素能受体阻滞剂、肉毒碱、胰激肽释放酶、能量合剂、活血片等，都可以考虑使用，并可以与其他类药物进行不同的组合，但必须严格地在有经验的专科医生的指导和监控下进行，疗程同前。

至于无精子症患者，因为生殖管道不通（阻塞）所致的，服用任何药物都是徒劳无益的，只有通过手术再通（输精管吻合、射精管切开）或睾丸、附睾直接取精进行试管婴儿来解决生育；生殖道通畅的无精子者，往往具有难以克服的病因，除了个别者外，绝大多数试图恢复生育能力的各种治疗手段都希望渺茫，因而不必太过执著，供精人工授精或领养子女可能是最佳的选择。

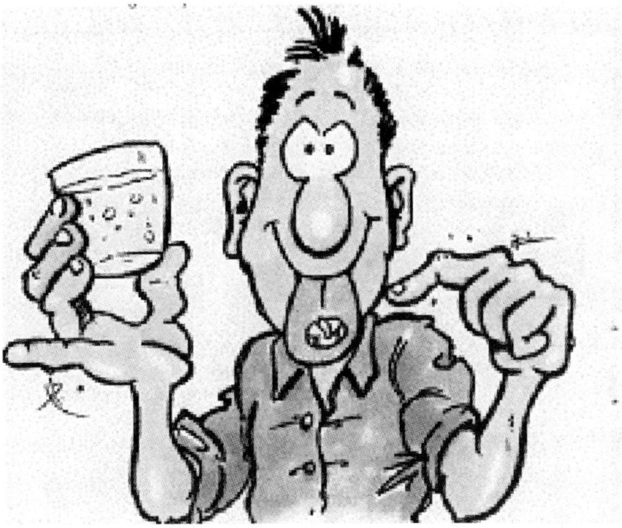

图 51　要有耐心坚持服用药物

实际上，对于一个具体的患者，精液的表现各不相同，可以在精子数量、活力和形态上有不同的组合，甚至可以同时合并少、弱、畸形精子症，临床表现的严重程度和病因也不尽相同。因此，在选择治疗方法，尤其是在选择治疗药物和剂量时要综合考虑，并密切观察患者的治疗反应，定期进行必要的调整（图 52）。最重要的是，进行 1 个疗程（2 ~ 3 个月）科学合理的治疗方案，一般情况下的花费不应该太贵，否则你可能遭遇到了“爱财”者，他们并不会在意你是否能够恢复生育，而只在乎你是否能够拿得出足够的金钱。

由于不育男人的病因不同、精子的“品质”不同、对药物治疗的反应不同，到目前为止还很少见到公认的在治疗精子质量中“表现”极佳的药物，许多经验性治疗获得的所谓“良药”往往缺乏合理的对照分析，也难以在众多的患者中有较好的“战绩”。所以，历史上治疗精子的许多药物，都在经历严峻的考验，绝大多数已经被淘汰出局或等待淘汰，真正“经久不衰”的经典药物也仅处于经验使用阶段，很难有“脱颖而出”的“才俊”。目前的药物治疗只是辅助治疗的方法之一，患者不应该过分迷信药物的“神奇”效果，更不应该听信虚假宣传的所谓“家传秘方”和“送子金丹”等徒具虚名的“灵丹妙药”。

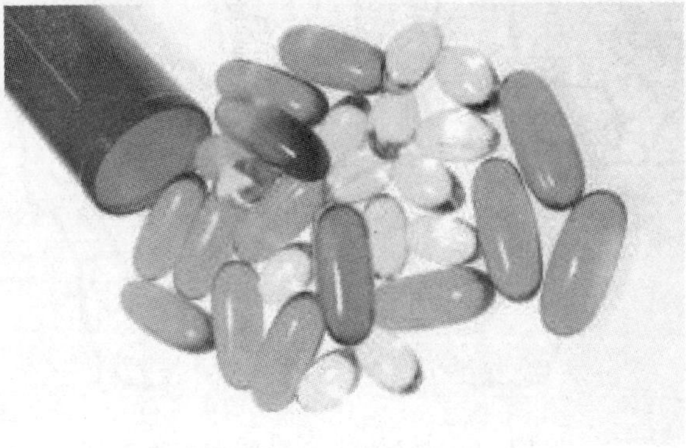

图 52　永远也“吃”不完的药粒

69. 改善精液质量的常用药物及用法

男性不育，主要与精子的数量和功能不佳有关。精子数量是非常重要的，就像我们要进行战争前要募集士兵一样，只有有了士兵，然后才是如何提高和改善士兵作战技能——实际上，受孕过程与战争一样激烈，甚至显得更加激烈。生育能力健康的成年男人一次射出的精液内的精子密度一般在每毫升 0.6 亿～1.5 亿。少精子症指每毫升精液中精子数目少于 2000 万，且精子的绝对数量少于 4000 万。精子密度过少，导致受精概率减少，因而生育机会明显减少。

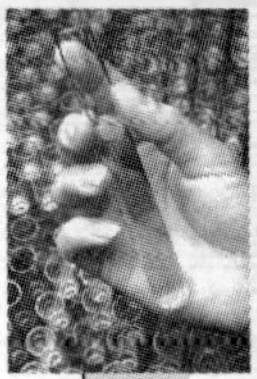

多数少精子症患者往往没有明确的病因，也就是通常所说的特发性少精子症，可以采用经验性的治疗方法，例如克罗米芬（枸橼酸氯米芬）50 毫克/日，它是一种人工合成的雌激素衍生物，可竞争性抑制雌激素的作用，促使性激素分泌，从而促进睾丸的生精功能，增加精子的数量。在用药期间，要注意复查两项指标：一是精液常规，它能检测精子的数量和活动能力，从而检测药物的效果，决定是否需要调整用药方案；二是生殖激素水平，因为克罗米芬能影响内分泌，过高的睾酮水平可能会抑制大脑调节内分泌的功能，引起内分泌紊乱。此外，绒毛膜促性腺激素 2 千单位，2 ~ 3 次/周，或者小量雄激素（安特尔 40mg/隔日或每日）都能增加精子的数量，可以在医生指导下适当使用。

在用药期间，不妨配合服用一些辅助性治疗药物。比如微量元素锌是生殖系统内重要的元素，缺锌会影响精子的活动能力，还可能使男性容易患前列腺炎、附睾炎等感染性疾病。因此，使用克罗米芬的同时，适当补充锌，可以进一步加强疗效。还有，维生素 C 能降低精子的凝集力，有利精液液化，还能保护精子细胞中的遗传物质；维生素 E 有调节性腺和延长精子寿命的作用，也是不育症患者的辅助治疗药物。中药治疗可选择五子衍宗类药物或仙芪冲剂。

连续用药 3 ~6 个月后，如果精子数量增加，可以坚持继续应用到精子数量达到理想指标或者妻子怀孕；如果有效，但还是没有使妻子受孕，可以采用精子处理人工授精技术解决生育问题；治疗无效的严重少精子症患者，药物治疗不应该超过 6 个月，长期、大量的服用五花八门的药物对恢复生育能力并不会有太大的帮助。

由于治疗所需要的时间都比较长，一定要有耐心并坚持下去才行。根据多家的研究报告，克罗米芬治疗后精子数量增加的患者可达到 50% ~80%，配偶自然怀孕率 20% ~40%。由于克罗米芬治疗简单方便，副作用少见，费用也十分低廉，还是值得广大不育男性首先考虑选择应用的。

70. 抗雌激素药物治疗少精子症的机制是什么？

雄激素和雌激素都可以因为对下丘脑－垂体－睾丸轴负反馈作用而抑制下丘脑和垂体对睾丸的刺激作用。无论在外周循环或在靶器官（下丘脑或垂体），雄激素经过芳香化可以转变成雌激素。实验证明，雄激素的主要抑制作用来自于它们被转化成雌激素后。因此，应用抗雌激素化合物，如枸橼酸氯米芬、枸橼酸他莫昔芬或芳香化酶抑制剂－睾内酯治疗的主要目标就是抑制循环雌激素对下丘脑－垂体－睾丸轴的负反馈作用，增加 FSH 和 LH 的分泌。上述药物可以单独应用，也可以任意组合联合应用。

抗雌激素药常用药为非甾体类雌激素拮抗剂氯米酚、他莫昔酚。通过与下丘脑胞浆内雌激素受体特异结合，故可消除循环中雌激素对垂体促性腺激素的负反馈抑制，增加下丘脑的 GnRH 脉冲释放，增加垂体的 FSH 和 LH 水平，是最早用于治疗不明原因男性不育症，尤适用精子活力较好的单纯性少精子症的药物之一。

枸橼酸氯米芬（50 毫克/天）或他莫昔芬（10 毫克，每日二次），连续治疗 2～3 个月，通过竞争性抑制雌激素对下丘脑和垂体的负反馈性抑制作用，从而促进 GnRH、FSH、LH 分泌，启动和维持精子发生，改善精子计数、精子活力和精子形态，尤其是当血清 FSH、LH 或睾酮低下或在正常范围偏低时效果较好。

枸橼酸他莫昔芬是一种抗雌激素化合物，不抑制下丘脑－垂体轴，但与氯米芬起到相同的作用而具有较少内源性雌激素作用，且没有氯米芬的副作用。一般认为它能增加释放促黄体生成素释放激素（LHRH），从而起到内源性 LH 和 FSH 作用而刺激睾丸产生精子。常用口服他莫昔芬的剂量是 10～15 毫克，每日二次，总计治疗 3～6 月。服药期间应每月检查血清睾酮、LH 和 FSH。在首次服药后 3 个月检查精液，然后在合理的间隔期常规检查。一些非对照试验显示，服用他莫昔芬对提高精子密度有较好作用，但对精子活力及形态无帮助。最近一项研究检测了他莫昔芬及低剂量十一酸睾酮联合治疗改善精液的效用：这个研究总共观察了 8 例不育症，口服十一酸睾酮 40 毫克，每日三次；口服他莫昔芬 10 毫克，每日二次，共治疗 90 天，结果显示出联合应用这两种药物具有协同效用，可以同时改善精子的活力和密度。

71. 如何使用雄激素来改善精液质量？

临床用法一为睾酮反跳疗法，大剂量睾酮抑制促性腺激素分泌，体内高浓度雄激素可暂时抑制睾丸内的精子产生，但在突然停药后，垂体短时间内可以释放大量促性腺激素，促进曲细精管生精功能，精子数量及活力均可增加，但此法有导致无精风险。这种疗法约有 4%~8% 的患者可能会持续无精子或精液指标更差。人们做了很多实验来研究在抑制睾酮后精液指标参数的变化规律，但基本上都发现所有这些反跳疗法治疗男性不育症几乎对精液质量和怀孕率没有任何明显改善。因此，大剂量睾酮疗法基本上不再作为经验性治疗方法在男性不育症治疗中使用，而作为一种男性避孕药进行研究。

另外一种治疗方法为小剂量睾酮疗法，认为小剂量雄激素有直接刺激效应和组织特异性效应，可促进精子发生、改善精子活力、提高精液量。

国内一项对照临床试验显示，小剂量雄激素（十一酸睾酮 40 毫克，每日二次）治疗可显著改善少弱精子症患者的精液量、精子密度、活动力及存活率，提高果糖浓度，从而提高配偶的妊娠率。但一项对 11 个随机对照研究循证分析结果认为，低剂量雄激素治疗在精液质量和妊娠率上与安慰剂或无治疗对照组比较无差异，睾酮反跳疗法也无差异且有副作用，认为没有足够的证据支持使用雄激素治疗特发性男性不育症。实际上，不要单一使用药物治疗，联合使用药物可能会让患者获益。单一药物治疗在男科其他疾病的治疗中也往往效果不佳。

72. 如何看待促性腺激素及促性腺激素释放激素治疗效果？

由于促性腺激素及促性腺激素释放激素（GnRH）在精子发生中起重要作用，许多研究者探索使用FSH及GnRH等治疗特发性少精子症的疗效，但到目前为止的多数随机、对照研究结果相互矛盾，还难以得出结论性意见。需要探索出能够预测FSH疗效的具体标准，例如生殖内分泌激素水平、睾丸发育情况、FSH受体基因及其多态性等相关因素。

对特发性少精子症的患者使用促性腺激素治疗，是基于临床上发现它对促性腺激素低下的性腺功能低下症的治疗非常有效。由于蛋白激素的生物特性与血浆放免检测结果不相关，因此对那些检测结果显示促性腺激素水平正常的少精子症患者使用外源性促性腺激素也可能会有效改善精子生成。外源性促性腺激素治疗药物包括人绒毛膜促性腺激素（hCG）和人绝经期促性腺激素（HMG）。hCG是一种LH类似物，它可以刺激睾丸间质细胞分泌雄激素和雌激素，并负反馈性地抑制FSH。HMG同时具有类似LH和FSH的作用。临床使用hCG的剂量从1 500～2 500IU，每周3次，或3 000～5 000IU，每周2次，肌肉注射，共计8～20周。使用HMG的剂量75～150IU，每周2～3次，肌肉注射，总计3～6个月。促性腺激素治疗的副作用主要与睾丸激素产生的增加相平行，包括性欲改变和痤疮。总体说，这个治疗是安全的，但费用还是相对昂贵，并且还缺乏有对照研究的可信结果。

由此看来，GnRH脉冲疗法用于治疗下丘脑性低促性腺激素血症性腺功能低下（HH综合征）、性腺功能低下所致少精子症疗效显著。但由于GnRH花费较高，对一般的不育者作用不确切且疗效有限，故临床上还难以将其作为治疗特发性不育的常规用药。

73. 芳香化酶抑制剂改善精液质量的机制是什么？

在男性体内，雄激素主要是由睾丸的间质细胞受到促性腺激素的刺激后分泌的，雌激素的产生主要是由芳香化酶将雄激素在脂肪细胞内转化而成。芳香化酶可以将睾酮及其他雄激素转化为雌激素，后者可对促性腺激素释放激素具有负反馈性抑制作用。因此，明显肥胖的男性体内可能存在过多的雄激素转化雌激素过程。理论上，体内或睾丸内雌激素/睾酮比例失调可能会引起精子产生受到损害。口服睾内酯、阿那曲唑等芳香化酶抑制剂可以阻断雄激素转化为雌激素，所以可以潜在地增加血清或睾丸内睾酮水平，最终增强精子的产生。再则，芳香化酶抑制剂可以通过减少有效睾酮总量来阻断睾酮对下丘脑－垂体－睾丸轴的负反馈抑制作用，这样还可以减少有效睾酮转化为更有效的负反馈抑制信号－雌激素。

有报道使用芳香酶抑制剂治疗血清睾酮与雌激素比例低下的不育患者，可显著提高睾酮与雌激素比例并改善其精液质量。动物实验证明，芳香化酶抑制剂可显著改善精子发生，降低精浆雌二醇水平，提高睾酮浓度，使无精子症的狗产生精子。

睾内酯是一种芳香化酶抑制剂，作为非特异性治疗方法之一，可以用在特发性少精子症中，常用剂量为100毫克～2克，每日二次。一种更有效的芳香化酶抑制剂-Arimidex在美国已广泛应用。这些药都比较安全并有很好耐受性。治疗男性不育症的指征如上所述，即T/E_2比例不正常。治疗期间在随访精液的同时应随访肝功能，接近10%患者有肝功能异常。动物实验中发现，使用芳香化酶抑制剂可以减少动物的性行为。临床使用中，尽管血清睾酮水平有所增加，但有5%患者在使用该药物过程中有性欲降低现象。

有学者曾研究睾内酯对少精子症患者的效用，少精子症患者服用睾内酯1克/天，结果观察到睾酮/雌激素比例并没有明显增加；对性腺雌激素的分泌也没有任何作用，精子活力没有改善，但80%患者精子计数却有增加，并有30%的最初怀孕率。

74. 抗氧化剂改善精液质量的机制及常用药物是什么？

氧化应激在男性不育病因中的作用越来越重要，氧化应激造成的精子膜损伤和DNA断裂，可诱发精子功能障碍和形态异常，并最终导致男性不育，或导致子代异常。因此，降低氧化应激的抗氧化治疗无论在理论上还是实践上都有重要意义，成为精子对抗氧化损伤的重要保护形式，具有抗氧化应激作用的左卡尼汀、辅酶Q10、谷胱甘肽、番茄红素、生育酚（俗称：维生素E）等广泛应用于男性不育的治疗。

谷胱甘肽有较强的抗氧化作用，服药后可到达精浆并在此浓缩。有报道称弱精子症患者的谷胱甘肽含量较正常人低。还有学者报道在谷胱甘肽转移酶基因突变的人群中，精液氧化应激明显加强。用谷胱甘肽治疗少弱精子症，可改善精子密度、活力和形态。但该药物目前临床上应用的比较少。

辅酶Q10（CoQ10）能阻止脂和蛋白的氧化，清除自由基，保护生物膜的完整性，是体内自然存在的抗氧化剂，其在精浆和精子内的水平对男性生殖系统的抗氧化损伤能力有重要影响，对特发性弱精子症患者有潜在治疗作用，补充CoQ10治疗后，精浆和精子中的CoQ水平均明显升高，精子活力也显著增强。

具有抗氧化作用的维生素及微量元素，例如维生素E、维生素C被认为是畸形精子增多症和精液液化不良治疗的重要药物。目前大量文献认为维生素E可在临床上用于特发性不育症的治疗，并取得疗效。有报道维生素C治疗特发性少精子症可以提高精子计数，精子活力和精子形态，提示维生素C可以作为提高精子质量的补充治疗。锌在性腺和生殖器官聚集，对生殖系统影响较大，与男性不育关系极为密切。锌参与精子的生成、成熟和获能过程，缺锌后可引起一系列的生化功能紊乱，导致器官和组织生理功能异常，补充锌、硒可以改善少、弱精子症患者精子质量，对精液液化不良有效。

75. 肉毒碱对精子有什么作用？

人体内的肉毒碱（别名：卡尼汀）有减轻神经紧张、增强免疫力、加强蛋白质合成、促进伤口愈合、保护细胞膜稳定性等作用。最近研究证实，肉毒碱联合乙酰肉毒碱治疗特发性弱精子症可明显改善精子活力，还可以使精液总氧自由基清除能力提高。

过去几年里，国外曾在特发性少精子－无精子症患者中广泛使用卡尼汀。L－卡尼汀和已酰卡尼汀是高极性、水溶性、小分子量氨基酸、维生素类似化合物。乙酰卡尼汀是重要的膜稳定剂。L－卡尼汀和已酰卡尼汀通过转运活化的乙酰基属和平衡脂肪酸氧化及合成，在细胞内的能量代谢中起重要作用。在附睾液中，L－卡尼汀比血浆中浓度高2000倍。在正常男性精浆中，总的L－卡尼汀中大约有50%以已酰卡尼汀形式存在。有关它治疗男性不育症的有效性和安全性还正在进行临床试验评估。虽然在临床上已经观察到该药可以改善患者的精子密度和活力，但有关其提高精子产量的机理尚需要深入探讨。

76. 甲基黄嘌呤类药物改善精液质量的机制是什么？

甲基黄嘌呤衍生物是近年来用于体外刺激精子增加活力实验研究较多的一种，并证明在体外对精子活力具有刺激效应，主要的甲基黄嘌呤类衍生物包括咖啡因、茶碱和甲基黄嘌呤等药。甲基黄嘌呤是一种磷酸二酯酶抑制剂，它可以抑制磷酸二酯酶分解环单磷酸腺苷（cAMP），所以能增加细胞内cAMP浓度。甲基黄嘌呤类衍生物的具体作用机制还不清楚，现有资料显示这种药比咖啡因更能增强人类精液中精子的存活率、活力和存活时间。

目前口服的甲基黄嘌呤类物质有 Trental，常用剂量是400mg，每日三次，推荐治疗周期为3～6个月。副作用很少，而且患者耐受性很好。体外实验中已证实：如果将精液直接与甲基黄嘌呤混合后，可以明显改善精子的活力及顶体反应。

己酮可可碱是甲基黄嘌呤族中的一种，比甲基黄嘌呤族内其他药物更为有效，其作用持续时间长、有较高的水溶性、可明显改善少弱精子症及冻存精液精子的活力，甚至于在冲洗和离心祛除该试剂后较长时间内仍持续维持其药理作用，已在临床中推广，用于提高男性不育者精子的活力，以增加精子的受精能力，还可用于ICSI前改善精子的活动率，提高受孕率。

77. 血管舒缓素改善精液质量的机制是什么？

血管舒缓素是一种多肽酶，它可以裂解激肽原为有活性的激肽。激肽与胶原化及纤维裂解有关，并在炎症反应局部起作用。激肽也是一种生物活性物质，能增加睾丸血供，并改善曲细精管膜的通透性，在改善精子活力、精子功能及增加精子数量方面有一定作用。血管舒缓素的主要来源是胰腺，男性和女性的生殖管道也都可以分泌血管舒缓素－激肽成分。其常用剂量为200IU，每日三次，疗程一般为3个月。副作用并不常见，但由于血管舒缓素可以促进炎症性反应，所以有可能对男性生殖道及附性腺炎症，如前列腺炎或附睾炎等会促使其变成慢性炎症，因此应该慎用。

人们已广泛研究了血管舒缓素治疗特发性不育症的可能。尽管个别研究都证实该药的治疗作用，但累计结果并不令人满意。有一个治疗90例男性少精子症的大规模、安慰剂对照研究证实，用血管舒缓素后可以明显改善精子密度、活力及预期效果，同时，治疗组的怀孕率也明显高于对照组。

78. α肾上腺素能受体阻滞剂怎样改善精液质量？

初步的一些临床和实验研究结果发现，特拉唑嗪等α肾上腺素能受体（α-AR）阻滞剂能产生化学交感神经作用，对人类前列腺组织及血管组织有更高选择性，可以改善精子的转运和储存；可以使得动脉壁平滑肌松弛，由此改善睾丸微循环并改善睾丸功能，在治疗特发性男性不育症中具有一定的疗效。已经观察到这类药物可以显著增加精子产量，对精液的其他功能指标也有改善作用。α-AR阻滞剂改善精液质量的机制还不完全清楚，有人认为是与睾丸曲细精管内的管周肌样细胞松弛有关，这可使曲细精管的狭窄区域发生持续性扩张，并因此而维持良好的管腔液体流动性；还有人认为，药物治疗特发性男性不育症使通过睾丸后机制起作用，主要在于药物可以改善附属性腺的功能状态。

可以选择的α-AR阻滞剂很多，一般采用一种α-AR阻滞剂治疗。同类的药物有很多，例如多沙唑嗪（可多华、络欣平）、特拉唑嗪（高特灵、马沙尼）、盐酸坦索罗辛（哈乐、齐索）、哌唑嗪等均具有类似的作用，患者可以根据自己的情况在医生的指导下选择使用，并坚持服用。不同患者对药物的反应有明显的个体差异，所以对于一种药物治疗效果不好的患者可以考虑改换同类药物。实际上，α-AR阻滞剂也是目前医生十分喜欢选择的治疗慢性前列腺炎的基础用药，是具有很明确的理论基础的。尽管绝大多数患者服用该药物是安全且有良好耐受性，但副作用包括高血压、头晕、逆行射精等，值得关注。

一些研究还发现哌唑嗪、多沙唑嗪和特拉唑嗪等“唑嗪类”α-AR阻滞剂具有一定程度的改善性功能的作用，这对于合并性功能减退或障碍的慢性前列腺炎患者无疑是一个好消息，可以起到一举两得的治疗效果。

79. 生长激素是怎样改善精液质量的?

生长激素（GH）是垂体分泌的激素，主要在青春期促使睾丸成熟。在GH缺乏状态下，可出现青春期发育延迟并伴有甾体激素产生减少。GH可以刺激释放胰岛素样生长因子-I（IGF-I），IGF-I作为精子生成过程中自分泌/旁分泌生长因子而起作用。很多研究提示，在男性不育症中，尤其在一些亚生育状态的男性体内，血清GH水平常低于正常标准。在美国，GH并没有被美国食品药品管理局（FDA）批准作为治疗男性不育的药物，只可以合法地用来治疗儿童期生长激素缺乏症及艾滋病消瘦综合征，但在一些欧洲国家是合法治疗不育症的药物。使用GH治疗少精子症的方法是：2～6IU/d，皮下注射。用药后可有多达60%患者出现以下副作用：手指麻痹、关节痛、关节肿胀、肝脏转氨酶升高、血清肌酐增高等。停止用药后，这些副作用常可以逐渐消失。

一些使用GH治疗少精子症表明，血清及精液中IGF-I均有显著升高。但在一个随机化对照研究中发现，血清IGF-I有明显增加，而精液中IGF-I却没有明显改变。尽管一些主要的研究发现可以有血清或精液IGF-I的改变，但结果都未能证实用药后对精液参数及怀孕率有任何明显改善。只有一个研究证实精子活力及总体怀孕率有增高。有人对性腺正常的严重少精子症－无精子症患者联合试用GH和促性腺激素治疗，精液质量及怀孕率均没有任何改变。

80. 其他改善精液质量的常用药物还有哪些?

体内炎症物质5-羟色胺损害生精功能及精子活力，赛庚啶对抗5-羟色胺，小剂量、长疗程用于少精子症。精神治疗药物影响附睾、精囊及附性腺平滑肌收缩，并影响脑内多巴胺受体，使精子数及活力改

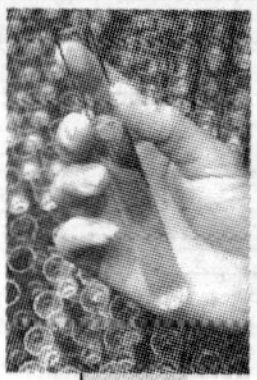

善。前列腺素抑制精子生成，体外和临床试验证实前列腺素合成酶抑制剂吲哚美辛（俗称：消炎痛）可使精子数量和活率提高。

叶酸、甲状腺片、类固醇激素、生长激素、抗生素、多种维生素、中草药等，均可能通过多种作用环节来改善精液质量，但疗效有待评价。

非常有趣的是，研究发现人们十分关注的“伟哥”（西地那非）也可以用于治疗男性不育，并有一定的效果。除了伟哥可以让男人改善性能力以外，伟哥还可以通过促进睾丸的间质细胞分泌睾酮，改善附属性腺的功能状态，还可以促进精子成熟与释放。但是，由于伟哥的药价不菲，还很少有人尝试将其常规用于治疗男性的精液质量异常。

81. 某些微量元素的作用不可忽视

近年来，人们越来越重视微量元素的缺乏和补充微量元素了，这不仅在于微量元素与人体的健康和疾病息息相关，对于男人来说，微量元素还具有特殊的意义，它们可以影响精液的质量，对男人的生育能力有较大的影响，而医生常常用补充微量元素的办法治疗男性不育症，提高男人的生育能力。

当然了，有些微量元素对人体是有益的，可以适当补充；有些微量元素是有害的，要坚决回避或远离。那么，让我们盘点一下身体内的一些重要微量元素。

锌是生殖系统内重要的微量元素，也是近年来十分热门的话题，锌的缺乏可以造成一系列不良的影响，主要包括：影响青春期男性生殖器官和第二性征的发育，影响精子的活动能力，削弱机体的免疫功能而容易患前列腺炎、附睾炎等感染性疾病，影响促性腺激素的分泌，还可以抑制机体对有害金属铅的排泄。所以，适当补充锌可以维持并改善生育功能。含锌量较高的食品主要有牛奶、玉米等。

具有强大的抗氧化作用的谷胱甘肽过氧化酶需要硒的协助才能够发挥其最大的功效。硒的缺乏可以使体内过氧化物浓度增加，造成机体的自我伤害，包括对男性生殖系统和睾丸的伤害。因此，适当补充一些硒，也是有益的，它还可以抵抗镉、铜和铅对睾丸的破坏。含硒量较高的食品包括黑米、黑豆等黑色食品。

碘缺乏的男人，容易出现性功能障碍，精液质量也不佳，含碘盐可以补充人体对碘的需求。镁、锰和镍是人体的必须元素，在维持正常的生育能力中起重要作用。

但是，就像任何好东西也不是越多越好一样，盲目地过度补充这些“有益”的微量元素也会“事倍功半”，有时甚至可以是有害而无益的。例如，过多的补充微量元素锌、锰等也会影响精子的生成；因此，在具体的操作过程中要适可而止，或者求得专家的帮助与指导。

铅是微量元素中对男性生殖功能影响最大的常见杀手。镉是有害的，即使小量接触也会对身体，尤其是睾丸有毒害作用。铜、硼、铁、钼、钴、汞、银等元素过多可以抑制精子的代谢过程。所以，在生活中要尽量回避这些“品行不端”的微量元素。

82. 大有前途的抗氧化治疗

你一定知道，氧化损伤可以使你的容颜老化，使你的皮肤皱缩。但是你还应该知道，氧化损伤还可以对你的“孕种”（精子）“大打出手”。氧化应激和氧化损伤对精子功能带来的严重“伤害”而造成的男性不生育已为临床所证实。因此，抗氧化治疗在男性不育的治疗中具有极大的应用前景。常用的抗氧化治疗药物和方法包括：

（1）维生素 E 和 C：维生素 E，又称生育酚，维生素 C，又称抗坏血酸，两者均可以不同程度地提高了精子活力和受孕能力，但其确切疗效尚有待进一步探讨。

（2）谷胱甘肽：是一种有效的细胞内防御机构，也是重要的自由基清除剂。口服谷胱甘肽后，提高了精液中精子活力等功能，用法是600mg/d，6周后精液参数可以得到明显改善。

（3）己酮可可碱：具有提高精子活力、诱导顶体反应、增强精子结合透明带能力、增加体外受精治疗成功率的作用，其作用机制部分有抗氧化有关。

（4）褪黑素：大家都熟悉它的小名叫“脑白金”，对生长发育、性功能和许多器官起调节作用，它还具有抗氧化损伤作用，并与精子活力有关。

（5）中药成分：我国中药材资源广阔，为祖国医学在男科治疗方面提供了丰富的资源。目前研究已证实，黄芪、枸杞子、甘草、桃仁、人参等用于提高精子活力功能的中药单方和复方，其提高精子活力的机理之一即为降低氧化应激和过氧化脂质水平，增强生殖系统抗氧化能力。

（6）N-乙酰-L-半胱氨酸：临床上使用了很长时间，十分安全，用法是口服600mg/d，治疗与氧化损伤相关的男人不生育。

（7）其他：一些具有抗氧化活性的微量元素（如硒、锌等）、肉毒碱以及辅酶Q_{10}等，也可用于男性不育治疗。

（8）在进行精液洗涤和制备精子悬液时均需去除精浆，这将使精浆中富含的抗氧化物和抗氧化酶也随之被去除，而精子自身具有的微弱的抗氧化活性难以抵抗氧化损伤，丧失了天然的抗氧化“克星”，从而影响到精子活力。因此，在精子制备液中加入适当的抗氧化物质，可以抑制精子膜脂质过氧化损伤，防止精子活力下降。

目前，进行抗氧化治疗还有一些问题悬而未决，例如高剂量的某些抗氧化剂可能存在毒副作用，如维生素A就可能具有胚胎毒性和致畸作用；单用一种抗氧化药物常不能达到最佳效果，多种抗氧化物的配伍与剂量还有待完善；由感染导致的氧化损伤，不能单纯应用抗氧化，同时还必须配合抗生素。

83. α肾上腺素能受体激动剂是如何让精液迷途知返的？

（1）没缘由，射精变得越来越困难

近来，妻子已经多次向宋先生提出“抗议”，告诫他做人不要那么自私，为了保养自己而忍精不射，这太过分了。这让宋先生百口莫辩。

虽然已经50出头了，宋先生也自认性功能不如“想当年”了，但是仍然可以应付自如，还没有到山穷水尽的地步，却不知道为什么，射精却越来越困难，射精量也越来越少，甚至经常不能射精。尽管自己在性交过程中尽到了最大的努力，尽管也有高潮样反应，但是仍然无济于事。实际上，宋先生出现这种情况已经有很长一段时间了，着实让他伤透了脑筋，却百思不得其解，也难以给妻子一个明白交代。妻子因此已经多次明确表示不满。为了平息妻子的怨愤情绪，也为了搞个清楚明白，给彼此一个说法，宋先生带着妻子走进了大医院。

（2）尿液化验，验出逆行射精

在详细询问病情并进行必要的体格检查后，医生为宋先生开了血常规、血糖、尿十项检查，并打开了取精室的房门，告诉他在常规化验结束后，可以通过手淫的方法达到高潮，如果手淫有困难也可以让妻子帮忙解决，在达到高潮后留取尿液化验检查。很快，检查结果出来了。高血脂、高血糖、尿糖+++，性高潮后尿液的检查结果显示满视野的精子。

看到化验单的结果，医生下了结论：糖尿病引起的逆行射精。

（3）糖尿病并发症——膀胱出口松弛

宋先生坦然承认，自己患糖尿病已经有多年了，而且由于单位的工作繁忙，血糖控制的不是很满意，经常忘记吃药，饮食节制的也不是很严格。但是宋先生不明白，糖尿病与逆行射精怎么会挂上钩的

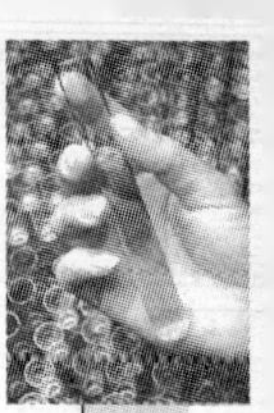

呢！因此急切发问："逆行射精是怎么回事？我怎么会逆行射精呢？"

医生告诉宋先生，逆行射精是指在性生活过程中，尽管男性可以有性高潮及射精感，但膀胱颈开放，精液走了"后门"，全部自后尿道逆流入膀胱而不从尿道口射出。逆行射精的病因比较复杂，包括先天性和后天性的众多因素，就你的情况而言是比较明确的：由于糖尿病没有得到有效的控制，病变造成膀胱颈收缩功能失调而导致精液逆流。

糖尿病已经成为困扰许多男子性生活的一个大问题，由于糖尿病所造成的损害程度以及个体的差异，疾病对男人性功能的影响表现也千差万别，比较常见的是勃起功能障碍，但也经常会引起射精困难和不射精。糖尿病造成全身血管系统的病变，包括维持阴茎勃起的动脉和静脉血管的病变，可以造成阴茎的勃起不坚。为了达到高潮，性交中的男性必须要比以往付出更大的努力，因而性生活时间要明显延长。尽管如此，有时还难以达到射精所需要的对阴茎的刺激强度，尤其是在体力和精力不佳的时候，偶尔出现不能射精也就在情理之中了。同时，糖尿病患者的血管病变可以造成组织营养的障碍，同样可以影响到发动射精的支配神经，也是其出现射精困难和不射精的重要原因。糖尿病还可造成交感神经病变，使尿道内外括约肌功能发生共济失调。当引起体内支配膀胱颈关闭的交感神经病变，使膀胱颈部的平滑肌收缩无力，性生活过程中由于尿道壁压力相应增高，排出的精液由于发现了膀胱出口这扇宽敞的"后门"而出现精液逆流。

（4）逆行射精≠不射精

医生继续解释说：尽管表面上看起来，逆行射精与不射精的患者在性交过程中都无精液排出，但它们是完全不同的两回事：不射精者往往缺乏性高潮，在性生活后没有精液射出，离心尿液也不能发现任何精子存在的证据；逆行射精者则有性高潮，手淫或性生活后排出的尿液内含有大量的精子。对于逆行射精者，只要改变排精通道"前门遇红灯"、"后门开绿灯"的状况，自然可以恢复性交时的正常排精。

（5）控制血糖＋关闭“后门”，让精液迷途知返

“那么，应该怎样才能恢复正常射精呢？”宋先生紧接着提出了这个问题。

医生告诉宋先生，首先要解除紧张焦虑心理，同时需要妻子的协作与理解。积极地控制血糖，尽可能地减少糖尿病对血管和神经系统的损害作用，是恢复糖尿病患者正常射精功能的重要手段。

至于逆行射精的直接治疗方法，主要包括病因治疗和对症治疗两种。既然糖尿病是引起你逆行射精的主因，那么，只要控制血糖，糖尿病对膀胱出口神经的损害就可以得到有效控制或减轻。另外，选择麻黄素或米多君等 α 受体兴奋剂类药物治疗，可增加交感神经对膀胱颈的控制力，提高其张力，关闭“后门”，也有助于防止精液逆流。在药物治疗无效的情况下，因膀胱颈过于宽松而发生的逆行射精，可行膀胱颈重建术，增加膀胱颈阻力，使精液顺行从尿道口排出。

经过近半年的积极治疗，宋先生的血糖一直保持良好状态，并逐渐恢复了正常射精。

84. 哪些手术可以治疗男性不育？

在治疗男性不生育的各种技术中也包括了手术方法，但手术治疗常常在主观和客观上容易被人们忽视。例如认为不生育主要是女人的原因、药物就可以让精子恢复能力了、一些患者害怕手术治疗、一些辅助生殖学科的医生对手术治疗的适应证掌握不全面、认为可以通过“实验室”技术来“绕过”手术等观点。实际上，从全面的角度看，任何治疗方法都有自己的最佳适应证，选择恰当可以让患者少花钱、少受罪、获得最大的效益。所以，绝对不可以因为自己或医生的“好”与“恶”而选择或拒绝某种治疗方法，而手术是最容易被忽视的治疗手段，常可用于手术治疗的男性不生育方法包括：

（1）包皮环切：对于包皮过长经常诱发包皮阴茎头炎和包茎者可

以手术切除包皮。

（2）矫治阴茎弯曲与阴茎硬结：对于阴茎严重弯曲而影响夫妻性生活的可以手术矫治。

（3）输精管吻合与输精管附睾吻合：对于进行结扎绝育手术的患者，以及由于炎症、损伤等造成局部梗阻的，可以手术来恢复局部通道的完整性，使得精液顺利排出。

（4）精索静脉曲张手术：在确定精索静脉曲张是影响生育的主要原因后，可以手术高位结扎精索静脉曲，有助于恢复自然的生育能力。

（5）睾丸活检、睾丸和附睾手术取精：睾丸活检是为了明确睾丸功能状态而进行的诊断性手术；手术取精是治疗常规精液检查无精子，但睾丸内可以有精子或生殖细胞，为了通过试管婴儿技术解决生育而采取的特殊取精手段。

85. 没有精子，还能治疗吗？

一些男性不育患者在接受生育能力检查时，可能会发现精液内根本就没有精子，并被诊断为无精子症，这让他们大失所望。没有了“种子”，如何“收获”！看来生育无望了。但事实却并不都是很悲观的，许多这样的患者仍然可以有办法解决生育问题，只不过要付出一定的努力并遭遇到一些波折而已。

无精子症是指精液中无精子存在，但这只是表面现象，需要详细检查来进一步明确诊断的准确性，并要明确病因诊断和病情。这往往需要进行多次精液分析，还要进行离心沉渣仔细筛查精子。研究发现，在基层医院一次检查无精子的患者，来到我院后再次进行精液检查，大约有20%的患者的精液内仍然可以发现精子的存在，只不过绝大多数患者的精子数量非常少，这可能是当地检查错过了发现精子的主要原因。

对于经过反复的精液检查，甚至还进行离心沉渣检查，仍然难以发现精子的患者，就要进行睾丸发育和功能的评价。首先要看看两侧睾丸的大小及质地，以及附睾和输精管有无病理改变，以明确是睾丸不能产精子？还是精子不能正常排出？

对于睾丸发育基本正常的患者，可以考虑针对病因的治疗措施，或者应用内分泌药物治疗 3～6 个月。如果有效果，可以考虑继续用药，一直到患者达到自然生育的目的，或者考虑辅助生殖技术解决生育问题。

对于因为输精管道阻塞造成的精液排出障碍，可以考虑附睾或睾丸穿刺获取精子（图 53），或者可以考虑手术切开睾丸或附睾，为不通畅的排精管道“网开一面”。也有医生试图尝试让阻塞的生殖管道复通，通过吻合输精管，或者输精管与附睾的吻合，来让睾丸内的精

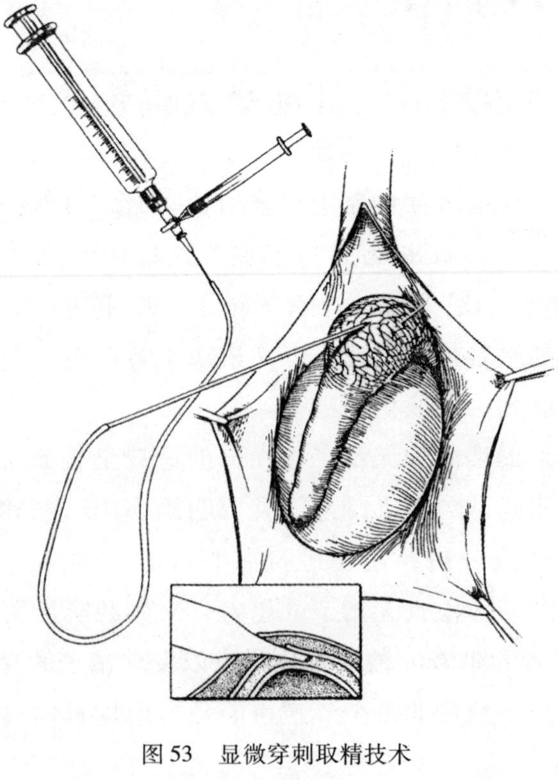

图 53　显微穿刺取精技术

子自行排放出来。实际上，只要睾丸或附睾内有一个精子，甚至于只要有不成熟的精子细胞，采用现代的辅助生殖技术也可以使患者获得生育机会；但如果是（睾丸本身具有明显病变的）小睾丸所致的无精子症，就没有太大的治疗价值了。

86. 治疗隐睾，要和时间赛跑

（1）隐睾：不顺利的睾丸“搬迁”过程

有一部分男人，因为结婚后不生育，在接受必要的检查时，偶然发现自己的睾丸没有在它们应该在（阴囊内）的岗位上，而是在“肚子”里安了家，医学上称之为隐睾症。

据调查，隐睾占早产儿的9.2%～30%，足月产男婴的3.4%～5.8%，但在1岁时仅占0.66%。由此可见，隐睾的发生率与早产密切相关，在生长发育过程中可逐渐降低，出生后仍然可以继续下降，但是1岁后继续下降的机会明显减少。隐睾者的睾丸处于相对高温环境，十分不利于睾丸的发育和青春期后的精子生成，可以造成睾丸的明显萎缩，阻碍精子的发生，给患者的生殖健康造成严重的危害，还具有较高的癌变机会而危及患者的生命。

造成睾丸“有家难回”的病因尚未完全阐明，但相关因素可以是多种多样的，主要原因包括母体怀孕期间的内分泌障碍让睾丸难以获得自然下降的“指令”，睾丸、睾丸系膜、睾丸引带及精索发育缺陷，以及睾丸在下降过程中遭遇到的各种“拦路虎”，例如睾丸系膜粘连、腹股沟狭窄、皮下环过紧等。

（2）隐睾：可以让男人绝后

无论是何种原因造成的隐睾，均可以因为“肚子”里的较高温度而影响了精子工厂的精子制造过程，出现少精子或无精子，从而影响了他们成年后的生育能力。

要想判断隐睾患者是否还有生育能力，首先要区分是否是双侧隐睾还是单侧隐睾以及隐睾的位置。一般来说，多数（60%～70%）的单侧隐睾患者的另外一侧已经下降的睾丸功能往往是正常的，并可能在功能上起部分代偿作用（一个睾丸“负担”起两个睾丸的重任），因而可以产生精子，甚至可能自然生育。但是，一侧隐睾的患者，对侧的睾丸未必都正常，有人发现单侧隐睾者中大约一半人的精子是正常的，而另外一半人可能有不同程度的精子异常，甚至严重者可以无精子。

隐睾的位置也十分重要，越是隐睾位置深（睾丸位置较高）的患者，恢复生育的机会越小；而睾丸位置较低的（腹股沟内）隐睾患者，睾丸可以有不同程度的生精功能，生育机会较大。隐睾位置的发生频度如图 33 所示。

比较准确判断隐睾患者的生育能力的方法是进行直接的精液分析，来看看精液内是否有精子、有多少精子以及精子的功能状态。

（3）尽早让“漂泊”的睾丸“回家”

人们常常有这种感想：在哪里也不如在家里，而睾丸理想的“家”是在阴囊内。寄居在“别人”的领地毕竟不是长久之计，睾丸自己也会觉得非常难过与痛苦，还可能会因此而患上“要命”的（恶性肿瘤）疾病，需要有一个果决的手段把睾丸“接”回到自己的寄居地，让睾丸“回家”，而且要尽快。婴幼儿及儿童青少年时期处在睾丸生长发育的关键阶段，如果处理不当，可能对其成年后的生育功能造成无可挽回的影响。

可以通过手术来解决隐睾问题，将睾丸向阴囊内牵引（睾丸牵引固定术）。隐睾是可以早期得到有效处理的，并因此可以防止其成年后的性和生育能力的损害，关键是要抢时间，务必要尽早完成治疗过程。所以，男婴出生时，父母一定要关心一下孩子的睾丸位置，检查一下睾丸是否在阴囊内。

由于双侧隐睾在 12 个月内仍然有自然下降的可能，所以可以耐心等待；12 个月后睾丸仍未下降者，就应该寻求专科医生的帮助，系统的应用内分泌治疗 1 ~2 个月，部分患儿可获得睾丸下降；治疗效果不满意的患儿应该在 2 岁以内行双侧睾丸牵引固定术，通过手术来解决隐睾问题，只要手术能够成功，就有恢复生育的希望；单侧隐睾往往合并局部解剖异常，内分泌治疗有效率较低，必要时可以直接考虑手术治疗（图 54）。

手术时间的选择十分重要，2 岁以后的隐睾患者的睾丸开始出现不可逆性损伤。以往治疗该类患者在 8 岁或 4 岁时进行手术，但许多患者生育功能已经受到损害；而青春期后的手术治疗，对于恢复生育功能几无作用，所以 2 岁以内进行手术治疗是可取的，尽早让“出走”的睾丸回到自己的岗位上，恢复其正常的工作环境。

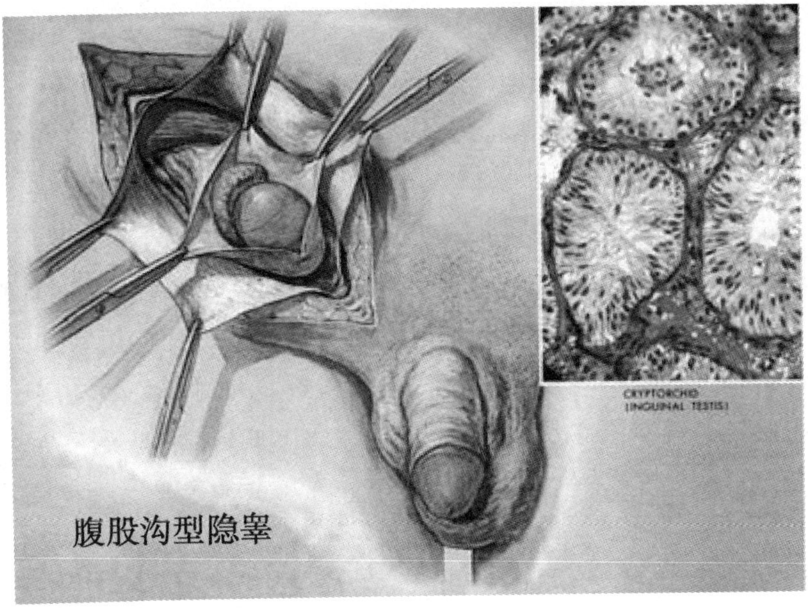

图 54　果决措施将睾丸请回自己的“安乐窝”

（4）隐睾的治疗还可以救命

让“迷途”的睾丸尽早“回家”不仅是出于对日后生育问题的考虑，隐睾还有发生疝气、损伤、癌变、扭转的机会，对男性精神心理影响也值得关注。隐睾发生癌变的时间多在20岁以后，比正常睾丸癌变的机会大20～48倍，而高位隐睾更容易癌变，即使是在成年后将隐睾“放”在阴囊内也不能完全防止以后的癌变，但将其置入阴囊后便于管理，可以随时发现异常改变而获得及时治疗。

因此，即使是已经丧失了生育能力或者已经生育子女的成年隐睾男性，也应该尽早解决隐睾问题。在手术十分困难（难以将睾丸牵拉到阴囊内）的情况下，还可以考虑将隐睾摘除。

（5）预防隐睾有办法

根据隐睾的可能病因和相关因素，采取针对性措施是可以在一定程度上避免隐睾发生的，例如母体怀孕期间尽量不要使用雌激素类制品及其他影响内分泌的药物，积极预防早产的发生，都可以显著降低隐睾的发生率。但是，由于该疾病的病因并不完全清楚，预防必须紧密结合临床随诊，做到防治结合。

由于广大群众对这些疾病的基本知识了解不多、医疗机构的宣传力度不够、医务人员的相关知识也需要更新等多种原因，使很多患者延误了最佳治疗时机，给他们造成了无可挽回的损失与遗憾。因此，号召全社会，包括各级政府、新闻媒体、社会团体以及医生、保育员，尤其是年轻的父母，都来高度重视婴幼儿的生殖健康问题，加强对家长的宣传教育，定期对婴幼儿进行体格检查，并对相关的基层医务人员进行必要的培训，可以早期发现隐睾，以降低延误治疗的发生率。

87. 精索静脉曲张不育患者，你还选择开刀手术吗？

一些男性可以在阴囊内摸到一团条索样的东西，有人会描述成“蚯蚓状”、“鱼子状”等囊性的可压缩物（图55），严重者可以直接“看”到阴囊局部饱满坠胀（图56），还可以通过B超检查发现，临床上诊断为精索静脉曲张，是男性的一种常见疾病，多发生于左侧，可出现于任何年龄段，一般人群中的发生率约15%。人们对精索静脉曲张的认识已经有相当长的历史了，但近年来的技术进步对该疾病的治疗带来了革命性的变革，许多根深蒂固的传统观念有了明显改变。

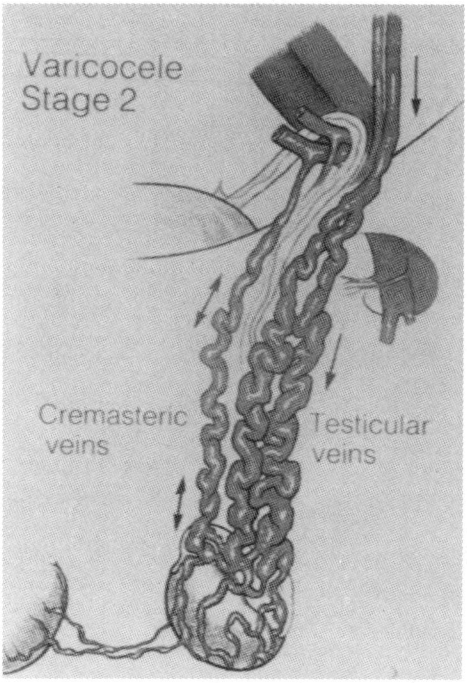

图 55　精索静脉曲张模式图

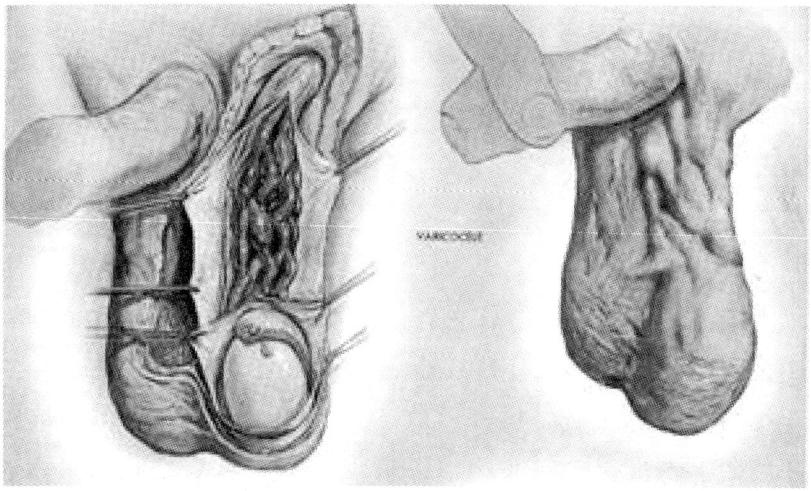

图 56　精索静脉曲张外观

精索静脉曲张带给男人的伤痛

精索静脉曲张者站立时，阴囊胀大，有沉重及坠胀感，甚至出现疼痛不适，可向下腹部、腹股沟或大腿放射，站立行走时加重，平卧休息后减轻。临床症状和精索静脉曲张程度可以不一致，有些患者的曲张程度非常严重，却可以没有任何症状；而有些患者的曲张程度较轻微，却可以有比较严重的坠痛，甚至伴发失眠、食欲减退、头昏等神经衰弱症状。

许多精索静脉曲张者也可以正常地自然生育自己的子女，但在男性不育者中的精索静脉曲张发生率达到39%，而在继发性不育者中的发生率高达60%~70%。由于精索静脉曲张能够对睾丸产生明显的不良影响，可以造成男性的精液质量异常，研究发现精索静脉曲张伴发精液质量异常者高达54.8%，并因此而影响男性的生育能力。但是，患有精索静脉曲张，并不一定都会影响到生育，能否生育的关键是在于睾丸的损害程度，可以通过简单的睾丸发育情况及功能检查和精液分析来初步判断。

手术是精索静脉曲张的唯一有效治疗方法

手术是公认的治疗精索静脉曲张的唯一有效方法，可以消除疾病带来的局部坠胀和疼痛不适，并改善精液质量。一些医生在确定精索静脉曲张者的治疗以及选择治疗方法时常常根据个人的认识和临床经验，但在实际工作中，选择手术治疗还是应该遵循一定原则的，并应与时俱进。手术治疗的主要适应证包括：精索静脉曲张引起患侧的明显坠胀疼痛不适，患者不能忍受者；精索静脉曲张造成睾丸生精功能障碍，精液质量进行性下降，并影响了男性生育。

常用的手术方法包括：开放式手术、腹腔镜手术和栓塞硬化疗法。开放式手术包括经腹股沟下、腹股沟和腹膜后结扎精索内静脉，是临床上多年来广泛开展的经典方法。腹腔镜手术是近年来开展的微

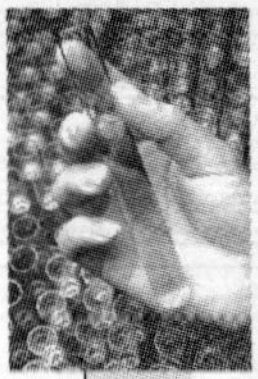

创方法，不需要开刀，只在腹部打3个小孔并进行操作，在电视显示屏上观察，就可以完成手术过程，治疗失败率较低，手术和住院时间均有所缩短，尤其对于双侧精索静脉曲张者更加有利。栓塞硬化疗法局麻下就可以进行操作而免除了开刀治疗，但栓塞失败或复发较常见，目前已经很少应用。

没有孩子，未必都是精索静脉曲张惹的祸

过去对精索静脉曲张不育患者主张积极的手术治疗，但近年来的观点发生了变化。由于许多精索静脉曲张者也可以正常生育，所以，患有精索静脉曲张并不一定都会影响到生育。精索静脉曲张者能否生育的关键是在于疾病对睾丸的损害程度，可以通过简单的睾丸检查和精液分析来判断。对于不生育合并精索静脉曲张者，如果精液检查结果正常，可以暂时不考虑手术治疗，每3~6个月定期进行精液常规检查。只要精液质量没有明显变化，可以一直观察下去，并注意寻找其他的不生育因素，尤其是对妻子生育能力的评价。

对于那些患有精索静脉曲张且有精液质量异常者的男性不育患者，精索静脉曲张也未必就是不生育的唯一原因或主要原因，患者可能同时合并其他疾病或异常而影响了生育能力。只有那些未发现其他的明显异常，而精液质量和精索静脉曲张的恶化程度相伴地进行性加重者，才高度怀疑是精索静脉曲张影响了男性的生育能力，此时的积极干预才更可能获得较满意的疗效。

不育者手术时机的选择及治疗效果

不生育伴有精索静脉曲张者，在下列情况下需要考虑接受手术治疗：精索静脉曲张的患侧睾丸与对侧睾丸相比明显变小、质地变软；精液质量异常，尤其是在定期（每2~3个月）连续多次检查出现精液质量每况愈下的情况。

总体上讲，在手术后1~2年内，患者精液常规检查的改善情况

可以达到50%~70%，能使妻子自然怀孕的占30%~40%，手术后配合适当的药物治疗可以提高精液的改善率和妻子的自然怀孕率。但是，约半数已经经过手术治疗的精索静脉曲张患者，在经历了若干年以后，仍然没有子女，其可能原因是：手术时机选择过晚，毕竟精索静脉曲张属于一种进行性加重的疾病，并可造成睾丸难以恢复的损害；同时存在其他影响生育的因素没有去除；妻子有影响生育的因素；有现代医学还没有认识到的潜在因素影响生育。因此，对诸多情况要逐一加以分析并区别对待。例如，选择手术治疗前一定要进行全面的生育能力评估，为后续的选择药物配合治疗奠定基础；对配偶同时进行检查治疗，以免在手术康复后，即使男人的生育能力已经在逐渐改善并恢复正常也难以有生育机会；对于那些情况比较严重者，例如睾丸明显萎缩、精子数量特别稀少（甚至偶见精子）者，即使是选择了手术治疗，预后也不会太好，很难恢复到自然生育的程度，此时的手术治疗未必对患者有利。

不育者，治疗精索静脉曲张未必只有做手术这一个办法

实际上，许多不育男性治疗精索静脉曲张的目的就是要生育一个孩子。

对于那些选择手术治疗精索静脉曲张几乎没有恢复自然生育的可能性，尤其是一些年龄偏大而需要尽快解决生育问题的患者，那么选择实验室技术解决生育问题应该是不太困难的，现代的生育技术只要有一个精子就可以解决问题，即使是严重的男性不生育患者也大多可以实现为人父母的愿望。目前的试管婴儿技术已经成为许多大医院的常规技术，治疗成功率在稳中有升，国内的成功率已经达到30%~60%，结合胚胎冷冻等新技术，使得每个治疗周期的成功率有更大的提高。况且，一次不成功，还可以再次进行，迟早会让不育夫妻圆梦。

88. 尿道下裂者怎样让妻子怀孕？

尿道下裂是阴茎的先天性发育异常，使尿道没有开口于阴茎的头部，而是在阴茎的腹侧、阴茎阴囊的交界处、或者在肛门前面的会阴部开口（图 57）。大约每 150 个男孩中有一个这样的男孩发生，看来其发生率还不少见。

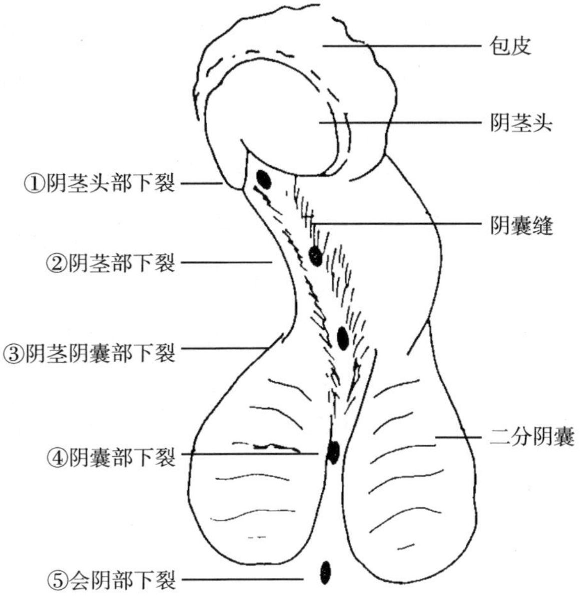

图 57　尿道下裂的可能位置

尿道下裂者，有的可以影响到阴茎的勃起功能，有的人虽然能够有一定的阴茎勃起，也能够勉强完成夫妻生活，但由于尿道口的位置异常，常不能将精液排到妻子的阴道内，因而不能生育。

对于尿道下裂的患者，可以通过手术矫治，但最好在幼年阶段完成。经历成功的手术矫治的患者，在性功能正常、睾丸能产生正常的精子、并能够排出的情况下，完全可以恢复自然生育能力。对于已经发育成熟的男性，为了解决生育问题，还可以采用人工授精的方法，就是在妻子的排卵期内收集性高潮时排出的精液，将精液直接送到妻子的阴道、子宫或输卵管内而使妻子怀孕。

89. 不射精者，先要孩子再治疗射精问题

不射精症（anejaculation）是指男人在性生活过程中不能达到高潮而不能将精液排出到体外。不射精给男人带来了难以想象的痛苦和困惑，这让他们难以在妻子面前抬起头来，也让生育成了大问题，是需要在生育前积极寻求解决的。

不射精严重地困扰了一些家庭的健康与和谐生活。针对这种尴尬情况，夫妻间可能都有自己的考虑。如何将两者的想法协调起来，更快、更好地获得科学合理的治疗是个大事情，需要丈夫、妻子及医生之间统一认识，并通力合作。下面是一个典型的例证，丈夫、妻子和医生各自陈述自己的意见。

丈夫：我们夫妻本来就是晚婚，又已经结婚多年了，但现在还一直也没有孩子，我们夫妻的年龄已经都不小了，双方的老人也很着急，我知道不生育的原因在于我，是我没有能力把精液射出来。我翻了一些书籍，知道自己是患了不射精的毛病，并了解到这可能与我在婚前的手淫恶习有关。尽管每次行房也有涨满的感觉，但就是无法将其宣泄出来，房事后还要避开妻子，一个人偷偷地进行手淫将精液解决掉。像我这种情况还能恢复吗？还能生孩子吗？

医生观点：不射精症是指男人在性生活过程中不能达到高潮而不能将精液排出到体外。不射精给男人带来了难以想象的痛苦和困惑，这让他们难以在妻子面前抬起头来，也让生育成了大问题，是需要积极寻求解决的。

来信咨询的“丈夫”问题并不严重，不射精显然与婚前手淫造成的阴茎敏感度降低有关，只要戒除手淫，逐渐可以恢复阴茎的敏感度，并完成阴道内射精。此外，还有许多家庭内可以改善射精能力的方法（见后），需要与妻子密切配合来调整，必要时还可以考虑接受医疗帮助，但是这些过程显然都需要时间。

对于急于解决生育问题的夫妻来说，当然还有其他的治疗选择。是否能够射精毕竟是夫妻间的事情，况且对性感受的影响也容易被忽视，但是不能有孩子却可以让周围的人们十分“关注”，这种关注主要是来自双方父母的频繁督促和监督，使得隐秘的夫妻生活遭遇到被“监控”的尴尬命运。这种精神上的无形压力，可以让男人不射精的病情更加严重，并因此而形成了恶性循环，使生育更加没有了指望。无论病因是什么，在不射精患者中，许多男人是计划要孩子遭遇到困难，在求医过程中偶然发现的，因为不射精而不能生育，并希望尽快解决生育问题。

现代医学从精神心理角度出发认为，可以让不射精患者首先解决生育问题，让他们先有一个孩子，这可以让男人放下沉重的思想包袱，也可以平息外界的各种议论和压力，还可以为自我调整射精能力争取到了宝贵的时间和时机，对于调整不良的心理状态，迅速克服不射精的困境，常有意想不到的效果。在临床实践中，我们也确实频频发现，生育后的不射精男人，不射精的情形确实有许多不治而愈的。

不射精的男人可以通过收集梦遗的精液或者手淫射出的精液，给妻子进行家庭内的“人工授精”，即在妻子的排卵期内（大约在月经周期的中间阶段，必要时可以到医院采取科学检测手段准确确定），将获得的精液用一个无菌的一次性注射器（去掉针头）吸入，然后将精液推注到妻子的阴道里面，可以让妻子怀孕。为了增加妻子的怀孕机会，还可以让妻子在接受精液注入后，将臀部抬高，多卧床半个小时，以增加精子进入子宫的机会。

妻子：与他结婚7年以来，我们彼此很恩爱，丈夫也对我非常体贴，这也许与他在“那方面”对我有亏欠有关。尽管我们的性生活也还可以，他也能“挺”很长时间，我也有高潮反应，但是他从来没有在我的体内将男人的精华给予我，每次房事只要我满意了，他才会结束。尽管没有孩子我们都很痛苦，但这还并不是最让我担心的。曾经听人说，能够得到男人“雨露”滋润的女人才最幸福、最健康，所以我希望首先能够治好他的毛病。

医生观点：从“妻子”的来信中可以看得出来，“丈夫”还是很爱她并很在意她的，妻子也对丈夫的健康充满了关切，这很重要，对于夫妻双方共同战胜丈夫的不射精非常关键，丈夫的困难需要妻子的援手，妻子是丈夫最好的“伟哥”。

实际上，许多女人还是十分在乎男人是否能够射精，射精不只是男人性高潮的标志，也会激起女人的更大的高潮。假如你认为不射精对女人没有影响的话，那就小看男人的射精过程和男人精液的作用了。事实上，一些女人的确是由于精液的喷射而激起女人的性亢奋的，合理的解释是：①男人只有在射精的同时才能达到高潮，体验阴茎最强烈的膨胀和冲击，这不仅对男人很重要，对女人同样重要，女人可以感受到在男人强烈冲击下到来的全身心的震撼；②精液在喷出的一刹那，女人会因此而感受到男子的强壮有力，感受自己的生命注入了青春活力，女人会在这一时刻深切地感受到对方真实的爱；③射精可以让女人充满了对男人的感激，女人会感受到男人的无私付出和奉献；④男人的精液属于中性略偏碱性（pH值7.2～8.0），而女人阴道却是酸性的环境，定期地有男人的精液进入，可以中和并改变阴道的内环境，使得寄生在阴道内的致病菌难以生存，可以起到局部的清道夫作用，有利于女人的身体健康，当然也就可以更加完美地体会性爱带来的甘美。

所以，男人的不射精症还是需要认真对待和治疗的。目前临床

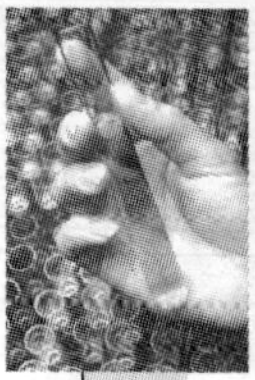

上治疗不射精症的一切办法都是围绕加强性刺激和增强男人生殖器官的直接性感受，有时也会遭遇到难以想象的困难。但是，办法总是要比困难多的，以下的各种方法不妨尝试，其中有相当部分是可以在家庭内部进行的，也是很受患者欢迎的，因为这毕竟不必让你们直接将自己的隐私问题面对外人，而且相当多数的不射精患者是在家里最终完成他们的“第一次”射精行为的。但是这需要家庭主妇的鼎力合作。善解人意、温馨可人的妻子懂得该在什么时候该怎样帮助自己的爱人。那么，机会来了。下面的一些方面需要你的配合：①让性交的场所充满诗情画意和温馨舒适的情调，这需要你的精心布置和安排，不要让任何人来打扰，也不要在语言上施加压力，让男人的心理状态可以达到完全放松的程度；②将性生活的时间安排在晨起或充分睡眠恢复了体力之后，让男人的精力和体力都达到最佳状态；③减少性交频度或在一定的时间内节制性交，有利于射精的启动，性生活次数减少后可以让射精中枢得到必要的休整和调整，精液的储备也可相应地增加，男人的射精出现的就快速且强烈；④加强性交前的诱导和“前戏”。妻子性感的身姿和妩媚动人的神态可以让男人想入非非，也因此而增强了性信号的刺激作用，同时要对丈夫进行性器官的刺激，尤其是性敏感部位的刺激，可以让男人尽快进入“实战状态”，在有射精预感时在进行性交的效果良好；⑤加强性交的动作和抽动的频率，这也是为了射精所进行的最后冲刺，并可以通过改变性交体位来增加性感受。同时，妻子应该刺激丈夫的其他的性敏感区。

在以上的办法没有效果时，可以考虑接受医疗帮助。在急切的求治过程遭遇不顺利的情况下，也可以考虑先生孩子，然后再治不射精，这也是一种合情合理的选择，治疗不射精和不生育并不矛盾，是一件事情的两个侧面。

90. 睾丸内有精子但排放不出来该怎么办?

对于部分无精子症和少精子症患者，体检发现双侧或单侧输精管有局限性硬结的，最好通过辅助检查来明确硬结是否造成了输精管的阻塞，以及阻塞的范围，简单的采用输精管造影技术就可以明确。输精管通畅的患者，只要局部的结节没有明显的临床症状（疼痛、肿胀、囊性感等），暂时可不做任何处理，仅动态连续观察其变化。对于确实造成了输精管道阻塞的患者，可以采用手术方法将有结节的部位切除，然后再把断端给接在一起。为了防止吻合口的再次阻塞，还可以在手术接通输精管后，让患者尽早解决生育问题，或者将患者的精液取出来，冷冻于液氮内低温长期保存，以备以后生育的问题，可以算做是生育能力储备。

对于睾丸内有精子的患者，根本的解决办法是恢复生殖道的通畅性，这也是一劳永逸的好办法，也可以有自然受孕的机会，输精管结扎时间较短者，术再通后的妊娠率甚至比体外受精的妊娠率还要高，这为大多数夫妇所接受，而且费用比较低廉，而穿刺获得精子进行试管婴儿治疗的费用昂贵，而且体外受精还需要超排卵，对女方也有许多不便，因此对于有再通可能的输精管道梗阻者，即便其梗阻时间较长，也应建议首先行再通手术。

再通手术的方法有多种，主要根据患者的具体情况，由专科医生决定。输精管结扎术后和输精管梗阻两类患者行吻合术后，其再通率分别约为80%和60%，再通率和妊娠率的高低与梗阻持续的时间和梗阻的病因有关。

对于反复检查无精子的患者，已经确定睾丸功能正常，血清生育相关的内分泌激素化验正常，以及生殖道梗阻的男性患者手术重建困难、不可恢复或拒绝手术重建时可以考虑手术取精。试管婴儿技术的发展和先进的外科附睾、睾丸取精术彻底改变了先前无法治愈的睾丸衰竭或不可修复的梗阻性无精子的状况。常见的取精方法和途径包括：①显微外科附睾精子抽吸技术（MESA）；②经皮附睾精子吸出技术（PESA）；③自生的精液囊肿穿刺；④睾丸取精术。（图 58 ~ 62）

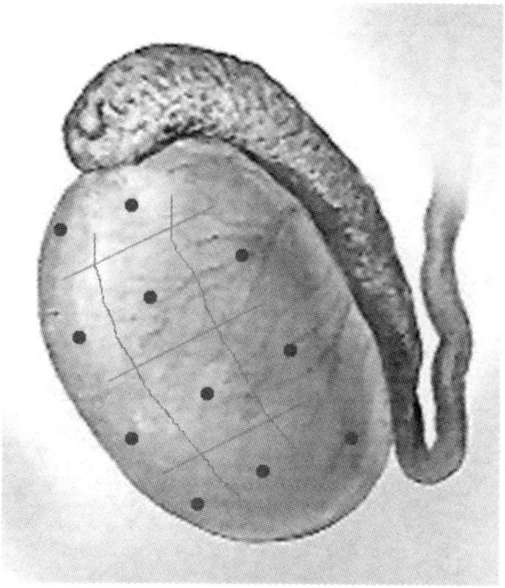

图 58　地图式的睾丸穿刺取精位点

射精管口闭塞也可以造成梗阻性无精子，患者表现为严重的无精、少精、弱精。至少有一条明显的输精管、精液量少、精液果糖无或低时，应怀疑射精管梗阻。如果血清 FSH 正常，睾丸活检生精细胞发育正常，精囊穿刺抽吸及造影可以确诊。手术采用尿道镜下后尿道纵向切开或精阜切除（图 25），术后 45% ~ 60% 患者的精液质量有改善，妊娠率约 29% ~ 35%。

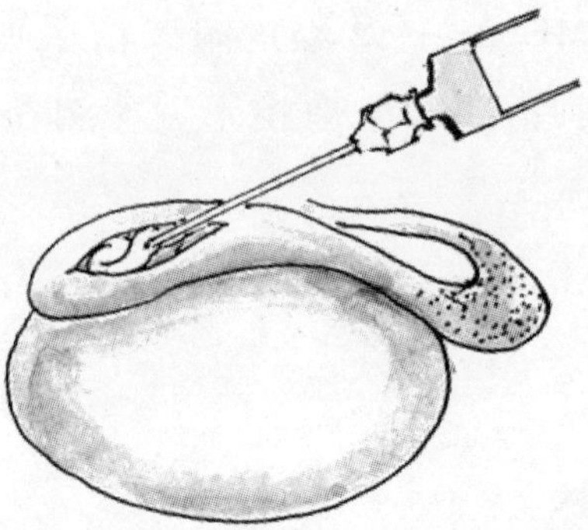

图 59　显微手术附睾精子获取（MESA）

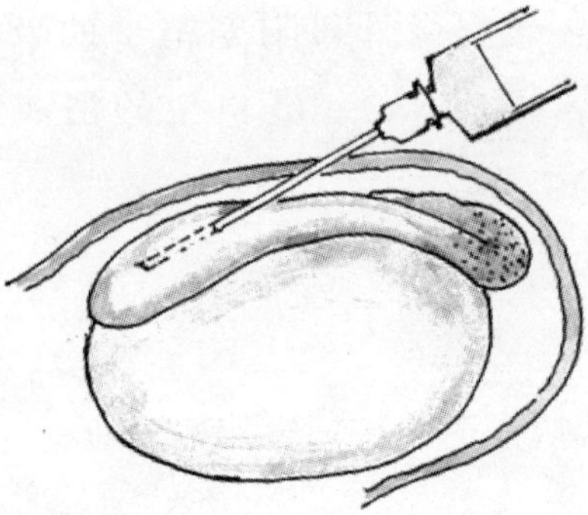

图 60　经皮穿刺附睾精子获取（PESA）

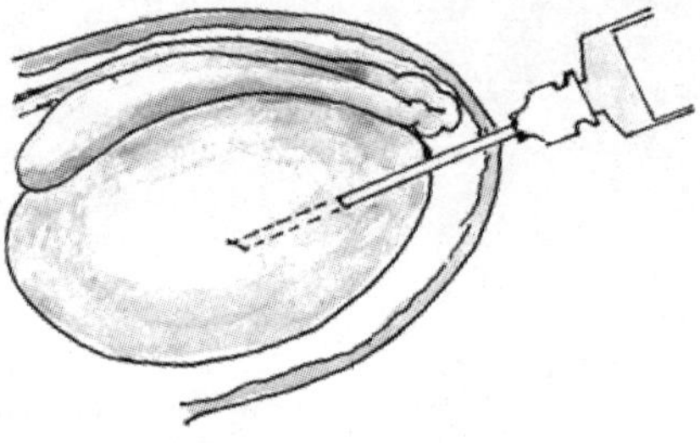

图 61　经皮穿刺睾丸精子抽吸（TESA）

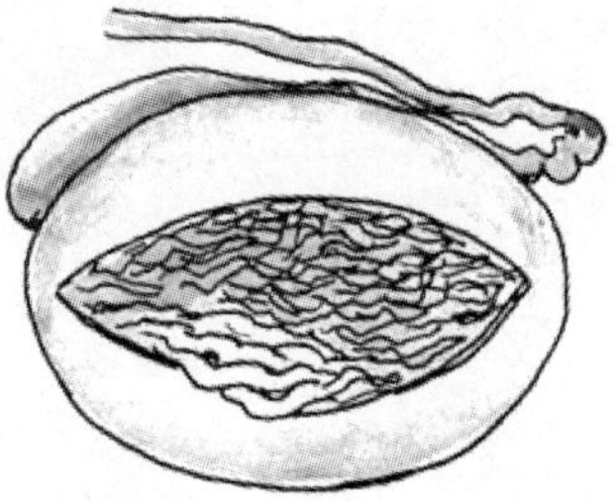

图 62　开放性睾丸精子获取（TESE）

91. 避孕套让我家免于绝后

36 岁的赵先生结婚 5 年了，膝下仍然没有一男半女，本来就已经属于晚婚了，一直也没有孩子，让他们夫妻很难过也很尴尬，亲朋好友常常会善意地询问此事，更让他们烦恼不堪。不得已的情况下，夫妻同时接受了不生育的检查。检查结果发现，除了妻子血液内有抗精子抗体外，双方一切正常。赵先生一再询问是否要开一些药来治疗妻子的异常情况？医生却没有开任何药物，而仅让他们回家选择性生活过程中带避孕套，并一定要坚持半年，半年后再来诊，监测妻子的排卵。半年后，在准确查到妻子的排卵日，医生让他们回家过性生活，并解除避孕措施。（图 63）半个月后，妻子的月经没有按月准时出现。一个月后，化验尿液，出现了可喜的“两道线”，妻子怀孕了。

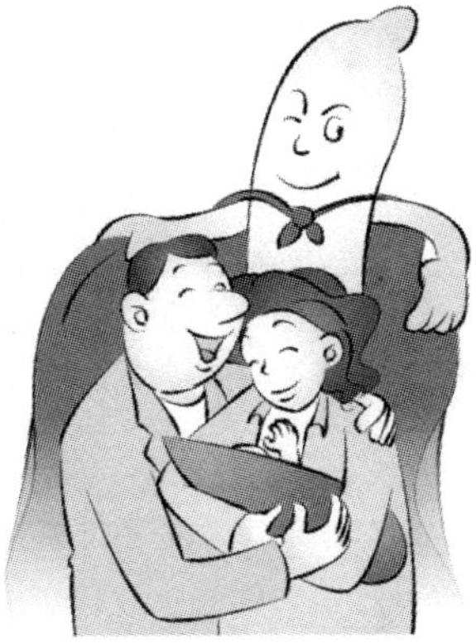

图 63　避孕套与生育

赵先生夫妻的不生育是由于妻子体内出现了抗精子的抗体，在男子的精液射入到女性的阴道内时，可以杀死或者明显抑制精子的活动和受精能力，因而造成了不生育。它的产生原因与女性的生殖道损伤、炎症等有关，而精液内精子对女性的刺激是直接原因。只要不让女性接触到精子，经过一段时间后，产生的抗精子抗体会逐渐地减少，最后消失，因而可以恢复生育能力，医学上称之为“脱敏疗法”。降低抗精子抗体的方法很多，例如可以服用糖皮质激素类药物，快速降低或抑制机体的免疫反应，还可以应用中药等，但是由于这种抗体的产生机制还没有完全清楚，理论上治疗抗精子抗体的办法也不能完全奏效，治疗结果还要看个人的“运气”。此外，应用药物将会影响到身体的很多方面，还可能给怀孕后的胚胎带来一些不良影响，而带避孕套不仅不需要花很多钱，还简单有效，是治疗女性抗精子抗体不育的好方法，值得首先选用。

如果男人体内也存在这种精子的“自杀”性抗体，那就更是雪上加霜了，对精子的打击可想而知。治疗上首先选择针对病因的治疗，例如消除感染、治疗局部的损伤性因素等。对于没有明显原因的患者，可以考虑采用抗氧化作用的维生素C和E，并可以采取糖皮质激素类药物短期治疗，但是效果如何，也一样要看患者的“运气”。

无论是男人，还是女人，由于病因明确的单纯抗精子抗体阳性造成的不育，经过常规治疗没有获得“运气”的，可以考虑实验室技术，例如对精子的体外洗涤技术可以将绝大多数的精浆内的抗精子抗体洗掉。或者可以直接考虑试管婴儿技术，将一个精子注射到女性的卵泡内，达到直接受精（体外育“苗”）的目的，解决生育问题。

92. 丈夫的血保住了我们的儿子

怀孕于28周前终止，胎儿体重不足1000克者，称为流产，主要表现为阴道出血和腹痛。流产发生在怀孕12周以前的为早期流产，发生在怀孕12周以后的为晚期流产。流产连续发生3次或以上者，称为习惯性流产。流产可以区分为自然流产和人工流产两种，前者是指胎儿或胚胎因某种原因自动脱离母体而派出，后者则指通过药物或机械性干预措施等人工方法而使妊娠终止。自然流产是女性常见的不育表现之一，发生率占全部妊娠的10%~18%，多数为早期流产。

孕卵及胚胎方面的问题是早期流产的主要原因，而生殖器官病变及其他全身性病变也可以造成流产。生殖系统感染（弓形体、巨细胞病毒、风疹病毒、单纯疱疹病毒等的感染）、内分泌紊乱（黄体功能不全、甲状腺功能低下等）、生殖器官发育异常（子宫或宫颈发育异常、宫腔粘连、子宫肌瘤）、遗传异常（染色体、基因等的异常）、免疫异常（抗精子抗体、抗卵巢抗体、抗子宫内膜抗体、抗心磷脂抗体、子宫内膜对胚胎的容受性）等，都与习惯性流产有关。近年来研究发现，小部分早期自然流产的病因与男性的精子质量异常以及遗传（染色体的微缺失及基因突变）和免疫（抗配偶淋巴细胞毒抗体）方面的问题有关。

张女士已经结婚多年了，最开始因为年纪轻，也希望多做一些工作，没有着急要孩子，夫妻俩勤奋努力，事业上是一帆风顺的，也打下了一片天地。然而在以后想要孩子的努力中却倍受打击。已经连续4年了，每年都要流产一胎，而且都是在40～50天左右。最初的流产也没有太在意，以为是自己不小心造成的。第三胎一怀孕，就加了小心，什么事情也不敢做了，也与丈夫分房而住，但是仍然在怀孕的第40多天出现了阴道流血，医生打B超发现了我的子宫内有一团东西，说是“胎囊”，但是没有发现有孩子的心跳存在，告诉我不得不做掉了。为了明确流产的原因，我们夫妻将能够做的检查都做到了，连染色体都检查了，结果没有发现任何问题。

我深爱我的丈夫，不忍心让他绝后，也不愿意让我们美满的夫妻生活因此而蒙上阴影。在经过了一段时间的休养后，我又一次进行了尝试。第四次怀孕让我彻底绝望了。刚刚知道自己怀孕后，就不敢做任何活动了，整天在床上趴着。在怀孕35天的时候，做了一次B超，没有看到我渴望的孩子的心跳。不久，让我心惊肉跳的感觉又出现了。我没有干等，而是找到医生进行了积极的保胎治疗，几乎什么药物都用到了，维生素E、保胎丸自不必说，每天注射的黄体酮已经把屁股都打的吃不消了。这次我的怀孕时间坚持得比以往都更长，但是每次B超检查仍然难以见到孩子的心跳，胎囊却在不断地增大，我似乎看到了一线希望。然而不久，鲜血还是如期而至，不得不再一次将孩子做掉了。看着别的住院的妇女，或者进来一个而出去两个，或者一次再次地做人流，我的眼睛都要流血了，这里有羡慕，而更多的还是心痛。我真的不知道该如何面对自己的丈夫、双方的父母和朋友，尽管他们都给了我宽容和理解甚至同情，但是我总觉得不是滋味，难道上天就不能恩赐给我们夫妻一个孩子了吗？

偶然的机会使笔者与这对夫妻相识，并了解了他们的痛苦与无奈。在经过详细的病情分析后，笔者决定为他们进行一次奇特的保胎治疗：在怀孕前进行丈夫的淋巴细胞接种。抽取丈夫的血液，分离其中的淋巴细胞，多点接种给妻子的前臂皮下，每三周一次，但在采用该疗法前应该通过化验检查明确是否流产因这种免疫异常所致，并可以推测该法保胎的成功率，这项检查的名称是“抗配偶淋巴细胞毒抗体实验”。连续4次接种后，这对夫妻再次怀孕，尽管在怀孕期间也不乏风吹草动，但总算有惊无险，最终平安地生下了一个健康男婴（图64）。刚刚生育不久的张女士的心里十分激动，生育孩子的痛苦和这些年来所遭的罪，真想“痛打”孩子一顿以获得“补偿”，但是看着安详吃奶的孩子，满心的委屈全化做了幸福的泪水。

引起习惯性流产的原因很多，例如夫妻双方的染色体异常、内分泌失调、女性的生殖器解剖异常等，但是绝大多数的习惯性流产与人体的保护性“卫士”（免疫系统）功能异常有关，可能是免疫增强或者免疫低下，而孕早期的母体由于夫妻间的“白细胞抗原相容性”过高，使得免疫反应低下，因而无法产生足够的“封闭抗体”来保护胚胎，使胎儿遭遇排斥的发生情况是很常见的，这样就可以将幼小的生命扼杀在了萌芽状态。张女士就属于这种情况，并且利用自己丈夫的血液中的免疫物质来调整妻子体内的免疫系统，

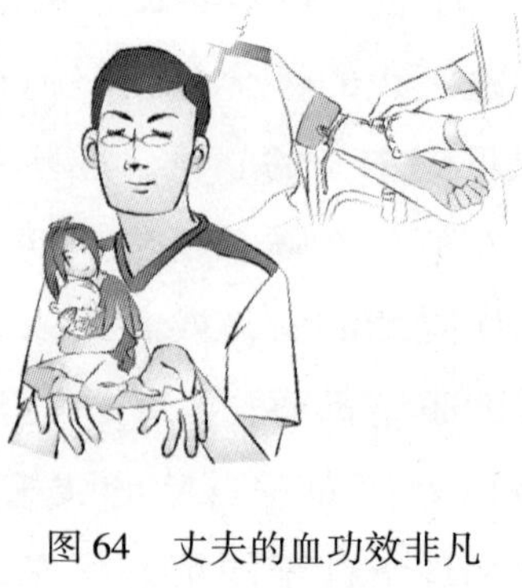

图64　丈夫的血功效非凡

使妻子对孩子的“容忍”程度提高。张女士由于采用了有效的保胎治疗而获得后代。

93. 丈夫淋巴细胞免疫接种保胎的四点关注

采用丈夫的淋巴细胞给妻子免疫接种，可以使妻子产生封闭抗体，保胎成功率在80%以上（健康报报道），也有报道达到90%以上（家庭医生2008年16期），往往有意想不到的疗效，也是这种不明原因早期习惯性流产妇女的唯一有效保胎方法。值得注意的是，引起女性早期习惯性流产的原因很多，诊断往往很困难，需要排除引起流产的各种病因后才会考虑，例如感染、内分泌、子宫发育、遗传等因素。而且，在进行前述类似的保胎治疗过程中，有四点是非常重要的。

第一，千万不要忘记这种治疗方法的“绝对”禁忌证。对于计划接受这种“血液”接种的夫妇，一定要检查丈夫是否患有各种传染病，主要是病毒性肝炎（乙肝和丙肝）和其他一些传染病，尤其是近年来携带者逐渐增加的获得性免疫缺陷（HIV）病毒感染是不容忽视的，千万不要为了解决生育的问题而让妻子患上传染病，有些传染病是可以给患者带来终身遗憾的，例如乙型病毒性肝炎是终身不愈的，还与肝硬化和肝癌有密切关系。患有传染病的丈夫也不要勉强医生给自己的妻子进行接种，那样做一方面是对妻子的不爱护，另外一方面也给医生出了难题，使得医生有成为“被告”的可能。而一些不育夫妇，由于求子心切，而且反复流产，在获得可以有效果确切的保胎措施后，坚决要求进行治疗，甚至可以隐瞒患有传染病病情的现象，这是应该坚决制止的。对于这样的人群，我们可以采用其他来源的健康血液进行治疗，例如丈夫的兄弟、父亲、叔叔等，或者可以考虑从“血库”里获得健康献血源的血液。

此外，如果妻子对这种接种方法“过敏”（局部反应非常强烈）

以及有其他的一些不良反应，也不适合于选择“血液”保胎，而应该寻找其他的有效治疗途径。

第二，即使采用这种“血液”保胎治疗失败了，也不一定说明这种方法是无效的，一定要仔细地追查原因。例如接种的“血液”是否剂量不够？是否接种的次数较少？接种的途径是否存在问题？女方是否存在免疫反应水平低下情况？接种后是否起效果了？等。将这些问题都圆满地回答后，可以考虑进行必要的改进，并可以为生育孩子再进行一次“拼搏”。

第三，千万不要忽视了妻子的精神心理作用，否则会使我们的一切努力都付之东流。怀孕初期的妇女，由于胚胎要在子宫内“安家”，必然会引起某些不舒服的感觉，甚至可以出现疼痛等类似流产先兆的症状。同时，由于怀孕带来的生殖激素分泌改变，可以有阴道分泌物增多的表现。这些都反复强化妻子的“又要流产”的印象，使其处在高度的紧张状态，对于继续怀孕特别不利，因为精神紧张可以导致内分泌的紊乱，体内可以分泌许多异常的激素，其中一部分激素可以引起子宫的收缩，产生疼痛不适症状，特别容易诱发早期流产。所以，在让妻子充分解除精神顾虑的同时，最好与一位有经验的医生保持密切联系，无论在何时何地都可以随时得到专家的指导和建议，这对于精神已经十分脆弱的女性来说是十分重要的。

第四，尽管新出现的丈夫血液（淋巴细胞）接种可以使绝大多数（70%~80%，有人认为可接近100%）的“不明原因”的早期习惯性流产患者获得有效治疗，但是流产的原因是多种多样的，有时单纯的一种保胎方法也并不总是能够奏效，这种主动免疫治疗也并不能适合于所有的习惯性流产患者，还要进行必要的检查来严格把握适应证。

由于部分流产是母体对胎儿的排斥作用增强，因此从免疫抑制出发的保胎方法，例如应用黄体酮口服或注射，或者近年来采用的绒毛膜促性腺激素（比黄体酮对胎儿的不良影响小且少一些），也具有一定的疗效，而且这样的保胎方法有着久远的临床应用历史。所以，采取综合的保胎方案是可取的，即免疫增强和免疫抑制序贯进行。这听起来似乎十分矛盾，实际上是有着深刻道理的。在怀孕前进行免疫增强，用丈夫的淋巴细胞增强妻子对胎儿的保护性反应抗体；而在怀孕后进行免疫抑制，则是抑制母体对胎儿的排斥反应，这种“双保险”的保胎治疗方案可以明显提高保胎成功率，也是目前最强化的保胎方案。此外，一些大众化的保胎药物，例如小剂量叶酸、阿司匹林、维生素类等药物也有一定辅助作用。

顺便提一句，许多女性在怀孕后尽管也确实选择了一些保胎方法或措施，但是仍然遭遇失败，这可能与她们的保胎措施启动的不够早或治疗手段无效有关。例如有些女性在知道自己怀孕后，什么家务都不干了，卧床不起，甚至连吃饭和大小便都不离开床铺；有些女性怀孕后购买一些“保胎丸”等药物以及一些无关痛痒的药物治疗；多数遭遇过流产的女性还是愿意积极到医院接受保胎治疗，但是往往是在发生腹痛和流血等流产征兆后才接受保胎治疗，此时多数保胎治疗效果已经遭遇折扣。这些妇女的保胎治疗切记的是要做到“尽早”和“有效”。一旦发现自己可能怀孕后，应该马上到医院接受必要的检查，例如测定血清雌二醇、HCG 和孕酮水平，根据自己缺乏的激素不同，来选择需要补充的药物种类和剂量。

94. 选择强化保胎要慎重

发生过流产等不良妊娠结局的女性，一旦准备再次怀孕，要做好充分准备，关键在于找到造成流产的真正原因。如果仅仅是偶然的一次流产，很可能是一个“意外”，可能是由于排卵后的延迟受精、卵子过熟等引起的受精卵染色体异常所致，夫妻双方可以行常规的生育方面的简单检查，如果没有异常所见，可以在流产后的 3 个月以上或女方月经正常后再次考虑怀孕；如果为习惯性流产，则应该积极寻找病因并给予相应的处理，在怀孕后严密监测妊娠情况；如果为染色体异常所致的流产，还需要进行产前诊断，通过羊水细胞染色体核型分析，了解胎儿是否存在染色体异常，还可以选择在着床前的遗传学诊断（PGD）。

对于一些反复出现（习惯性）流产的妇女，在再次怀孕后或出现流产先兆后，首先想到的就是要到医院进行保胎治疗，希望能够通过医生的帮助来挽救自己孩子的命运。实际上，患者的这种心情是可以理解的，但这种考虑有许多不周到之处，而且对保胎治疗的后果一无所知。流产次数越多，对妻子的打击也越沉重，再次怀孕再次流产的机会也将越大，造成流产的病因可能也越严重，其中有一些病因是难以克服的，例如遗传异常造成的习惯性流产。习惯性流产可能是胚胎有缺陷，或者是由于母体有缺陷，现代医学还认为部分流产原因与丈夫有一定的关系。例如导致流产的染色体异常，不仅可以发生在女方，也可以发生在男方，可见将流产的责任完全归于女方是不公平的。

如果不查明流产的真正原因，盲目地进行保胎治疗，是不会得到好结果的，几乎多数的盲目保胎措施都将导致失败；个别人的保胎治疗尽管可能侥幸成功，但出生的孩子可能也有各种缺陷。

不要因为流产而胆战心惊，那种因为害怕流产而选择保胎治疗、不做任何家务、甚至要严重到卧床的态度是不可取的，也没有必要。一旦发生流产，夫妻双方应该正确面对，应该接受必要的检查和相应的处理。对于难以逾越的不治之症，千万不要勉强自己进行反复的怀孕－保胎－流产的恶性循环；对于确实可以采取有效措施治疗的患者，在经过一段时间的充分休息和子宫恢复后（一般选择半年以后）可以再次怀孕，而不必要进行过多的保胎处理。

流产是对有问题的怀孕和胚胎的自然淘汰过程，是保证人种健康的重要机制，符合自然选择法则。尽管流产让夫妻很不愉快，但是一时的不愉快会远胜过生育异常孩子所带来的终生不愉快。所以，不要轻易选择进行保胎治疗，只有确保子宫内的胎儿是发育正常的，才可以进行适当的保胎措施。

95. 绝育男人可以不绝育

计划生育是我国的基本国策，在控制人工增长中的作用巨大。根据国家统计局2008年11月3日发布的报道显示：计划生育政策实施30多年来，中国少生4亿多人，使得中国“13亿人口日”和“世界60亿人口日”的到来时间都推迟4年。在此期间，中国人口占世界人口的比重由1980年的22.2%下降到2007年的20.1%；中国人口年增长占世界人口年增长的比例也从1982年的18.4%下降到2007年的10.3%。

有一利必有一弊。有许多男人，在他们已经生育子女后，积极响应国家号召，进行了绝育手术（输精管结扎术）。但是，经过若干年以后，当他们因为某些原因，例如子女意外伤亡、残疾、丧失生育能力等客观因素，需要再次生育时，以往的绝育手术成为他们获得子女的最大障碍。这个来信的农村夫妇就遭遇到了这种不幸的情况，他们在来信中谈到：“他们在多年以前已经生了一个孩子，随后实行了男扎手术，2002年孩子不幸夭折，现在他们想做男性输精管吻合手术，不知这种手术的难度有多大？手术成功率有多高？需要多少钱手术费?”

造成输精管结扎手术男子不能生育的主要原因是排放精子的通路受到了干扰，使得睾丸内制造的生育“种子”被牢牢地限制在睾丸内，因而丧失了让卵子受精的机会。此外，结扎手术造成的自身免疫反应等也对精子十分不利。对于这部分人的生育问题，现代的医疗技术完全可以圆满解决，结扎手术并不能完全剥夺男人的求子愿望。

首先要选择的治疗措施就是恢复输精管的通畅，使得精子能够从自然的途径排放出来，采用的手术方法在医学上称为输精管吻合术。

输精管吻合术非常简单，手术需要的时间也很短，大约20～40分钟，费用也相当低廉，是面向基层的大众办法，当然也是非常管用的办法。下面的附图就是输精管吻合的两种手术方法，即传统的手术方法（图65）和显微外科方法（图66）。由于显微外科技术的进步，使输精管吻合的准确性和成功率明显提高。

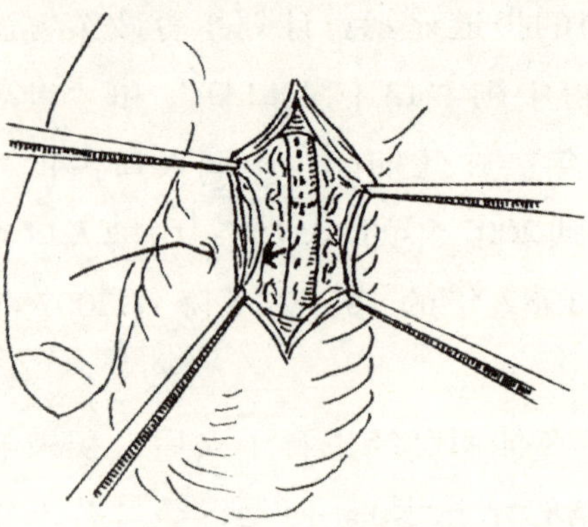

输精管吻合术（传统）

图65　传统的输精管吻合手术

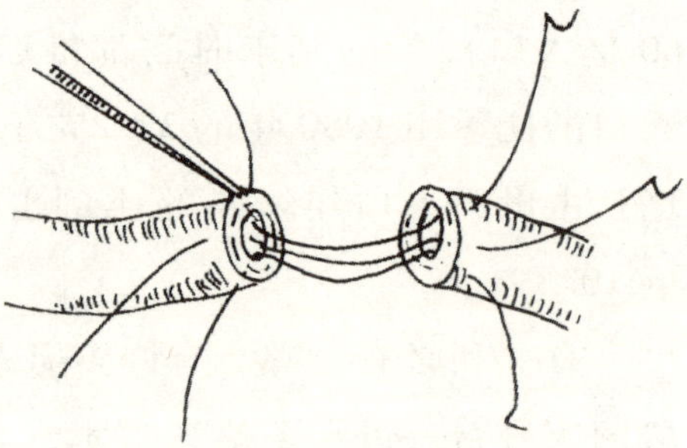

显微外科输精管吻合术

图66　显微外科输精管吻合术

但是，对于进行了手术吻合输精管的男人，他们最关心的是能否有生育能力，与之相关的一些问题常常困扰着他们，例如手术是否成功地恢复了输精管的通畅性？手术后的精液内是否出现了精子？精液内的精子是否具有生育能力？吻合的输精管是否还会再次堵上？如果手术后经过一段时间仍然没有让妻子怀孕，还有什么办法？等。

输精管手术治疗的成功与否决定于操作者的经验和技术、输精管的具体情况、是否出现手术后感染等并发症。手术后在精液内出现精子就表明手术是成功的，输精管恢复了通畅，平均约80%。如果手术治疗失败，精液内没有出现“久违”了的精子，在经过一段时间的恢复后，一般需要2～3个月，可以考虑再次进行手术尝试，仍然有成功的机会。但是手术成功并不一定能够让女方怀孕，手术吻合后的再

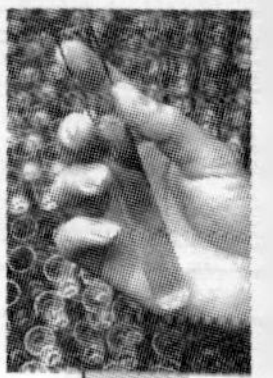

生育率波动较大，一般为40%～60%。

对于手术后已经恢复了输精管的通畅性，精液内已经出现了精子，但经过一段时间仍然没有怀孕的患者，可以按照一般的不育症进行治疗，毕竟经过这么多年没有“使用”的精子也可能“懒惰”了，或者制造精子的工厂（睾丸）也可能在此时期遭遇过各种打击或“不测”，使得制造出来的精子不能适应激烈竞争（使卵子受精）的需要。在经过药物治疗一段时间后仍然不能恢复自然生育者，可以考虑实验室技术，让外力来“扶持”精子一把，例如精子体外处理、人工授精、宫腔内人工授精等技术。万不得已时，通过试管婴儿技术也完全可以解决这类夫妇的生育问题。

96. 绝育男人选择输精管复通手术要考虑周全

有许多男人，在他们已经生育子女后，积极响应国家号召，进行了绝育手术。但是，经过若干年以后，当他们因为某些原因，例如子女意外伤亡、残疾、丧失生育能力等客观因素，需要再次生育时，以往的绝育手术成为他们获得子女的最大障碍。

对于这部分人的生育问题，想象中应该不是太难解决的，只要把绝育手术堵塞了的输精管复通，就可以实现自己的求子愿望。首先要选择的治疗措施当然是恢复输精管的通畅，使得精子能够从自然的途径排放出来，采用的手术方法在医学上称为输精管吻合术。由于显微外科技术的进步，使输精管吻合的准确性和成功率有明显提高。但手术成功并不一定能够让女方怀孕，手术吻合后的再生育率波动较大，一般为40%～60%。

对于计划选择手术吻合输精管的男人，他们最关心的是能否有生育能力。如果手术吻合输精管后仍然不能获得自然生育能力，则手术变得徒劳无益。一些男性在完成输精管手术复通之后，精液化验仍然见不到久违的精子；即使复通后精液内有了精子，却仍然难以繁衍后代，真正顺利恢复自然生育的人并不多，与之相关的一些问题常常困扰着他们，例如手术是否成功地恢复了输精管的通畅？手术后的精液内是否出现了精子？精液内的精子是否具有生育能力？吻合的输精管是否还会再次堵上？如果手术后经过一段时间仍然没有让妻子怀孕，还有什么办法？等。

实际上，道理很简单。除了要求手术技术完美外，阻碍他们生育的原因还包括：

（1）以往绝育手术方式：除了常规的输精管结扎术以外，男性绝育方式还包括粘堵和栓堵，前者的手术结节较小且局限，手术切除结节后的复通多比较满意；而后两者由于用作输精管阻塞的材料问题，可能会造成输精管内较长距离的堵塞，因此可能需要切除较长的输精管来吻合，即使如此也难以确保完全复通，而部分患者可能由于堵塞范围过广而难以完成输精管吻合手术。此外，包括附睾在内的其他部分生殖管道是否也发生了病变都需要明确。

（2）睾丸功能：对于一个已经没有生精能力的睾丸来说，生殖管道是否通畅都没有实际意义。尽管年龄老化对健康男人的生育能力影响还不大，但绝育手术后男人的生育能力恢复却与绝育年龄相关，这可能与绝育手术后带来的感染、自身抗精子免疫、炎症、继发性睾丸功能障碍等有关。

（3）配偶的生育能力：多年不再生育的配偶是否具有完备的生育能力值得商榷。以往的生育过程是否留下了不良影响？多年的生活中是否遭惹上了某些影响生育能力的疾病或异常？等，都需要明确。

（4）配偶的年龄：女性年龄的增大是障碍其生育能力的重要因素。那些希望再次生育的人群中，往往夫妇双方的年龄都比较偏大，而研究证明：35 岁女性的生育能力仅相当于 25 岁女性的 50%，38 岁时则降低到 25%，超过 40 岁时则少于 5%。

因此，在选择输精管手术复通之前，需要明确几个问题：

（1）基本明确睾丸是否有生精功能　显而易见，睾丸变小、质地变软往往标志着睾丸功能不良，当睾丸体积小于 8 毫升时，尤其是同时伴有质地偏软，则多数难以获得精子。此外，对于睾丸大小正常的男性，还可以通过化验生殖内分泌激素来判断睾丸功能，主要包括卵泡刺激素（FSH）、黄体生成素（LH）、雌激素（E2）、泌乳素（PRL）和睾酮（T），其中 FSH 的检测结果最为重要。血清抑制素 B 在判断睾丸生精能力中的价值比 FSH 更高。

（2）检查附睾情况　如果发现附睾的头体尾均存在广泛病变者，此时进行输精管吻合没有任何意义；如果附睾的病变仅局限在尾部，可以进行附睾穿刺检查是否有精子，然后再决定是否进行输精管复通手术，也可考虑手术探察，在术中检查附睾的生精能力，并将障碍精子通道的附睾尾部切除，然后再与输精管的近心端吻合。

选择手术前，预先进行附睾穿刺或睾丸活检来判断睾丸的生精能力也是明智选择，可以增加手术复通的概率。有些医生更愿意手术探查，选择在手术台上先进行附睾穿刺，发现有精子后再进行复通手术，是比较聪明的做法。

（3）评价结扎后局部结节的范围　通常单纯进行输精管结扎术者，局部的吻合结节比较局限，切除结扎结节并进行吻合应该不太困难；粘堵术和栓堵术的局部结节范围则可能比较广泛，切除结节后的吻合手术因没有足够的输精管而变得十分困难或不再可能。此外，生殖系统的许多继发性疾病，例如感染、结核、损伤等，也可以让附睾、输精管等生殖管道发生病变。此时，需要在进行输精管吻合手术前进行输精管造影检查，以确定堵塞的范围和程度。

（4）筛查女性生殖能力　一旦确定女性生育能力十分低下或已经没有了生育能力，例如配偶年龄过大、卵巢衰竭、子宫切除等，男人选择输精管复通就没有任何意义了。

对于那些进行过输精管结扎、希望恢复生育能力并遭遇困难的男人，我们建议：

（1）手术治疗前已经判定睾丸有生精功能，但复通后没有见到精子，可能是由于吻合口狭窄、出血等造成的，在局部情况稳定后可以再次考虑手术，但要确保有足够长度的输精管用于吻合。手术复通失败者，还可以考虑直接从附睾或睾丸内获取精子，进行单精子卵泡浆内注射（ICSI）来解决生育问题。

（2）对于手术后已经恢复了输精管的通畅性，但经过一段时间仍然没有怀孕的患者，可以按照一般的不育症进行治疗，必要时可以考虑实验室技术，通过试管婴儿技术解决生育问题。例如吻合后的精液内有精子，但是精液质量稍差，可以选择药物等方法治疗3～6个月，等待自然怀孕，或配合人工授精（AI）等助孕技术；精液质量极差，例如严重少弱精等，或经过充分的系统治疗后精液质量仍然难以有显著的改进，难以有自然生育的机会，可以直接选择试管婴儿（尤其是ICSI）技术。

（3）当综合分析睾丸已经丧失产生精子能力的男性，应该面对现实，放弃自己生育的想法，更没有必要选择输精管吻合手术，可以选择“借种子”的供精技术或领养子女。

97. 一般治疗方法的艰难处境

对不育症的治疗研究已取得了某些进展，但多数是针对女性的治疗成果。尽管已发现了一些男性不育的病因，但依然缺乏对生精缺陷和导致这种缺陷的有效治疗手段，可供选择的治疗男性不育方法尽管很多，但具有明显疗效的确很有限，经常使医生和患者都陷于选择治疗方法进退两难的境地（图67）。男性不育治疗难以获得理想效果的主要原因包括：①基础研究落后于临床的需要；②男性不育是多种疾病和多因素共同作用的结果，病因复杂而多数不清楚；③专业诊治男

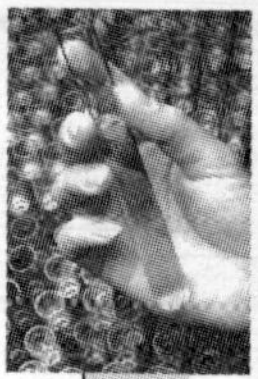

性不育的科室、人员及其技术水平有较大差别；④社会上广泛存在的虚假宣传，各种家传秘方和宫廷验方多无任何疗效；⑤患者的求子心切也容易当局者迷，难以冷静选择治疗手段。

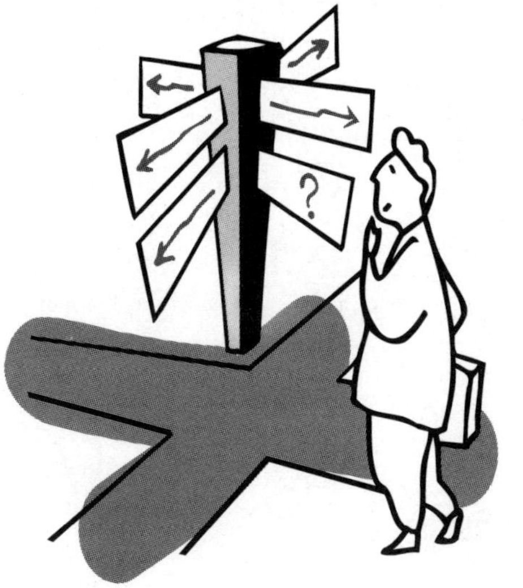

图 67　常规治疗方法：进退两难的选择

由于对附睾功能的改变、精液各项指标的变化、精子功能的损害及其对生育能力的影响作用等尚无圆满的解释，故造成了临床医生对许多不育症的治疗束手无策，而且目前采用的许多对男性不育的治疗措施缺乏科学基础，致使许多疗法常常得不到明显和长期疗效。

现代医学对于男性各种不生育的病因都有规范化的治疗程序和原则，可以参考。一般首先选择简单、无创或微创的方法，主要是通过药物治疗来实现。在治疗 3 ~6 个月有一定效果者，可以继续治疗并适当调整治疗方案，一直到妻子怀孕；治疗 3 ~6 个月，尤其是治疗接近 1 年仍然没有任何效果的患者，应该考虑放弃常规的治疗方法，而采用实验室技术，例如人工授精等；最后选择的治疗措施是试管婴儿技术，几乎可以使所有的严重男性因素不育者都获得自己的孩子。

但是，对于无精子症治疗失败，或者经济条件不能承受试管婴儿的高额治疗费用者，以及其他不适合于生育的疾病，例如遗传异常、患有精神疾病等情况，可以直接考虑接受“精子库”的“种子”进行供精人工授精。

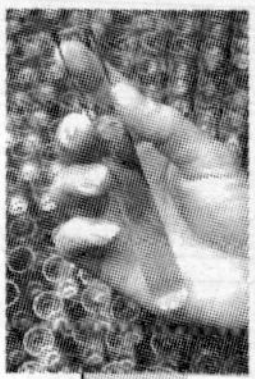

五、实验室里的技术治疗顽固性男性不育

98. 什么是辅助生殖技术?

人类辅助生殖技术（ART）是指通过对卵细胞、精子、受精卵、胚胎的操作处理，最终达到治疗不育的系列技术，也称为医学助孕技术。它们或是创建便于精子与卵子会合的捷径，或是建立有利于精卵结合的优越环境。伴随着全球综合科技水平的发展，尤其是超排卵药物、实验试剂、光学仪器、电子仪器的发展促进了 ART 的完善与推广。

虽然男科学的研究不断深入，但是对于许多男性不育症，尤其是严重的男性因素不生育还没有确切有效的治疗方法。辅助生殖技术的出现，极大地改善了目前男性不育症治疗上的困境，使许多男性不育症获得了子女，必将成为治疗男性不育的主要手段；对于采取节育措施的夫妇，可以通过配子或胚胎冻存而保留生育能力，并可以作为绝育后再生育提供可靠的技术，因而可以作为计划生育的坚强后盾，确保计划生育顺利实施；辅助生殖技术还使生殖相关的基础研究得以实施，为深入研究生殖生理、最终彻底了解生育的奥秘奠定了良好的基础。

辅助生殖技术包括的范围很广，主要包括人工授精、体外受精和胚胎移植以及显微授精技术，而精子体外处理技术是辅助生殖所有技术的基础。近年来已经发现了许多的体外方法来特异地改善精子功能，提高精子的受孕率，有些已经可以从动物实验过渡到人类应用，对临床工作产生了积极的效果，例如精子体外处理人工授精、宫腔内人工授精、部分透明带切除（PDZ），透明带下授精（SUZI），体外受精－胚胎移植（IVF-ET），尤其是卵细胞内单个精子注射（ICSI）技术可以治疗严重因素的男性不育，例如严重的少弱畸形精子症患者，甚至某些具有遗传异常的男性也可能通过ICSI技术解决生育问题，例如接近30%的唯支持细胞综合征（SCO）患者可能具有孤立的精子发生区域，也可以通过ICSI技术解决生育问题。进行显微手术附睾管精子抽吸、经皮抽吸，配合精子冻存技术是近10年来的创新，也是由于ICSI技术的出现所派生。ICSI是一个突破性进展，显示了广泛的应用前景，是男性不育治疗上的一次革命，甚至使某些无精子症患者，通过睾丸或附睾获取精子，即使仅仅发现有不成熟的精子或精子细胞，或生殖细胞经过体外的培养分化过程，解决生育问题，因此受到普遍的欢迎。但是，ART技术普遍存在的缺陷是技术比较复杂、具有一定的侵袭性、费用比较高、成功率还难以让患者满意。

99. 什么是显微辅助生殖技术？

有一些辅助生殖技术是不能够直接完成的，需要借助于显微镜，在微观环境下进行，医学上叫显微操作辅助生殖技术。显微操作辅助生殖技术的出现，例如部分透明带切除（PDZ），透明带下授精（SUZI），体外受精－胚胎移植（IVF-ET），尤其是单精子卵细胞浆内注

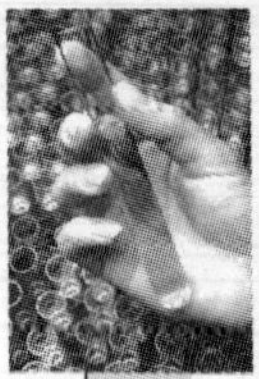

射技术（ICSI）可以治疗严重因素的男性不育。此外，由于特发性男性不育的病因不清、可能存在遗传因素，显微辅助生殖技术可能在不育患者的后代中仍然有应用价值。

ICSI 技术的推广应用也带来了生物、遗传、伦理、法律等诸多问题，而且它还不是绝对安全的治疗方法。一些 IVF 中心忽视了对男性不育全面分析和评价，尤其是遗传危险性方面，忽视可以有效治疗的疾患，可能丧失了解不育症真正原因的机会，而直接进行 ICSI（具有侵袭性、潜在危险性以及高费用）。这样使一些通过简单、经济、无创或微创就可以解决生育问题的患者得不到恰当有效的治疗方法，同时还可能使部分以不育为表现而患有其他疾病，例如睾丸肿瘤患者被遗漏，丧失良好的治疗时机。这种跨越自然过程的受孕，理论上存在遗传危险性，而且男性不育可能是具有潜在的威胁生命疾病患者的唯一临床表现或首发表现，不容忽视。所以，对不育男子进行一些必要的基础诊治并不应该被已有的先进技术所取代，同时的胚胎着床前遗传学诊断（PGD）显得十分重要，人们已经开始关注 ICSI 治疗出生婴儿的遗传异常问题。通过 PGD 对遗传异常胚胎的筛检，理论上可以增加着床率，减少自发性流产和三倍体受孕的发生，获得了许多健康和遗传正常的妊娠。进行 PGD 的主要对象是那些可能有遗传异常或高危遗传因素，需要产前诊断的病例，尤其是那些可能同时具有两种以上不同的遗传异常情况。目前对同时具有多种遗传异常的患者还难以提供满意的诊断方法，我们只有期待 PGD 多项诊断方法的出现，才可能解决这部分患者的问题。

100. 选择辅助生殖技术的一般原则

辅助生殖技术操作起来比较麻烦、成功率还不能让人十分满意、治疗费用高，所以还不是常规首先选择的治疗不育技术，而是应该在传统的治疗方法失败，或者已经没有了可以选择的其他方法时才考虑选择。

因此，在选择对男性不育症的具体辅助生殖治疗措施之前一定要明确诊断，包括病因诊断和病情诊断。对于没有明显原因的不育夫妇，至少应该给他们1年以上的时间进行家庭内的怀孕尝试。切忌盲目地选择治疗措施，以免给患者造成不必要的精神负担、经济负担和身体的创伤，应该遵循的一般治疗原则是从最简单、最方便、最经济、对患者的损伤最小、个体化的有效治疗措施着手，同时应该考虑到患者在精神上和经济上的承受能力，尊重个人隐私，不违背伦理道德和国家的政策法规。

辅助生殖治疗措施有许多种，每一种技术都有其最佳的适应证，而且并不是最复杂、最昂贵的技术就是最好的技术。一个好的医生，可以帮助患者选择最适合于他们夫妇病情的措施，而不是选择所谓最“高级”的措施。况且，越是昂贵的治疗方法，越是人类介入较多的措施，其潜在的危害就越大，对于人类疾病的遗传风险也越高。没有人希望看到，自己艰苦努力所获得的后代智力低下，或者存在潜在的遗传性疾病。所以，人们更喜欢首先从简单的、费用低廉的治疗措施开始摸索和尝试。

101. 实施辅助生殖技术的伦理原则

为了安全、有效、合理实施人类辅助生殖技术，保障人民健康，我国卫生部于2001年在《实施人类辅助生殖技术的伦理原则》中特别制定以下伦理原则。主要包括：

(1) 知情同意的原则：医务人员对要求实施辅助生殖技术且符合适应证的夫妇，须让其了解实施该技术的程序、成功的可能性和风险以及接受随访的必要性等事宜，并签署知情同意书。医务人员对捐赠精子、卵子、胚胎者，须告知其有关权利和义务，包括捐赠是无偿的、健康检查的必要性以及不能追问受者与出生后代的信息等情况，并签署知情同意书。

（2）维护供受双方和后代利益的原则：捐赠精子、卵子、胚胎者对出生的后代既没有任何权利，也不承担任何义务。遵照我国抚养与教育的原则，受方夫妇作为孩子的父母，承担孩子的抚养和教育。通过辅助生殖技术出生的孩子享有同正常出生的孩子同样的权利和义务。如果父母要离婚，在裁定对孩子的监护权时，不受影响。

（3）互盲和保密的原则：凡是利用捐赠精子、卵子、胚胎实施的辅助生殖技术，捐赠者与受方夫妇、出生的后代须保持互盲，参与操作的医务人员与捐赠者也须保持互盲。医疗机构和医务人员须对捐赠者和受者的有关信息保密。

（4）维护社会公益的原则：医务人员不得对单身妇女实施辅助生殖技术。医务人员不得实施非医学需要的性别选择。医务人员不得实施代孕技术。一个供精者的精子最多只能提供给5名妇女受孕。

（5）严防商品化的原则：医疗机构和医务人员对要求实施辅助生殖技术的夫妇，要严格掌握适应证，不能受经济利益驱动而应用于有可能自然生殖的夫妇。供精、供卵、供胚胎应该以捐赠助人为目的，禁止买卖。但是，可以给予捐赠者必要的误工、交通和医疗补助。对实施辅助生殖技术后剩余的胚胎，由胚胎所有者决定如何处理，但禁止买卖。

102. 精子是怎样“择优上岗”的呢？

少精子、精子活力低下、畸形精子、精液液化不良、精浆中存在抗精子抗体等引起的男人不生育，在经过内外科系统治疗都不能使精子质量改善并达到受精目的，而患者又不能接受“别人的”精液人工授精时，实验室精子体外处理技术是一个重要的补充手段（图68）。

随着体外精子处理及人工授精技术的不断发展，人们可以在体外提取形态正常、无精浆和其他成分的优质活动精子，增加精子的运动

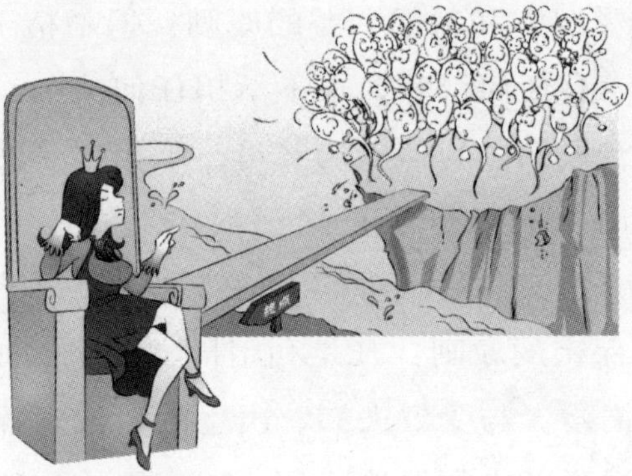

图 68　精子体外处理技术

能力和穿卵能力，以及体外精子获能等，再做自己丈夫精液的人工授精，使之能有效地与卵子结合，提高怀孕率，有助于人工授精安全有效地用于临床，而且采用处理过的精子进行人工授精的结果优于内外科疗法，其受孕波动于0%～62%。

精子活动能力、精子获能、顶体反应和受精能力是紧密联系的，理想的精子功能体外改善途径应该是从精液中预先筛选出最佳的精子群体，然后通过生化（药物）刺激来获得最大数目具有良好功能的精子。

采用自己丈夫精液进行人工授精的适应证还没有完全统一的意见，一般认为男人性功能障碍（严重的勃起功能障碍、严重的早泄、逆行射精、不射精）、精子在女性生殖道内运行障碍（行动懒惰或遭遇阴道内的杀手）、精液异常（白细胞精子症、精液内存在抗精子抗体、精液不液化、精液黏稠度高、精子活力低下等）均可以进行自己丈夫的精液人工授精（AIH）治疗。

精子体外处理的方法很多，这要由医生根据患者的具体情况进行综合分析和选择，每一种处理方法都有自己的优缺点，在使用时要注意掌握最佳适应证，针对每一个具体的病例选择一种或几种适宜的技术。例如通过上游法进行选优，将精液加上培养液进行二次离心沉淀，去掉上清液，下边就会有较高密度的精子，然后将试管放入37℃的二氧化碳培养箱内，斜置45度培养，从上层收集有活力的精子人工授精。

103. 精卵结合的“直通车”——人工授精技术

人类生育除了要具备男女的生殖细胞：男人的精子和女人的卵子外，还要为精子与卵子的会面创造良好的条件，许多不生育的原因就是在精子与卵子会面的路途中设置了重重障碍，只要其中的一个环节出现故障，就可能影响精子的顺利进入输卵管。这些障碍可能是来自于阴道（阴道畸形或炎症）、子宫颈口（狭窄）、子宫颈管（黏液绸厚）、子宫、输卵管等不同位置。人们根据阻碍的部位不同，分别采取措施，为精子开设了各种各样的“直通车”——人工授精，来助精子一臂之力，直接将精子送到相应的部位，来克服各种障碍（图69）。

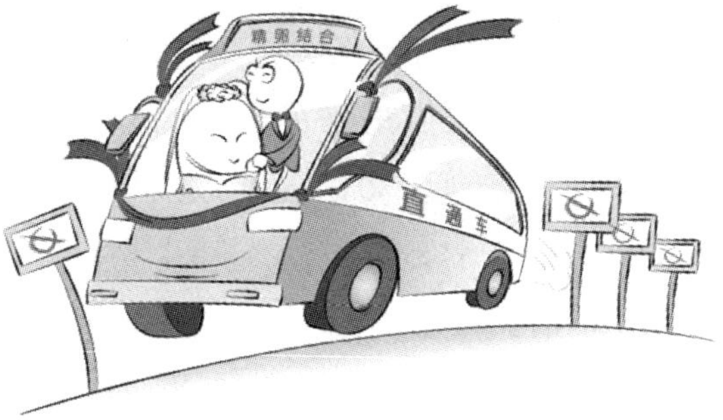

图69　直通车让精子直达目的地

对于不能将精液射到女方阴道内的情况，例如严重的勃起功能障碍（俗称：阳痿）、尿道下裂、逆行射精、不射精等，以及精子有问题的情况，例如少弱畸形精子、精液黏稠不液化、精液内有抗精子抗体、精液内有大量的白细胞等，都可以进行特殊的处理过程，最后将获得的理想精子采用这种“直通车”的方式使妻子怀孕。

对于药物或手术等方法治疗失败的不育患者，人工授精是一个理想的补救措施，它的治疗方法比试管婴儿简单得多，费用也低廉得多，成功率虽然比试管婴儿要低一些，最重要的是生育的孩子是自己的“亲生骨肉”，避免了领养子女带来的不良心理影响。

104. 人工授精是如何进行的?

人工授精，就是用一根管子将精液打入女性的阴道内或子宫里边去，后者叫宫腔内人工授精，也可以通过宫腔镜自输卵管在子宫的开口部打入输卵管里去，叫做输卵管内人工授精。人工授精主要适合于经过一番检查，利用优选丈夫精液，通过输送管打入阴道或子宫腔里边去，但是丈夫的精液必须达到一定的标准才可以，而且必须选择在妇女的排卵期进行。如果丈夫精液是无精子的、严重少弱精子而又无法治疗的、丈夫有某些遗传病（精神病、白痴、癫痫等）、夫妇间因为特殊血型或免疫不合而又治疗无效者、反复多次进行夫精人工授精失败而原因不明者，也可以利用健康供精者提供的“精子银行”里面的精液进行供精人工授精。提供精液的医疗单位会对献精员进行严格选择的，如年龄、身高、血型、文化程度以及健康状态都要加以筛查的，才能选用。所以，患者不必对合法医疗单位的“精子银行”表示怀疑，那里来的精液质量是受到法律保护的，如果出现问题，你是可以讨一个“说法”的。

为了提高人工授精的成功率，在月经干净后，还可以给妇女用些促排卵的药物，使其两侧卵巢内多产生几个成熟的卵子，同时能有4～5个成熟卵子排出是比较好的，人工授精的成功率就会提高。

准确测定排卵期，在排卵期内进行人工授精是取得治疗成功的关键因素之一。采用消毒干燥（最好是一次性使用）的注射器，吸取选

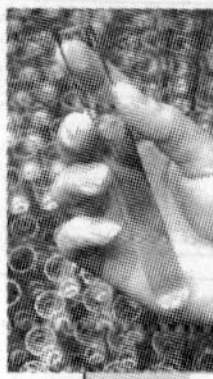

择处理好的精液，装上 10 ~ 15 厘米长、直径 1 ~ 2 毫米的塑料管，将精液缓慢地注入到适当部位，例如直接注入阴道后穹隆、宫颈管或子宫腔内，然后垫高臀部，平卧 30 ~ 60 分钟；对于子宫后倾的女性，建议翻过身来撅着，抬高臀部，平卧 30 ~ 60 分钟。

必须特别提出忠告的是，患者选择人工授精需要在有国家准入资质的医疗单位内进行，尤其是需要进行捐献者精液（供精）人工授精者更需要注意，否则患者的合法权益将难以得到充分保障，也难以保证后代的健康和优生优育。

105. 人工授精治疗的效果如何？

即或是生育能力健全的夫妻也不是每个月都能够怀孕（有研究认为每个月经周期的自然妊娠率可以达到 25%，半年达到 60% 以上），何况生育困难的夫妻，他们的人工授精后的怀孕率可以有很大的差别。

配偶间的人工授精成功率一般波动于每个月经周期 10% ~ 30%，主要决定于精液的质量和不育的病因；而因为男方因素（无精子）而选择进行的“别人的”精液人工授精，如果女方检查没有明显异常，每个月经周期的新鲜精液治疗成功率波动于 50% 左右（冷冻精液的成功率要低一些，约 20%），这是由于准确地选择了排卵期，故每个月经周期的怀孕率要高于不育患者的自然怀孕率。

这样看来，任何事情都没有 100% 的绝对成功机会。所以，在治疗过程中出现失败的现象是很常见的，千万不要因此而责怪医生，那样做的话，你会太不尽情理了，也有些难为人了。如果第一次治疗失败了，还可以进行第二次、第三次、第四次等。对于配偶间的人工授精成功者往往在 3 ~ 5 个月经周期治疗获得成功。所以，国内外通常将 6 ~ 8 个周期（每个周期可以进行 1 ~ 2 次人工授精）确定为人工授精治疗的一个疗程。如果经过一个周期（8 ~ 10 个月经周期）治疗仍然没有结果，继续治疗的成功希望不大了，不要再盲目进行，可以重新考虑病因诊断或重新选择治疗方法；对于接受“别人的”精液人工授精（供精人工授精），如果连续 3 个月经周期治疗失败，也要考虑女性有影响生育的疾病或因素存在，应该考虑首先进行全面的检查和相应的治疗。

有许多因素可以影响配偶间的人工授精成功率，如果能够加以重视，可以改善治疗效果。这些因素包括：①不育的病因是关键因素，单纯性的由于性功能异常而影响到生育的，治疗效果较理想，而其他不育病因的患者治疗效果要差一些，有的病因治疗效果可能十分低下，例如严重的少弱精子症者；②女性卵泡监测的准确性十分重要；③女性是否同时存在影响生育的不利因素，例如内分泌激素水平、子宫内膜情况、生殖系统感染等；④女性的年龄可以决定卵子的质量，年龄偏大的女性，尤其是超过 35 岁的妇女，生育能力显著降低。

106. 选择供精，“肥水不流外人田”不好

(1) 没有孩子，原来丈夫患有不治之症

为了诊治不育症，朱女士已经辗转县内、省内和首都许多著名医院和知名专家，尽管也没有查到什么明显的异常，小毛病还总是存在的，每次看完病都要带回家一大包的草药，但是三年下来，钱花了不少，却仍然没有任何结果。没有孩子，这在农村家庭实在难过，两位老人经常数落儿子，并骂儿子娶了个“不下蛋的鸡”。生了儿子的弟媳经常给他们夫妻脸色看。丈夫也常常将怨气发泄给妻子。朱女士在家里任劳任怨，什么脏活累活都得干，还得不到任何笑脸，晚间还要含着眼泪吞药，苦不堪言，但也只好忍气吞声，谁让咱“站着茅坑不拉屎”呢。

农闲的时候，再次硬拉着丈夫陪自己去医院看病。医生不经意地问道：“都看了这么久了，你男人的情况怎样？”并顺便给丈夫开了精

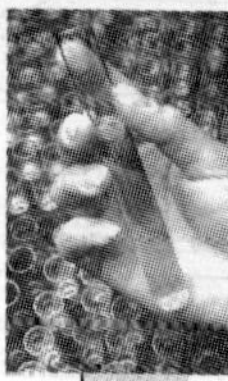

液化验单。检查结果让小夫妻都惊呆了，原来丈夫的精液内没有精子。半信半疑，丈夫在3天后再次接受了精液分析，并进行了系统的检查，结果仍然没有发现精子。结合其他的检查结果提示，不生育的原因主要在男性，两个睾丸很小，而且卵泡雌激素（FSH）水平比正常高限还要高出4倍。最后，医生建议："问题出在男方，男人的情况很严重，而且没有什么治疗价值，你们只能选择供精人工授精或领养子女来解决生育问题了"。

（2）家人的目光一致盯上了弟弟

回到家里，倍受打击的小夫妻将实际情况告诉了公公和婆婆。明白了事情的真相后，媳妇的不白之冤总算洗清了，但问题还没有最后解决。家里人心里都很难过，也各自有自己的打算，经过几天的考虑，最后还是婆婆提出了意见，将大家聚集起来，并专门选择弟媳回娘家的时候进行讨论。结论是不言而喻的，"不孝有三，无后为大"，一切以繁衍后代为重，根据"肥水不流外人田"的原则，当然选择亲弟弟的精子来传宗接代。面对来自家庭的巨大压力，弟弟别无选择，朱女士也不得不默认，并积极配合。

在无证行医者的帮助下，还真的很顺利，在第二个月经周期的人工授精后，朱女士顺利地怀孕了，并足月安全顺产一个千金。女儿美丽可爱，全家人都很喜欢，老两口也格外开心，并给予这个孙女许多额外的关照。对外都认为是经过万千求治而终成善果，而家庭内成员除了弟媳外，都各自心照不宣。

（3）选择"肥水不流外人田"种下恶果

孩子逐渐长大了，从咿呀学语到蹒跚行走，都给这个传统的大家族带来无尽的喜悦。弟弟因为只有一个儿子，也格外喜欢这个"侄女"，并经常来看望孩子。起初也没有什么不妥，却慢慢地发生了质变。

一天，当在田里辛苦劳作后疲惫不堪的丈夫回到家里时，看到弟弟正在与女儿嬉戏，妻子坐在一边笑眯眯地观望。眼见得人家三口其乐融融的样子，一股怒火涌上心头，冲进屋里，脸阴沉得吓人，张嘴结舌了半天也没能说出什么来。有什么好说的，又该如何说呢，说不出口哇！妻子和兄弟不知道出了什么事情，都不安地看着他，欢乐的气氛一扫而光。事后每当想起那次不愉快，朱女士的心理始终都不是个滋味，察言观色也隐约琢磨出一些问题的症结。以后，每当小叔子来家里串门，不自觉地就会脸红，也更加不自然，并让小叔子心慌意乱。

开始阶段，丈夫仔细想来兄弟也没有做错什么，但是就是忍不住往那方面去想。逐渐地发现，妻子面对弟弟很不自然，更加难以抑制地怀疑这里面有问题。从此以后，三个人之间的猜忌和监视不断升温，甚至达到公开口角的地步，并最终让婚姻走向解体，女儿也成了没娘的孩子，原本和谐的家庭变得支离破碎（图 70）。

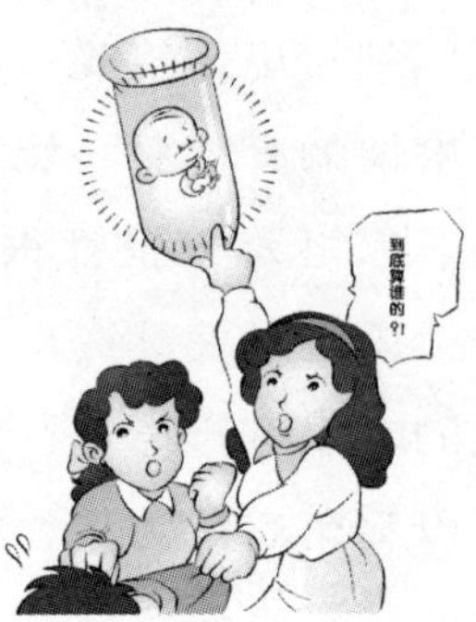

图 70　肥水不流外人田让家庭隐藏巨大危机

（4）供精人工授精是治疗不育症的重要方法

人工授精是运用非性交的方法，以不同的方式和途径将精子送入女性体内的不同部位，帮助精子顺利到达女性生殖道，并增加该处生育精子的密度，促进精子与卵结合，进而促成妊娠的一种辅助生殖治疗措施。依据精子来源分为供精人工授精（AID）、丈夫精液人工授精（AIH）、混精人工授精。尽管近年来辅助生殖技术有了突飞猛进的发展，例如卵胞浆内单精子注射（ICSI）技术，但是由于价格昂贵，大多数患者不能承受，且 ICSI 也只能治疗一部分男性不育患者，这是因为对某些患者来说，供精人工授精仍是唯一的治疗方法。因此，供精人工授精仍然是治疗不育症的重要方法。此外，供精人工授精合乎自然、费用低廉、疗效好，理应得到应有的重视。

实际上，当男人不能生育时，选择供精人工授精，孩子至少有一半的遗传物质来自于自己爱人。况且孩子的许多生理特性，例如思维与行为方式、语言和性格等，都受到周围人群的影响，而父亲是孩子最贴近的亲人，男人对孩子越加亲近，孩子的特点与自己越相像，天真稚气的孩子同样可以给家庭带来祥和与喜悦。即使孩子成年后知道了自己的“供精”来历，面对养育自己的父亲，也必将倍加感受到亲情和恩情，传统的尊老和知恩图报的美德同样会得到完美体现。许多战争年代收养孩子的家庭，一样相亲相爱，其乐融融，就是这个道理。所以，与选择领养子女或放弃生育权利比较，绝大多数不能生育的男人还是愿意选择供精人工授精。这也是为什么许多地方精子库的精子库存吃紧及选择供精人工授精要排队很久来等待的原因。

（5）供精人工授精有国家准则

国家对供精人工授精有严格的控制和要求，患者必须到有资质的国家授权批准的机构进行人工授精，精液系由合乎标准的健康人提供，使用供精必须用冷冻精液，而且一定要经过6个月检疫后才能使用。随着辅助生殖技术的不断完善和广泛开展，也带来了生物、遗传、伦理、道德、法律等诸多问题，而供精人工授精的错综复杂问题与麻烦更多。因此，要求提供辅助生殖技术服务的单位一定不能违背基本的伦理原则，主要包括：知情同意的原则、维护供受双方和后代利益的原则、互盲和保密的原则、维护社会公益的原则、严防商品化的原则。

（6）安全“借种”

“借种”让我们不得不面对伦理问题，有关精子库的伦理挑战一直是一个非常严峻的话题。如果一个人向很多人提供了精子，有可能造成近亲结婚、乱伦等重大隐患。出于安全、伦理等诸多方面的考虑，国家对申请人类精子库的单位进行了严格的审批制度，卫生部规定每个省级行政单位只批准设立一家人类精子库，目的就是保证人类精子库技术的应用在我国进入规范有序的阶段。卫生部公布的“加强对人类辅助生殖技术和人类精子库的监督管理”的通知，要求严查擅自设置人类精子库的单位，检查已被批准开展上述技术的单位是否严格执行了卫生部颁布的人类辅助生殖技术和人类精子库技术规范、技术标准和伦理原则，并对健康人可以献精和成功受孕的次数有严格的制度上规定。此外，进行供精人工授精的单位严格实行登记和随访制度，不仅对患者是否成功受孕及胎儿健康进行回访，还将对后代的健康成长及成年后的婚配进行监控，切实咨询和指导“借种”后代的择偶行为。有鉴于此，现行的制度和实际操作都能有效地防止近亲结婚、乱伦等重大生殖健康隐患。

（7）家庭和谐美满幸福才是供精人工授精的目的

值得注意的是，人工授精的目的是为那些不能生育的家庭带来和谐美满与孩子的欢笑声。而盲目选择供精人工授精且采取非法途径几乎都很难达到这个目的，且将贻害无穷。例如，精液质量不能保证、可能招致性传播疾病、家庭稳定受到威胁、孩子的成长环境不佳等。本文的朱太太由于受到了“不孝有三，无后为大”和“肥水不流外人田”的封建传统观念影响，以及对长辈的逆来顺受心理，选择了近亲精源进行人工授精，最后导致家庭破裂，自己与幸福擦肩而过，孩子的利益也无法保障，让人惋惜的同时，也给人以警示。实际上，到正规医院合法地选择供精人工授精可以避免这一切的麻烦。伦理原则中的双盲原则可以很好地保护家庭的和谐与稳固，国家授权机构选择的精液质量更有安全保障。而像朱女士这样的反面教材比比皆是，让人触目惊心。

小常识：哪些人需要供精人工授精？哪些人不适宜？

供精人工授精有明确的适应证，主要包括：

（1）不可逆的无精子症，严重的少精症、弱精症和畸形精子症，免疫性不育；

（2）输精管复通失败；

（3）射精障碍；

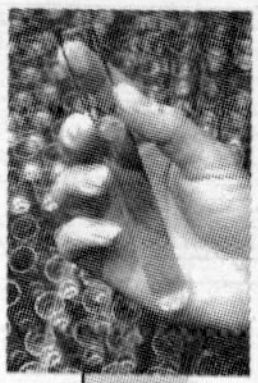

（4）男方和家族有不宜生育的严重疾病，尤其是遗传性疾病，出于优生的考虑可选择供精人工授精，如近亲婚配、家族或本人有严重遗传病、精神病、智力低下、因病运用化疗和/或放射治疗后、ABO血型和Rh因子不合者等；

（5）适应证1、2、3中，除不可逆的无精子症外，其他需行供精人工授精技术的患者，医务人员必须向其交代清楚：通过卵胞浆内单精子显微注射技术也可能使其有自己血亲关系的后代，如果患者本人仍坚持放弃通过卵胞浆内单精子显微注射技术助孕的权益，则必须与其签署知情同意书后，方可采用供精人工授精技术助孕。

供精人工授精的禁忌证主要包括：

（1）女方因输卵管因素导致精子和卵子的结合障碍；

（2）女方患有生殖泌尿系统急性感染或性传播疾病；

（3）女方患有遗传病，严重躯体疾病，精神心理障碍；

（4）有先天缺陷婴儿出生史并证实为女方因素所致；

（5）女方接触致畸量的射线、毒物、药品，并处于作用期；

（6）女方具有酗酒、吸毒等不良嗜好。

107. 病在男人治女人（宫腔内人工授精让男人有后）

技术员小曹结婚已经六年多了，结婚初期妻子还有过一次药流史，反正年纪还小，也没有急于生育，为了安全起见，还采取了避孕措施。经过近四年的避孕后，夫妻两人的工作和生活逐渐稳定下来，开始准备要孩子的时候，却遭遇了困难，在解除避孕措施后一年多，妻子一直没有能够怀孕，双方来到医院接受诊治。

（1）问题出在男方

检查的结果是女方没有问题。男方除了精液质量差一些外，没有任何异常。精液分析结果是：量3ml、pH值7.5、液化时间30分钟、精液拉丝＜2厘米、精子无凝集，精子密度0.8亿/毫升，活动率

30%，其中a级（快速前向运动）5%、b级（缓慢前向运动）10%、c级（非前向缓慢运动）15%、d级（不动或原地震颤）70%，畸形精子小于20%，精液内白细胞20个/HP。诊断为原发性不育症（特发性弱精子症、白细胞精子症）。

一晃半年过去了，虽然经过系统科学的药物治疗，精液质量显著改善，但仍然没有达到正常标准，活动率为70%，a级15%、b级20%、c级35%、d级30%，而且精液内的白细胞仍然居高不下，妻子怀孕仍然是一个遥遥无期的事情。急于当爸爸的小曹与妻子商量后，狠了狠心，决定选择先进的辅助生殖技术（ART），不惜代价找医生做试管婴儿。

（2）治疗却选择女方

在全面分析双方的生殖功能状态和治疗经过后，医生告诉他们："试管婴儿并不是你们的最佳选择，不是钱的问题，如果急于解决生育问题，可以选择宫腔内人工授精（IUI）技术（图71）。"疑惑不解的夫妻问道："既然是男方有问题，治疗上却为何选择了女方，IUI不是治疗女性问题的吗?"。医生解释说，宫腔内人工授精是在女性排卵期通过导管，用注射器将优化处理的精子悬液经阴道注入女性子宫腔内，以获得妊娠的辅助生殖技术，已经成为治疗不育症的常用方法之一。IUI除了可以应用在女性宫颈因素（性交后实验结果不良、宫颈狭窄、抗精子抗体阳性）、子宫内膜异位症和不明原因不育症外，还广泛应用于治疗男性因素的不育症。在自然受孕过程中，精子通过女性生殖道时造成了大量损失，研究表明进行阴道内受精后，在通过女性生殖道过程中的精子数目明显减少，在月经中期的阴道内授精1小时内，每0.14亿个阴道内的活动精子中只有1个能够到达输卵管。而IUI跨越了宫颈黏液的屏障作用，增加了女性宫腔内精子的比例，因而增加了达到输卵管远端受精部位的精子数量。例如男性少弱畸精子症、白细胞精子症、抗精子抗体阳性、射精异常、精液不液化及不明原因不育等。男方的精子质量差一些，可以通过精液体外处理来产生出高密度、活力良好和形态正常的精子，即集中“优势兵力”，又可以去除精液内的白细胞等有害物质，可谓一举两得，对提高生育能力大有帮助。男方的精液经过处理后，可以拿到超过 1000 万个以上形态正常的优良（a + b 级）精子，就已经达到做 IUI 的基本要求。与其他 ART 比较，IUI 的损伤小、费用低，往往首先考虑。

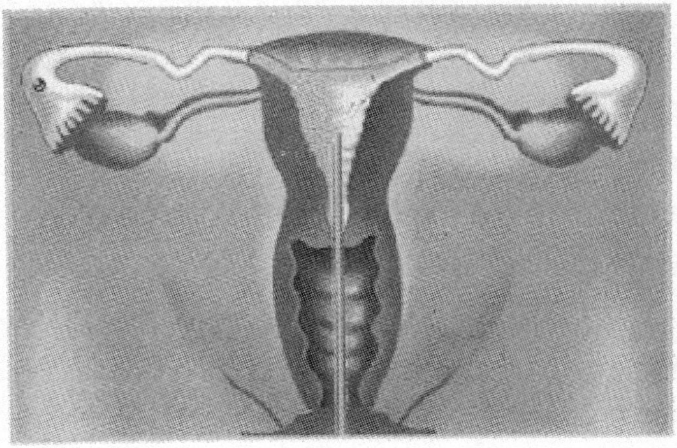

图 71　宫腔内人工授精模式图

（3）IUI 让男人有后

随后，开始了一系列针对 IUI 的治疗。首先，女方在预测的排卵期前提前三天就开始每天到医院，通过阴式 B 超监测卵泡生长情况。当妻子的优势卵泡发育到直径 18mm、子宫内膜厚度与卵泡发育较为同步时，一次性肌肉注射绒毛膜促性腺激素（HCG）5 000U。小曹在妻子排卵过程中两次来到医院取精，通过上游和离心洗涤技术处理后，精液质量显著提高，活动率几乎达到 100%，a 级 60%、b 级 35%、c 级 5%，也将精液内的白细胞几乎完全清除。在妻子注射 HCG 后的 18 和 42 小时后各授精一次。

等待结果是痛苦的，尤其害怕在等待过程中月经的来临，那将意味着此次努力地彻底失败。在经过大约三周后，月经没有如期而至，怀着忐忑不安的心情，小曹陪着妻子来医院接受化验检查。检查结果让他们大喜过望，血 HCG 达到 1562mIU/ml，终于怀孕了。在随后 1 周内的连续 2 次检查也都进一步证明怀孕的存在，HCG 甚至高达 28850mIU/ml。

（4）疗效谨慎期待

在成功获得妊娠后，小曹夫妻带着满心的感激和喜糖来到医院报喜，同时将心中的一些疑问提了出来，既然女方排卵期只有 1 天，当初为什么要给我们做两次 IUI?

准确授精时机的选择是决定于 B 超监测卵泡的排放情况，也是治疗成功的关键因素之一。由于排卵期往往发生在注射 HCG 后的 24 ~ 36h 内，所以可以选择注射后的 30h 授精一次。但是对于男性因素不育患者来说，两次 IUI 较单次 IUI 显著增加妊娠率，国外研究报道分别为 24.93% 和 11.34% 。

一次就获得了 IUI 治疗成功，看来小曹夫妻还真是很幸运的。由于超促排卵技术、授精技术、不育病因以及配偶的年龄和子宫因素的差异，IUI 治疗不育症的妊娠率波动于 4% ~ 60% ，平均约 20% 。在试管婴儿等 ART 迅猛发展的今天，尽管 IUI 在男性不育症治疗中的应用有所减少，但由于同时采用了精子制备和超促排卵等技术，使得 IUI 治疗的效果明显改善，可以获得比较满意的妊娠率，比其他 ART 花费上相差悬殊、侵袭性较小且操作简单方便，所以在采用其他具有较高侵袭性、价格昂贵的 ART 之前首先采用 IUI 是明智的选择，也乐于为不育夫妇所接受。

（5）IUI 注意事项

进行 IUI 治疗的夫妻需要注意：①由于精浆中含有前列腺素，可以导致严重的子宫痉挛和疼痛，所以必须在进行 IUI 之前对精液进行处理，将精子从精液中洗涤分离出来；②为了避免宫腔感染，要注意无菌操作；③动作轻柔，避免引起生殖道出血而影响治疗效果。

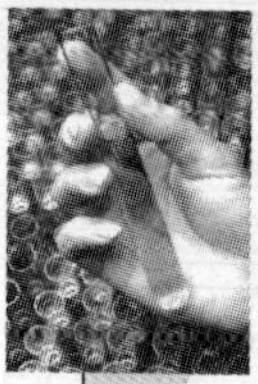

108. 配子移植与合子移植是怎么一回事?

男人的精子叫做雄配子，妇女的卵子叫雌配子，精子和卵子结合受精后就叫做合子。所说的配子移植术就是用一种移植管把成熟的卵子吸到管里，再吸少量空气，再把一定数量的活动能力强的精子吸进去，再吸入一些培养液，将管内的这些含有雄配子、雌配子一起都送进输卵管内，就叫输卵管配子移植术。配子移植技术的成功率与试管婴儿很相近，大约为30%～40%，但是这两种技术的适应证是不完全相同的。配子移植技术也明显不同于人工授精，后者不需要将卵子取到体外，而是仅仅将精子直接送到女性的生殖道内。

精子与卵子在试管内受精成功，就把受精卵叫合子，在孵箱内培养16～22小时，受精卵可以达到原核阶段，再采用腹腔镜，经过特殊的导管将合子分别输送到两个输卵管的壶腹部，每侧输入一定数量（一般使用1～2个）的合子，叫做合子移植。合子输卵管内移植与传统的试管婴儿技术很相像，它们都需要在体外先“育苗”，然后再把育好的“苗”送回到母体内。它们的区别在于，合子输卵管内移植是将刚刚受精不久的受精卵（合子）直接送入到女方的输卵管内，让受精卵沿着输卵管“主动”地向其最终居住地（子宫）内迁徙，并且在迁徙过程中不断地分裂繁殖，能够“更多地”感受来自母体内的自然“关怀”；而传统的试管婴儿技术则是将发育好的胚胎直接送到居住地（子宫）内安家，缺少了输卵管内的模拟自然受孕过程的一个重要环节。有些生殖医生为了提高试管婴儿的治疗成功率，将合子输卵管内移植与传统的试管婴儿技术同时应用在了同一个妇女身上，已经有成功的范例，却又带来了多胎妊娠的可能。

但是，是否选择合子输卵管内移植与传统的试管婴儿技术，这并不是一个可以由患者自我决定的简单事件。合子输卵管内移植的一个重要前提条件是必须保证至少有一侧的输卵管是通畅的。

109. 试管婴儿：架起精卵结合的彩虹（什么是试管婴儿？）

世界首例试管婴儿是英国学者 Edwards 与 Steptoe 研究成功的，并在 1978 年 7 月 25 日诞生了世界上的第一个试管婴儿。1988 年我国的第一个“国产”试管婴儿降生。此后，这项技术迅速地在国内普及，许多不育患者寄予了厚望，其中部分患者喜得贵子。但是，众多不育患者中对试管婴儿还存在许多认识误区。例如，有些人错误地认为，试管婴儿为女人带来了福音，将妇女从生儿育女的沉重负担中解放了出来，女人再也不要为了怀孕和生孩子而遭罪了（图 72）。

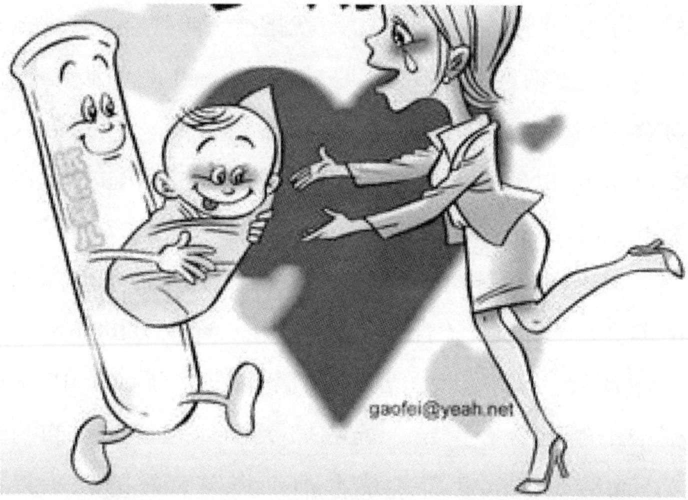

图 72 “我”心中理想的“试管婴儿”

引自《北京青年报》漫画，作者：高飞

生孩子看似简单的问题，其实相当复杂。大家都知道，要想生孩子，就要先结婚，夫妻在一起生活就可以了。实际上，真正的生育使者是男性的精子和女性的卵子，并且借助夫妻间的性生活来完成彼此之间的“相遇”和“结合”，形成一个受精卵，发育成胚胎，定居于

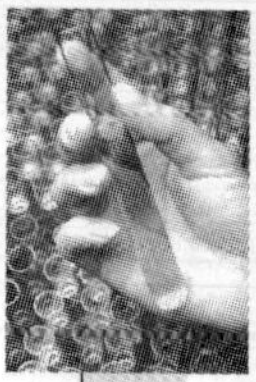

子宫内，并最终在妻子体内分娩出婴儿。

当成年男女得到婚姻许可，步入洞房，开始他们全新的生活历程后，阻碍精子与卵子结合的外界因素去除了。但在男方的精子和女方的卵子历尽艰辛谋求“会面”的旅途中，有时也不是一帆风顺尽如人意的，也会遭遇到一些“坎坷”，偶尔还可能无法逾越这种障碍，例如女性的输卵管阻塞、缺如或狭窄，男方的输精管阻塞、缺如和附睾结节性梗阻等，就像天上的牛郎和织女一样，遥遥相望，难以团聚。

那么，现代人是如何解决精子和卵子的“会面”问题呢？聪明的人类不再像古人那样听天由命地傻等了，而是采取了积极有效的措施，将精子与卵子“请”出来，将其“会面”地点改在了体外，架设了精子与卵子体外相遇的彩虹。首次的会面地点就是在试管内完成的。所谓的“试管”就是作化学试验用的玻璃管，但是在进行试管婴儿繁育所用的试管就要精密、干净得多了，而且现在多数实验室已经采用更加精密的“培养皿”来代替了传统的试管，但人们仍然习惯于将这种技术称之为“试管婴儿技术”。

把女方的卵子“请”出来，男方的精子“择优上岗”后，选出一定数量有竞争力的“精锐部队”，放入有培养液的试管内，使卵子与精子结合。将结合后的受精卵放到温箱里培养一段时间（大约48～72小时）后，证实受精卵形成了4～8个细胞的胚胎，再通过特制的管道，将胚胎输送到女方的子宫里边去定居（着床），发展成为胎儿，达到妊娠足月时自然生出来，把这种孩子就叫试管婴儿。用农民的话讲就是：先育苗，后插秧。

我们都知道，生一个孩子很不容易，要十月怀胎。实际上，试管婴儿的体外过程总共才2～3天，人类还远没有独立体外繁殖自我的本领，更不要说破解生殖细胞产生的奥秘了。与漫长的母体内孕育过程相比，这2～3天简直是微不足道的，足见造物主造人的复杂与精妙，是我们人类远不能及的。但是，人类在这样的短暂时间内，趁着造物主疏忽之机所动的一点“手脚”，却可以为许多生育困难的男女解决无后代的大问题，为男女性生殖道梗阻的患者带来了福音，同时还可以在体外阶段就能早期发现有问题（遗传异常）的子代，并早期淘汰，起到生育健康孩子的优生目的。近年来，该项技术不断发展，几乎可以使所有的严重男女性因素不育者都能够圆其为人父母的梦想，并有了明确的法律和法规来规范其安全、合理地造福于人类。

110. 做试管婴儿只需要一个好精子，是否只要一个成熟卵就可以了？

自然怀孕过程中由于每一个月只有一个卵子成熟和排放，实际上是在进行自然的调控，绝大多数的女人一次怀孕仅能生育一个孩子。那些希望生育双胎和多胎的人，尽管也施展了全身的节数，最终也难以如愿。

尽管生育一个孩子，只要有一个成熟卵子就可以了，但是采取试管婴儿技术治疗，对人体的影响较大，治疗费用较高，人们是希望“志在必得”的一举成功，或者尽量减少失败机会。由于试管婴儿技术对卵子的处理过程相对复杂，因此必须保证每一个环节都准确无误才能实现生育的目的。如果仅仅获取一个卵子，在操作过程中极其容易因为培养、操作、运送等过程而使治疗失败，而且卵子的质量好坏、卵子是否能够受精、受精卵是否能发育、胚胎是否能够成功地在子宫内“安家”，都还是一个未知数，都会为顺利地生育一个孩子设下重重障碍。

所以，为了提高治疗成功率，只有一个成熟卵是不行的，最好使用药物促排卵，能有 5 个以上的成熟卵最好，可以把这些成熟卵都吸出来，然后让它们在“试管”内与精子自然结合，或者扶持精子一下，往每一个成熟卵的胞浆里注射一个有活力的精子，都使其受精，再选择 2 ~ 3 个发育良好的胚胎移植到子宫里，妊娠的成功率就会明显地提高了。

生育技术的迅猛发展，使得一次排出多个卵子成为可能，可以让女人一次多排放出几个，甚至十几个或几十个卵子，这也是促进女性排卵和增加生育机会的重要手段。

为了增加试管婴儿的成功率，在治疗过程中往往采取了超促排卵手段，一个月经周期内可能同时有许多个卵泡发育并成熟，可是其发育程度并不完全一致，有的尚未成熟，有的已经过熟了。对于每一个发育的卵泡都要抽出来的，每一个卵泡抽在一个装有培养液的试管内。但并不是每一个都能使用，医生可以把这些卵泡倒在平皿内进行选卵，从其中选出发育成熟最好的才能做试管婴儿用。还可以对发育差的或未成熟的卵泡进行体外处理和培养，最终使其符合医疗要求，才可以用于试管婴儿治疗使用（图 73）。

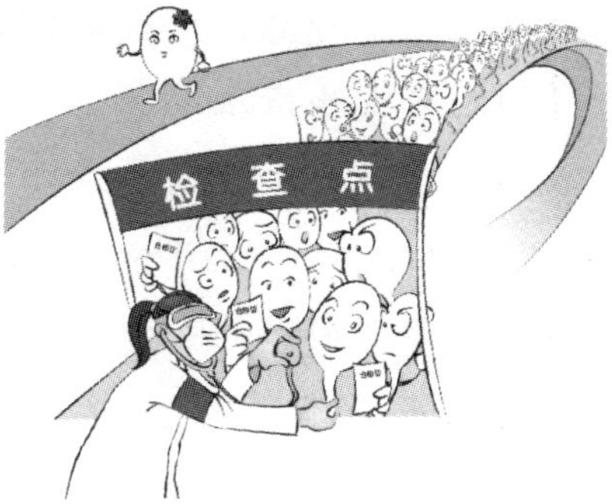

图 73　筛选和检查让优秀卵子“上岗”

111. 试管婴儿的适应证与禁忌证

最初出现的传统试管婴儿技术，可以消除女性生殖道对精子和卵子运动的各种影响，使其在体外培养系统中得以直接相遇。然而，传统的试管婴儿技术的完成，仍然需要依赖精子与卵子细胞的自身相互识别、信息传递、出胞作用和细胞融合。此过程的顺利进行需要发育成熟的卵细胞和适宜的精子。

传统的试管婴儿技术主要适用于女方双侧输卵管闭塞，且无法进行手术修复或手术失败，而其子宫内膜及其对脑垂体激素的反应正常者。此外，对于排卵障碍、女性免疫性不育、子宫内膜异位症、子宫颈严重畸形或宫颈黏液异常、特发性不育、男性不育因素，例如精液量少、精子活力差、精子密度少等情况也可以采用。

试管婴儿技术的出现可以说是生育和不育领域的一次巨大变革，使几乎所有的严重的男性因素不生育患者都可以获得自己的后代，从根本上改变了我们治疗不育症的传统理念。一般来讲只要没有妊娠和生育的禁忌证，就可以接受试管婴儿技术治疗不育症，常见的禁忌证都是相对的，例如①年龄因素：随着年龄的增加妊娠后的流产率和婴儿畸形率增加，导致治疗成功率降低，且高龄妇女妊娠也具有很多的不利因素；②过度肥胖与内分泌激素水平异常：高泌乳素血症可以使患者无排卵，但是可以通过溴隐亭等药物或垂体手术治疗成功地降低泌乳素水平；③严重的盆腔粘连：B 超引导下的经阴道穿刺取卵对于盆腔粘连患者的取卵过程不会有明显的影响。

值得注意的是，任何技术都不是万能的，试管婴儿技术也不例外，也不可能让所有的人都如愿以偿。就像农民种地一样，无论是好种子还是坏种子，总得有种子，这是种地的前提。生育也如此，男人必须要有自己的“孕种”（精子）才可以考虑采用接受这种治疗措施。尽管一些男人在接受常规的精液检查时也没有“孕种”，但是却可以在他们的睾丸内有所发现，这样的人是试管婴儿治疗的理想对象。如果在睾丸内仍然没有可以选择的精子存在，那么，采用试管婴儿技术治疗就没有意义了。对于多次检验的无精子症患者，又排除了输精道的梗阻性因素，睾丸活检不能够发现有精子、甚至没有精子细胞存在的患者，现代的科学技术还是无能为力的。尽管国外报道，可以通过对睾丸内不成熟的生殖细胞培养，使其发育到精子细胞或成熟精子阶段，再通过ICSI技术获得生育能力，但是该技术还很不稳定，国内也还没有成功的报道，况且其“天价”也不是寻常人敢于问及的。

具有明确的严重的可以遗传疾病的男人，由于可以将遗传疾病传给后代而应该规劝其主动放弃试管婴儿技术，免得贻害后代，自己也会因此而终生不愉快。其他一些疾病，例如精神病、严重的癫痫等患者也不适宜进行试管婴儿。换一句话来讲就是，所有不应该生育的男人，当然也是不应该进行试管婴儿技术的。

112. 注射精子，给精子“助力”

打针、输液大家都很了解，但是当医生告诉陈先生需要通过注射精子的方法生育时，还是让他丈二和尚摸不着头脑，困惑地望着医生。原来，陈先生结婚多年一直膝下无子，虽然经过多方求治，却没有任何结果。妻子检查没有发现任何异常，显然问题出在男方，每次的精液检查结果都是未见到精子。尽管辗转多家医院求治，也吃了好几年的药物，但都没有任何效果。眼见得年龄一天天地增大，急于求子和濒临绝望的痛苦心情自然不难体会。最后，经过附睾穿刺才发现了几个精子，被确诊为梗阻性无精子症。所以，医生才劝他选择注射精子的办法生育，也就是试管婴儿技术的一种。在经历了女方超促排卵、取卵、体外精子注射受精、体外胚胎发育、胚胎移植和着床等一系列过程后，终于让妻子怀孕了。

（1）注射精子，助精子“一臂之力”

近年来试管婴儿技术不断完善，使其使用范围也在相应扩大，但传统的试管婴儿技术也有局限，在临床上仍然被用来主要治疗女性生殖道阻塞所致的不育，而治疗男性因素的不育，尤其是对于一些严重的男性不育患者，传统的试管婴儿技术实在很难有所作为，这些功能不佳的精子（严重的弱精子症），或者十分“难得”的精子（严重少精子症）想要让卵子受孕比登天还难，包括陈先生这样的严重少精子症患者，必须有一个高级一些的试管婴儿技术，采用强有力的手段来扶持一把，助精子“一臂之力”（图 74）。

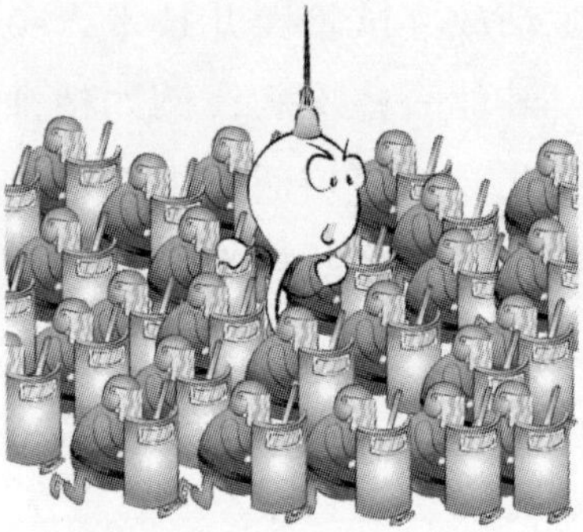

图 74　精子直接注射助力精子

实际上，真正的生育环节中只需要一个精子就足够了。专业人员是将一个精子直接注射到卵子内，同样可以在体外受精和分化，并形成胚胎，然后再移植到女性子宫内受孕和发育。单精子卵细胞浆内直接注射（ICSI）技术的出现和成熟，极大地扩展了试管婴儿适应证的选择范围，尤其是可以治疗严重的男性因素不育，并可以作为传统试管婴儿技术治疗失败的一种补救手段。

像陈先生这样的梗阻性无精子者是很难获得自然生育能力的。在 ICSI 技术出现之前，人们只能采用附睾穿刺取精、人工异质精液囊等方法获得精液，并尝试进行人工授精，但是治疗成功率极低，现在几乎完全为 ICSI 所取代，使“无精子症”患者也可以当爸爸了。可以从附睾和/或睾丸中分离出的精子，甚至精子细胞（经过适当的培养后）进行 ICSI。例如先天性双侧输精管缺如、输精管附睾吻合术失败、脊髓损伤所致的不射精症、严重的勃起功能障碍、生殖细胞发育不良、不完全的唯支持细胞综合征、不完全性精子成熟障碍等。

（2）哪些人需要“注射”来助力？

随着辅助授精技术治疗男性不育从传统的体外受精转化到显微辅助受精，使用的精子来源发生了明显的转化。ICSI 省去了自然受精过程的许多步骤，如精子与透明带的结合与穿透等，使得 ICSI 可以使用睾丸及附睾来源的不成熟精子、不活动的精子、无顶体的圆头精子、无尾有头的精子、冷冻精子、精子数量极少的病例及睾丸活检所获得的精子细胞均获得了良好的生育结果，从根本上改变了我们对成功的使用精子的质与量的传统观念。1995 年以来已经证实，几乎所有的睾丸机能不全的病人都可以通过 ICSI 技术获得解决。当然，ICSI 治疗的主要适应证应该由专业的生殖科医生把握，除了前述的梗阻性无精子症外，还包括：精子顶体异常或缺陷（精子不能完成自然的受精过程）；严重弱精子症，经多种治疗方法无效；严重少精子症和严重的畸形精子症；逆行射精者在尿液中可分离到少数活动精子，在难以进行其他方法治疗时的选择；男性免疫性不育，抗精子抗体滴度较高，经过精子体外处理不能够有效地去除者；既往行传统试管婴儿治疗失败者，尤其是对于未受精或受精率低下者；传统试管婴儿治疗后未受精卵再行 ICSI 的补救治疗；肿瘤患者的冷冻精子；卵子透明带增厚，等。

（3）没有必要盲目选择 ICSI

值得注意的是，许多不生育患者寄希望于尖端技术，往往愿意首先选择 ICSI。从广义角度讲，ICSI 也堪当重任，几乎适用于所有男性因素，尤其是严重的男性因素不育者，如严重少精子症患者、先天性双侧输精管缺如（CBAVD）的无精子症患者等。但由于其方法不易掌握，技术操作复杂，需要有经验的生殖和泌尿/男性显微外科医生的共同合作，加之费用较高，在适应证选择上受到了一定的限制。此外，医学研究还不能除外 ICSI 对后代潜在的遗传学危害。

所以，应该综合全面加以考虑，并应优先采用那些针对病因的、有特殊治疗手段的方法，尤其应该首先选择那些费用较低的常规方法。为了选择合适的病人，应该对男性不育的生育能力进行全面适当的检查，以便估计精子的受精能力的损害或缺陷程度是十分必要的，并可以预测其治疗结果。

113. 只有一个精子该怎样实现生育目的？有风险吗？

对于存在严重的男性因素的不生育患者，例如严重的少精子症患者，在原有的传统试管婴儿技术基础之上，可以借助特殊的仪器捕获一个精子，通过显微技术注射到卵胞浆内，实现卵子受精目的的一种治疗不育的方法（图75），是近年来治疗男性不育的重大突破，几乎使所有的严重的男性不育患者都实现了为人父亲的愿望，是治疗不育的一个里程碑。具体的方法是从女方卵巢里取出成熟的卵子，拿到一个非常洁净的实验室，在显微操作台上将卵子固定，用特殊的“针”，将一个精子“吸”到针孔里，再把精子打入到卵泡浆内，然后送入二氧化碳恒温培养箱内，培养一定时间，观察精卵是否结合，是否受精了，将真正受精的卵，再输送到女方子宫内着床，发育成长，所以这也是传统试管婴儿技术的一种特殊形式（图76）。

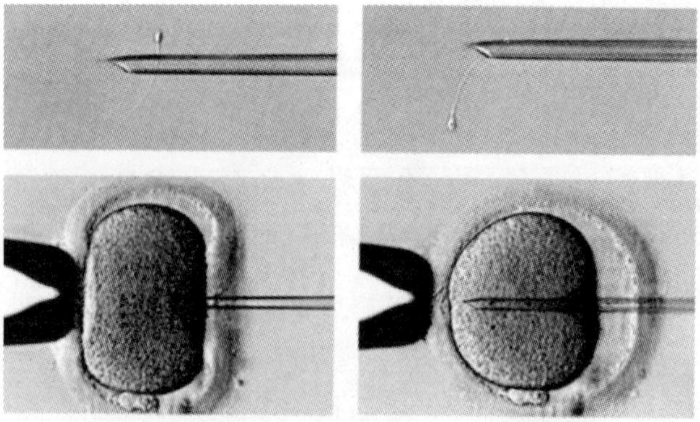

图75　一个精子是如何完成受孕使命的

在自然的受孕过程中，精子经历了客观的剧烈选择和竞争过程，只有最强壮的一个精子才能脱颖而出；而质量一般的，尤其是质量较差的精子将被淘汰。但是，接受试管婴儿（一个精子直接注射到卵子内）治疗的患者本身的精子质量和数量都可能存在问题，而且主观的人为选择很难保证有问题的精子不被选中，因而其后代很可能继承了遗传上的某些缺陷。现代的生育技术，在解决了部分严重的男性因素不生育的同时，也使得原本应该自然淘汰的变异基因可以继续繁衍下去，大量的不良基因可以遗传，将使自然生存的“优胜劣汰”法则彻底丧失，并最终可能导致人类素质的退化。

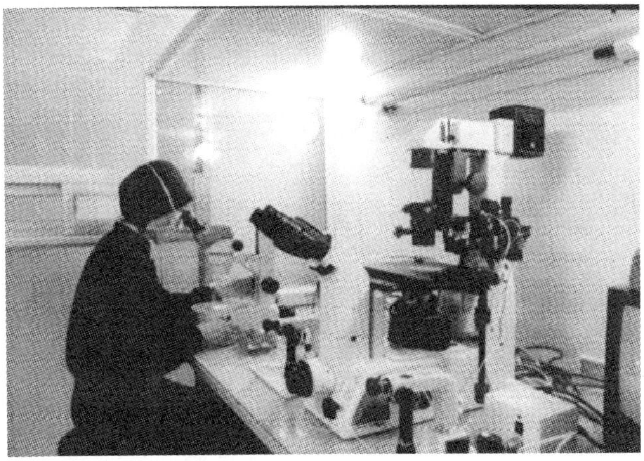

图 76　精子生育的平台：豪华洁净的显微操作系统

114. 无精子患者还有解决生育的办法吗？

首先要区分无精子症的诊断是否准确。一些患者在接受精液分析时，由于各种因素或误差的影响，尽管得到的诊断是“无精子症”，但是他们的精液内可能还有极其少量的精子出现，这样的人仍然可以直接获得精液，仔细分析和发现可能存在的十分“稀罕”的精子，采用一个精子直接注射技术，同样可以解决他们的生育问题。

对于那些反复检查仍然难以见到任何精子的患者，但有的人是因输精管堵塞造成的无精子症，实际上这种人是有精子的，完全存留在附睾内或睾丸内。经过非创伤性的评估睾丸功能状态，例如触诊检查睾丸的发育情况良好（睾丸体积不太小）、B 超检查睾丸和附睾发育良好（尤其附睾比较饱满者）、生殖内分泌激素测定基本在正常范围，此后才可以选择进一步的检查，主要包括具有一定创伤性的附睾穿刺和/或睾丸活检。

附睾是精子的贮存和继续成熟的场所，只要通过附睾穿刺出精液，其中只要有精子，就可以做一个精子直接注射技术解决生育问题。如果附睾穿刺液内也没有发现精子，可以选择再次穿刺或直接进行睾丸取精。

可以采用多种方法从睾丸获取精子，包括开放性手术和多种经皮方法，如睾丸细针抽吸术（图 77）、经皮附睾精子抽吸术（图 78）和经皮睾丸穿刺活检（图 79）。为了在精子成熟停滞或不发育患者的睾丸中获取到精子并进行正确的组织学诊断，应进行多处活检及多次

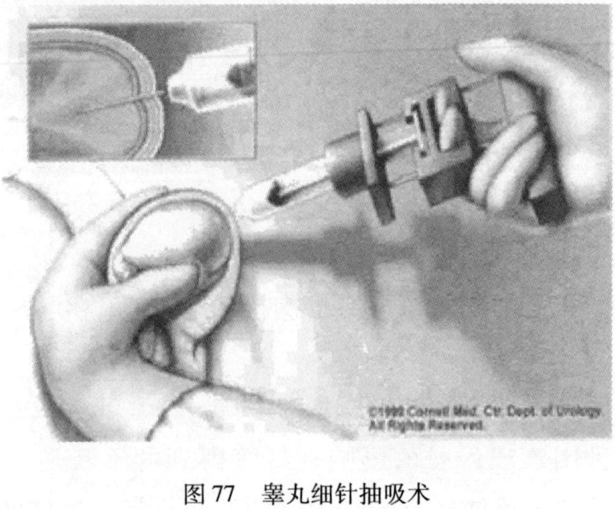

图 77　睾丸细针抽吸术

活检，因为有些患者可能存在小灶状精子生成，单一睾丸活检样本易造成漏诊和误诊的可能。

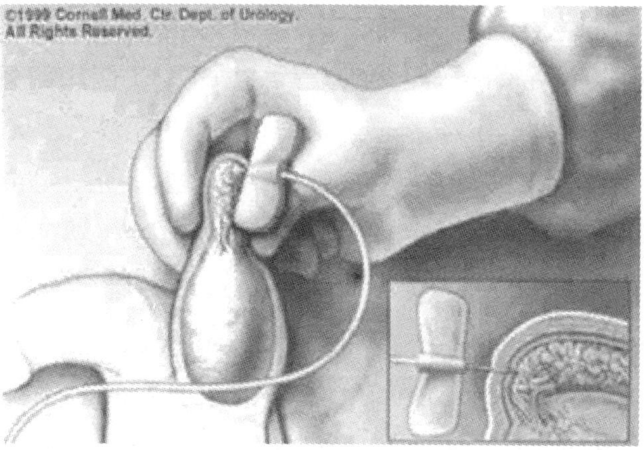

图 78　经皮附睾精子抽吸术

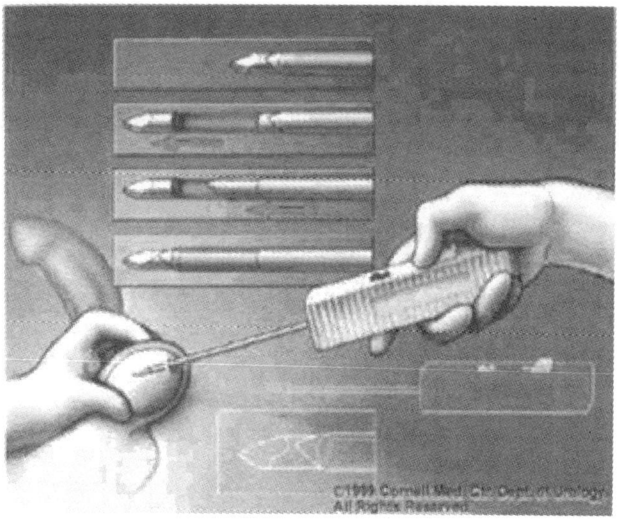

图 79　经皮睾丸穿刺活检

无论如何，只要能够拿到一条活精子，理论上讲就可以进行下一步的操作，即单精子卵泡浆内注射（ICSI），让患者获得后代。随着辅助授精技术治疗男性不育从传统的体外受精转化到显微辅助受精，使用的精子来源发生了明显的转化。ICSI 省去了受精过程的许多步骤，如精子与透明带的结合与穿透等。使得 ICSI 使用睾丸及附睾来源的不成熟精子、不活动的精子、无顶体的圆头精子、无尾有头的精子、冷冻精子、精子数量极少的病例及睾丸活检所获得的精子细胞均获得了良好的生育结果，从根本上改变了我们对成功的使用精子的质与量的传统观念。1995 年以来的临床实践已经证实，几乎所有的睾丸机能不全的病人都可以通过 ICSI 技术获得解决。

就像农民种地一样，无论好种子，还是坏种子，总得有种子；实在没有种子，农民们也不会让土壤“撂荒”，而是会去借种子，完成播种任务，不误农时。人类的生育问题也是如此，也不应该为了毫无指望的治疗而错过了最佳的生育年龄。对于严格意义上的绝对性无精子症是无法进行治疗的，只好采用“借”孕种（精子）进行人工授精，解决生育问题，或者领养子女。

115. 绝望源于造精细胞提前“下岗”

（1）无精子让生育愿望成为奢望

身在偏远小县的程某今年 30 岁了，婚后还曾经避孕 4 年多，性功能和性欲一直正常。最近做生育前检查时竟然发现精液内无精子，而且连续 3 次检查精液均是同样结果。就如同种地要有种子一样，没有精子怎么生育！绝后的巨大恐慌让程先生夫妻俩都手足无措且痛苦不堪，孩子对于他们来说太重要了，“我们真的好想有个宝宝，双方都是单传，双方的老人还在眼巴巴地等着抱孙子呢。”

随后，他们来到了省城并接受了全面的检查。体格检查发现程先生的睾丸发育稍微小一些，每个睾丸的体积约 10 毫升且质地稍微软一些，附睾没有结节和触痛，输精管也光滑完整。性激素五项检测结果显示，黄体生成素（LH）2.97mIU/ml、卵泡刺激素（FSH）1.07mIU/ml、雌二醇（E2）15.6pg/ml、泌乳素（PRL）15.05ng/ml、睾酮（T）2.99ng/ml。血清抑制素B为39.27pg/ml（正常参考值>50.0）。染色体46，XY。做了睾丸B超，两个睾丸大小均为2.2cm×1.8cm左右，医生说有些发育欠佳。当地医生建议他们可以做睾丸活检，看看睾丸内是否有精子，说有精子就能做试管，没有就算了。

眼见得希望渺茫，在拿不定主意的情况下，小夫妻决定到首都寻求大医院的专家帮助，希望能够找到治愈的机会。甚至已经想好了，一旦找到精子就立即做试管婴儿。

（2）雪上加霜的再次打击

来到京城后，专家要求程先生再次复查精液常规，结果检验医师仍然说没有看到精子，但是在精液内却有大量的圆细胞存在，达到 15×10^6/ml（参考值 $\leq5\times10^6$/ml）。进一步分析发现，这些圆细胞都是一些不成熟的生殖细胞。实验员不经意的一句话“生殖细胞脱落得很严重”，让程先生再次陷入绝境。难怪没有精子，原来制造精子的许多细胞都提前“下岗”了。拿到化验单的程先生顿感问题的严重，目前圆细胞脱落得这样严重，如果不抓紧时间治疗，不能有效地阻止它们继续脱落的话，睾丸内将很快就会没有生精细胞了，也许睾丸还会进一步萎缩变小，生精细胞一旦枯竭当然生育就更加没有了希望，甚至作为一个男人或者都成了问题。

面对着焦虑不安的患者，医生告诉他们：“情况不是你们所想象的那样。就如同人要脱发一样，如果只计算掉的，不计算新发生的，很快人就要都秃顶了！精子的发生过程是受到下丘脑和垂体性腺轴的调控（图80），睾丸内的生殖细胞从精原细胞、初级精母细胞、次级精母细胞、精子细胞到精子，是一个连续不断的动态发育过程，处在不同阶段的细胞不断地分化和成熟，最终形成精子（图81）。如果发育过程中的生殖细胞停顿在某一阶段不再继续分化并排出体外，或者还没有来得及分化即被排出来，就形成了精液内的圆细胞（图5），而早期的细胞分裂和发育过程还在不断地进行”。

“为什么我丈夫的精液内会有这么多的生殖细胞脱落呢?”程太太追问了一句。

尽管绝大多数患者睾丸内生殖细胞脱落的真正病因还不是很清楚，但是目前已知的一些常见原因包括感染因素、精索静脉曲张、生殖内分泌紊乱、不利环境因素、遗传因素、滥用药物、高温、辐射、吸烟和酗酒，此外微量元素、氨基酸和维生素缺乏也都会让生殖细胞提前“下岗”。尽量筛查病因，对后续的针对性治疗有一定好处。

（3）峰回路转的一线“生”机

医生的讲解和形象比喻让他们紧张的情绪松缓了许多，随后程先生又问到，“现在我的问题就是睾丸功能不好，我们好害怕听到您说治疗的意义不大，因为只要有一丝希望，我们都想要努力去拼一下，您能告诉我，像我这样的情况还有治疗机会吗？有什么办法能够改善睾丸功能，并阻止圆细胞脱落?”

“看你们的情况决定吧。如果很急迫解决生育问题，附睾穿刺或睾丸活检可以考虑，从睾丸内找到精子就可以做试管婴儿。通过检验已经将精液内的圆细胞其与炎症细胞区分开来，你精液内显然是不成熟的生殖细胞，病因也相对明确，与生殖内分泌功能紊乱有关，但与感染无关，通过适当的治疗，有可能获得一定的疗效。”随后，根据患者垂体激素水平低下（FSH↓）、睾丸功能低下（T↓）的特点，医生为程先生处方了3个月的针剂：绒毛膜促性腺激素（HCG）和尿促性腺激素（HMG），以加强垂体功能，强力促进睾丸内生殖细胞的分化、发育及成熟。

经过近半年的强化药物治疗和治疗方案的调整，终于让部分成熟阻滞的圆细胞转化为分化良好的成熟精子，并在精液内找到了珍贵的生育种子（精子）。由于对后续的治疗效果难以预料，自然受孕的把握性很小（睾丸发育不良），且急于解决生育问题的迫切要求，双方老人一致决定不再等待，选择快捷途径，协力资助小夫妻做了试管婴儿，并在新年前传来了怀孕喜讯。

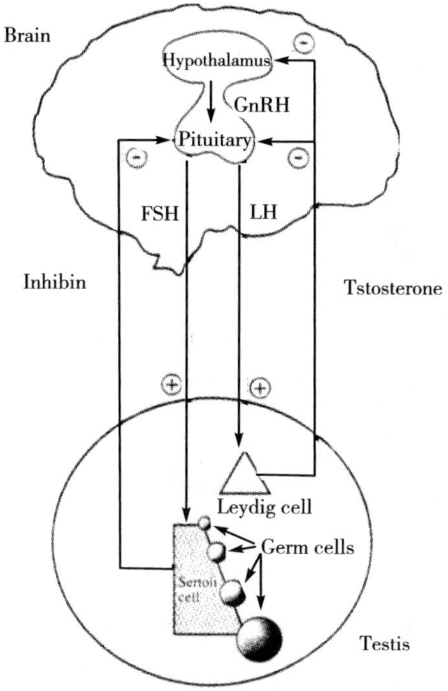

The hormonal regulation of spermatogenests.

图 80　生殖内分泌轴调控睾丸的精子发生过程

116. 男女双方的年龄因素对选择试管婴儿有影响吗？

男人的生育能力一般会很强，强到可以维持到生命的终结，因此在选择试管婴儿技术时对于男人年龄的要求并不是很重要的，或者说是最不重要的。年龄的选择主要表现在对女人的年龄选择上。

年龄小于 30 岁妇女的试管婴儿成功率高。

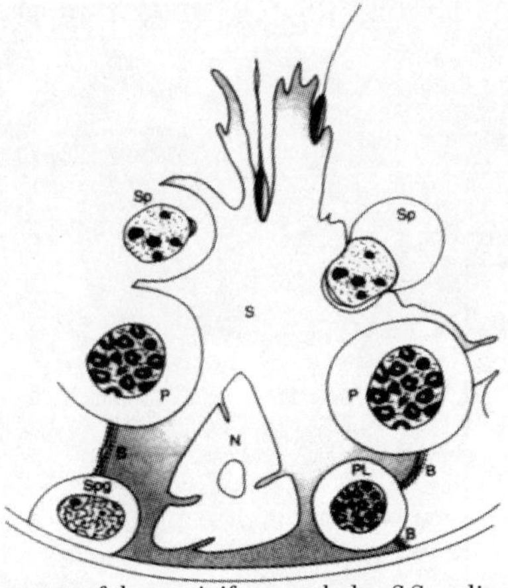

Structure of the seminiferous tubules *S* Sertoli cells,*Spg* spermatogonia,*PL* preleptotene spermatocyte,*P* pachytene sperma-tocyte,*Sp* spermatid,*B* barrier (tight junctional co-mplexes betweenadjacent Sertoli cells),*N* nucleus

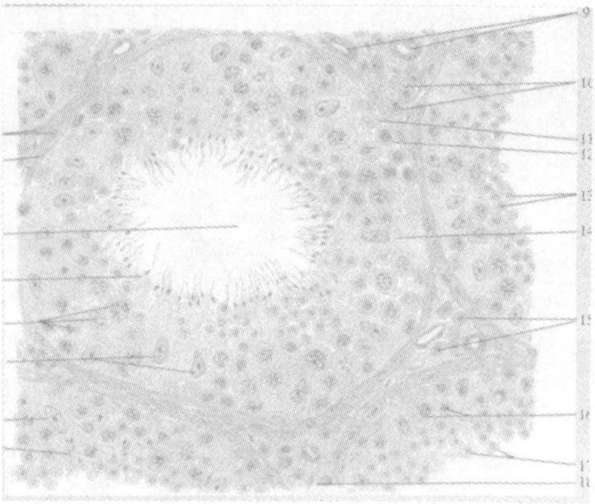

图 81　睾丸内的生精过程是一个连续的过程，从精原细胞、初级精母细胞、次级精母细胞、精子细胞到精子

30～40 岁的妇女进行试管婴儿治疗的成功率尽管有一点降低，但仍然是可以接受的，主要看妇女的卵巢功能是否正常，是否出现了卵巢早衰。40 岁以前的妇女出现性欲减退、月经过少，多半都是卵巢功能早期衰退的表现，必须经过检查确诊，如果内分泌激素水平明显异常了，就可能表示是卵巢早衰；另外还可以经过 B 超测定卵巢大小，如每个卵巢都小于 3 厘米 ×2 厘米 ×1 厘米，就可疑卵巢早衰。有卵巢早衰的患者必须经过一段治疗，然后才能根据内分泌功能恢复的情况，决定能否做试管婴儿。

45 岁以上妇女试管婴儿治疗的成功率低，这是世界各国作试管婴儿单位的共同的经验。年龄增大，女方的卵巢功能逐渐低下了，包括排卵功能、卵子成熟功能、子宫内膜变化与内分泌的变化不同步，受精卵也不易着床等原因造成的成功率低（图 82）。

其实，对于女性来说，尽管年龄是决定辅助生殖技术成功的关键因素，但也不是绝对的因素，国外还有报告，把做试管婴儿受精卵输入 60 岁老年妇女子宫内还有成功的。国内许多生殖中心都有高龄妇女进行试管婴儿治疗的成功范例。

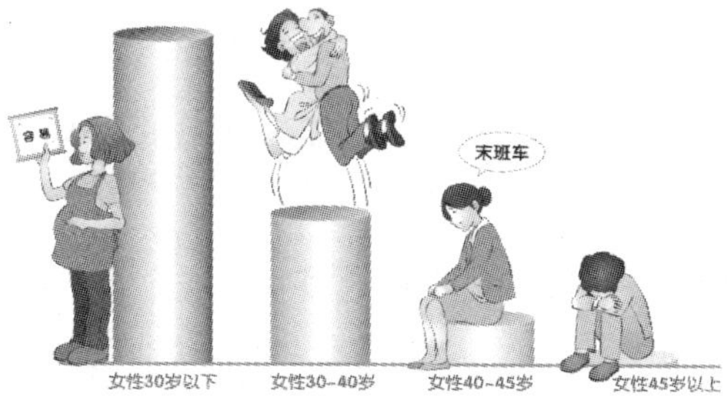

图 82　女人的年龄选择

117. 做试管婴儿怎样才算成功？

试管婴儿技术的出现极大地鼓舞了生殖医生和不育患者。在治疗过程中的是否“成功”问题上会有很多名词出现，让患者迷惑。一些医生为了安慰和鼓励患者，也会不断地会向患者“报喜”，告诉患者：你们的精子和卵子结合了、你们的受精卵分裂了、你们已经有了“试管里的”生命了、你们的“孩子”已经在子宫里“安家”了、你们的孩子已经具有人的形状了等（图 83）。

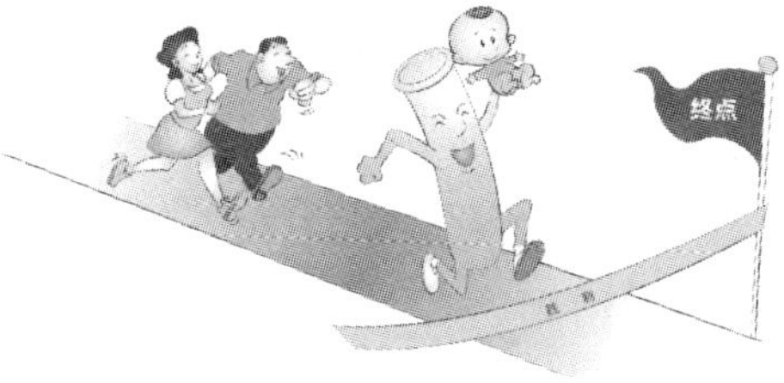

图 83　只有生出孩子，试管婴儿才算成功

试管婴儿的治疗过程中可以有许多步骤，每一个步骤的成功只是阶段性的，并不能代表试管婴儿的成功。生命过程太复杂与艰难了，精子和卵子结合了，叫受精；受精卵分裂了，叫卵裂；有了"试管里的"生命了，叫胚胎；"孩子"已经在子宫里"安家"了，叫着床；孩子已经具有人的形状了，叫胎儿；器官形成后的孩子还要在母体内继续发育，一直到十月怀胎后的一朝分娩，才算得到了孩子，而只有最终能够抱到活生生的孩子，才叫真的试管婴儿治疗成功。

在试管婴儿技术孕育孩子的过程中，任何一个环节的失败都可能导致前功尽弃。例如卵子可以不受精、受精卵可以不分裂、不能形成胚胎、胚胎不能顺利安家（流产）、孩子没有发育到出现人形（流产或死胎）、胚胎不能继续发育（中期流产），此外还可以出现早产、难产和死产等不愉快的结局。看来生命得来的太不容易了，尤其是"试管"里来的孩子就更加艰难了，遭遇了比常人更加艰辛的历程。所以，要珍爱生命、善待得之不易的试管婴儿。

118. 治疗后有了精子，为啥还非要做试管婴儿？

（1）晴天霹雳，有生育要求却没有"种子"

为了能够在事业上站稳脚跟，在征得妻子的理解与支持情况下，本来已经属于晚婚的谢先生结婚后一直采取避孕措施（戴避孕套）近3年，直到工作步入正轨后才开始考虑生育问题，此时夫妻都已经35岁了，尽早要一个孩子成为他们共同的迫切期望。谁料想，解除避孕后半年了也没见妻子有任何怀孕征兆，谢先生这才暗暗地着急起来，并偷偷地到医院接受了生育能力检查。检查结果精液量还不少，达到5毫升，但精液内却没有精子，而且连续3次去检查的结果都是如此。这简直是晴天霹雳，让谢先生彻底崩溃了。

接受专科医生的系统检查后，医生告诉谢先生：你的两个睾丸发育不太好，比一般男性的睾丸要小一些，大约10号（相当于10毫升），质地也有些偏软，而附睾、输精管及精索均未见明显异常，无明显梗阻征兆，看来无精子的病因很可能是你的睾丸不能产精。生殖激素分析结果提示垂体功能低下，FSH偏低（1.75mIU/L），睾酮很低（2.06ng/mL），显然问题极可能出在中枢系统，可以考虑首先采用药物治疗。

（2）药物治疗有了转机

在与妻子反复研究后，万般无奈的谢先生不得已接受了医生的建议，开始了漫长的药物治疗征程。使用绒毛膜促性腺激素（HCG）联合尿促性腺激素（HMG）针剂治疗3个月，每周到医院2次接受注射。治疗期间，谢先生也有过睾丸发胀的感觉，面部也出现了一些久违了的"青春痘"。三个月后，怀着忐忑不安的心情，谢先生接受了治疗后的第一次复查。结果竟然在精液内看到了1条不活动的精子，并大受鼓舞。欣喜之余不免对未来充满幻想：也许再治疗一段时间，精液质量将会更好，那样就可以有孩子了。

在随后继续治疗的半年里，精子密度尽管也有提高，且出现了几条活动精子，但是进程十分缓慢，每次复查的结果都难以让人接受，总是只有那么几个精子。最后医生告诉他们："药物治疗看来很艰难，要想达到自然生育的程度，还相距甚远，而你们夫妻的年龄也都不小了，尤其是女方的生育潜能也将随着年龄的增大而快速下降，所以做试管婴儿可能更加可取。"

（3）试管婴儿成了无奈的选择

听到医生的建议，谢先生有些疑惑了。"尽管我们夫妻双方渴望尽早有孩子，两家老人也都急于抱孙子，但我们还是更希望能够自然生育。我听说，的确有一些无精子的人通过保守治疗获得自然受孕，这又是怎么回事呢？另外，接受治疗后我又做了一次性激素检查，FSH是2.05，睾酮是4.63，我感觉这次好像结果比上次好一些，难道没有继续治疗的价值了吗？"

你的化验结果不错，这才有进一步的治疗机会。你以往没有精子，就什么都做不了；现在你有精子了，尽管少，却可以通过辅助生殖技术解决生育问题，毕竟试管婴儿技术仅需要 1 个好精子就有机会让卵子受孕，况且这也是你们获得后代最快捷、机会最多的办法。

对于非梗阻性无精子症患者，药物治疗当然可能让部分患者（主要是垂体功能低下患者，FSH 偏低下者）有机会产生精子，并且可能在化验精液中查到。但是多数患者的精子数量和质量可能不尽如人意，自然怀孕的机会尽管有，但不高。与其等待机会不多的自然怀孕，白白地浪费宝贵的生育黄金年龄段，眼看着年龄的逐渐增大让自然怀孕的机会越来越渺茫，还不如尽快解决生育问题，许多与你有类似情况的人同样需要做试管婴儿解决生育问题，甚至连做过精索静脉曲张、隐睾、附睾－输精管吻合等手术治疗后的患者，在精液质量恢复不满意的情况下，只要有精子，最终也都是选择了试管婴儿技术。

（4）试管婴儿的前期药物治疗很重要

如果真的是药物治疗即使有可能由无精变为少量有精后依然不能自然受孕，还要做“试管”的话，那为什么还要采用药物治疗呢？

你的前期治疗并不能说是毫无必要的，毕竟治疗才使你的精液内出现了精子。况且通过药物治疗产生并排出来的精子成熟度好，做试管婴儿的受精率高，且不必每次做试管婴儿都从睾丸内或附睾取精，免去了有创伤性检查操作，极大地方便了患者。况且，即使药物最终治疗无果，药物也可以改善睾丸的内环境，对精子成熟度的提高大有益处，同样有助于提高附睾穿刺或睾丸活检得到的精子进行试管婴儿治疗的成功率。更为可贵的是，药物治疗还可以增加附睾穿刺或睾丸取精的成功率。

在反复斟酌了全部现状后，谢先生夫妻最终选择了试管婴儿技术，并在接受第二个治疗周期后成功妊娠，最终圆了为人父母的愿望。

119. 畸形精子多了，试管后代也会“不伦不类”吗？

小黄进入“封山育林”状态都两年了，妻子也没能怀孕，检查发现精液质量不好，精子数量还不少，就是都比较懒惰，活动能力极差，虽然经过千辛万苦的努力，各种药物也吃了不少，却一直毫无起色，最后不得不选择试管婴儿技术。还算很幸运，第一次去做试管婴儿，黄太太就怀上了。满心欢喜，却不料想在进行6个月的孕期检查时，发现胎儿有明显的畸形（大脑积水和脊柱裂），并不得不忍痛割爱，做掉了。实际上，准备做试管婴儿之前，夫妻俩的心里就很不踏实，生怕试管婴儿出生的孩子有什么毛病，没想到还真的让自己遭遇上了这种不幸。

痛定思痛，夫妻双方开始接受系列生育方面的检查，还真的发现了一些问题。拿到检查结果后，夫妻俩仔细研究了一番，妻子的问题似乎不大，但是其中最让他们恐惧的是丈夫的精子竟然有高达45%的畸形率。虽然在做试管婴儿以前化验的精子畸形率也较高，并对此有过担心，但是听医生说关系不大，也就放松了警惕性。有这样多的精子畸形，很容易就让他们夫妻将其与胎儿畸形紧密联系在一起，似乎找到了问题的症结。妻子也如释重负地解除了责任，并劝慰丈夫接受治疗，等待下次努力。

当他们拿着许多检查结果找到医生的时候，得到的回答却完全不是他们想象的那样。医生首先告诉他们：正常的精子像蝌蚪一样，呈卵圆形，眼睛是看不见的，需要在放大几百倍的显微镜下观察（图84）。精子可以区分为头、中段和尾，也有将精子中段叫做颈部或体部的。精子的大小形态正常值范围变化较大，且与染色方法有关。一般的染色后精子都要有一些缩小。精子头部：长度4～5微米，宽度

2.5～3.5微米，长与宽之比在1.50～1.75之间，顶体占头部的40%～70%；中段：紧贴头部，宽度小于1微米，大约为头部长度的1.5倍；尾部：直的、均一、比中段细，长度约45微米。实际上，对精子的描述有许多版本，例如有人认为精子的结构分为头颈部（长7～8微米、宽3～5微米）和尾部（约45微米）。

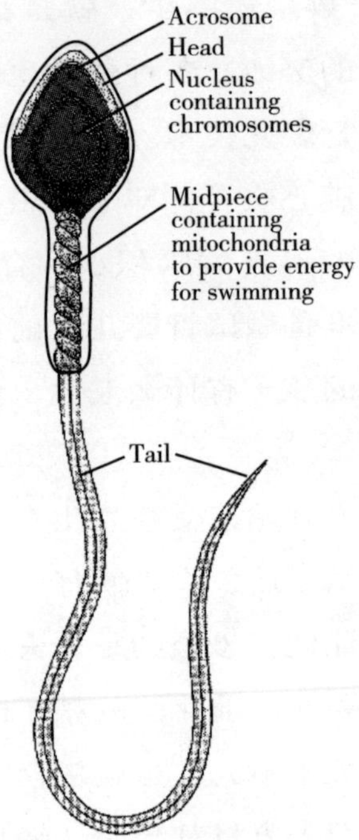

图84　人类正常精子模式图

与我们社会上的人群可以有残疾一样，人的精子也是可以有发育异常的，显微镜下表现为怪模怪样的形态，有一些是正常的生理变异（图85），而有一些则是属于畸形范畴（见图86）。一般情况下，这样形状异常的畸形精子不应该太多，如果异常的精子在30%以上，可以影响精子的整体"战斗"能力，明显减少"有竞争力"精子的数量，不利于精子成功地"俘虏"卵子，可以影响精子的受孕能力。严

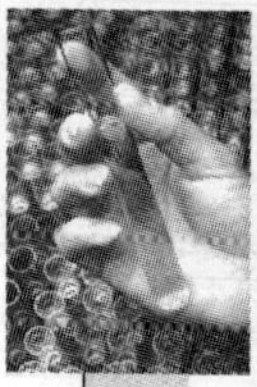

重畸形者（85%以上的精子形态都是明显异常的）可以让男人的生育能力遭遇困境。

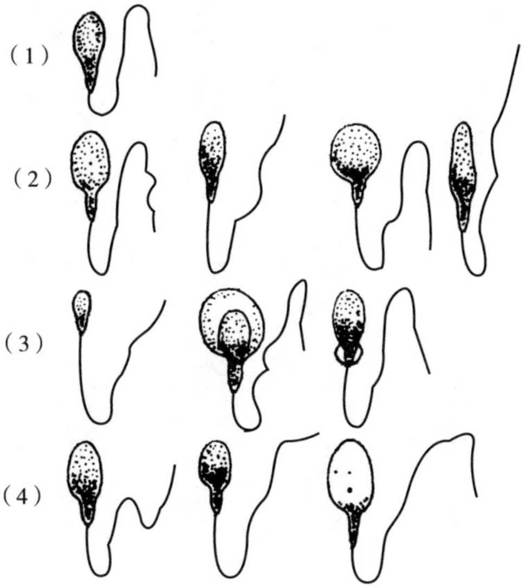

图 85　正常形态的精子

（1）正常精子；（2）正常精子生理变异；（3）幼稚型精子；（4）衰老型精子

引自：黄宇烽，许瑞吉主编：男科诊断学。上海：第二军医大学出版社，1999，P77

黄先生的精子形态异常百分率的确比一般人群水平要高一些，提示可能存在影响精子生长发育的内外因素，例如内分泌激素水平异常、严重的精索静脉曲张、生殖系统感染、服用过具有生殖毒性的药物、接触环境中的有害因素（毒物和射线）、不良的生活饮食习惯（嗜好烟酒和桑拿）等。黄先生的检查结果提示内分泌激素水平有一些紊乱，睾酮水平低下（175ng/dl）。你们可以在日常生活中多注意一些，例如不酗酒、不吸烟、不洗桑拿等，同时使用一些调整睾丸内环境的治疗药物，多可改善精子发育环境和精子形态。

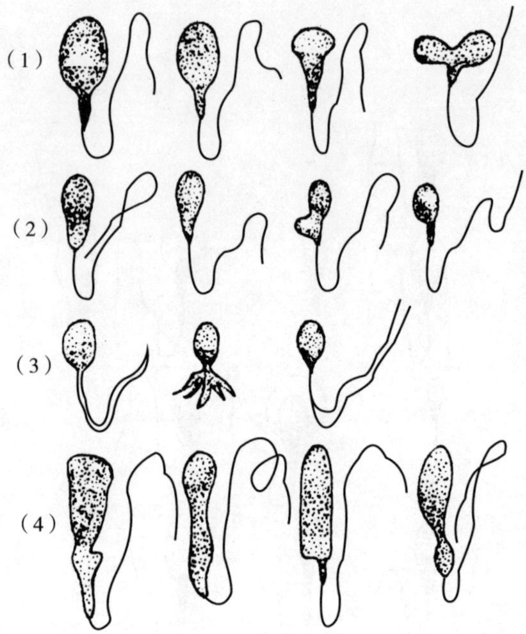

图 86　常见的精子形态缺陷

(1) 头部畸形；(2) 体部畸形；(3) 尾部畸形；(4) 头和体混合畸形

引自：黄宇烽，许瑞吉主编：男科诊断学。上海：第二军医大学出版社，1999，P78

试管婴儿不必过于担心怪胎

选择试管婴儿技术有心理顾虑是可以理解的，谨慎一些也不过分。一些不育夫妇在全面的生育能力检查后，在医生的咨询和建议下，慎重决定接受试管婴儿方法治疗自己的不育。那么，马上关心的就是试管婴儿会不会生出一个怪胎来，也就是生出畸形儿？他们非常担心经过“试管”操作生出的后代发生畸形问题，并容易将其与精子畸形联系起来。

事实上，医学中有许多不确定因素存在，即使是没有进行试管婴

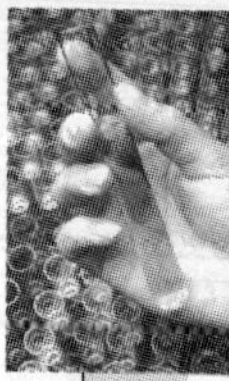

儿技术而自然妊娠和分娩的后代，也不见得都是全部健康！母体在孕育的过程中，同样会给后代带来某些危害，甚至有些时候可能成为灾难。试管婴儿出生的孩子也和正常妊娠一样，出现某些畸形也是完全可能的，试管婴儿与自然生育者的胎儿异常发生率没有显著的差别。在动物身体上进行的研究已经证明了，出生这种畸形后代的危险性很小。仅个别研究者的报告表明，单精子卵细胞浆内注射技术（ICSI）出生的婴儿智商可能稍低，男孩子中的尿道下裂比正常儿童稍微高。在2004年欧洲泌尿外科学会上Eric的总结报告认为，ICSI技术的后代性染色体异常增加0.83%，出生婴儿先天畸形轻度增加（尿道下裂），新生儿体重稍低。而多胎率达26%，并导致围产期并发症增多（多胎）。因此建议35周岁以下的妇女，试管婴儿最好作单个胚胎移植，以避免多胎妊娠的发生。由此看来，试管婴儿出生的孩子问题并不是很严重。况且，谁会平白无故地做试管婴儿呢，选择走这条路也是不得已而为之。

胎儿畸形与精子畸形不是一回事

胎儿畸形主要发生在器官发生器，即女性怀孕的早期（头三个月内）阶段。如果在此期间孕妇感染病原体、发热、服用有危害性的药物（抗生素、激素、神经类等具有生殖毒性药物）、接触到环境危险因素（酗酒、农药、射线）等，将直接危害到胎儿器官分化的进程，导致胎儿畸形或发育迟滞。由此看来，胎儿畸形与精子畸形没有必然关联。

在人类的试管婴儿临床治疗过程中发现，畸形精子症并不影响ICSI的治疗成功率，通常也与胎儿畸形无关。近年来出生的试管婴儿已经用活生生的“人证”来以同样的结论回答了这个问题。

听了医生的一席话，回想起自己的艰难怀孕经历，黄太太似有所悟。原来在经过巨大压力下完成试管婴儿全过程后不久，自己紧绷的神经刚刚松弛下来就病倒了，连续发高烧三天才逐渐消退，因为怕伤害到小生命也没敢用药，硬挺过来了，没想到还是伤到了胎儿。

在经过感染系列检查后，确认不存在任何导致流产和畸胎的病原体后，黄太太再次选择试管婴儿技术，并足月经剖腹产一个健康男孩。

胎儿发育监控有配套措施

值得一提的是，个别携带遗传异常基因的夫妻，在进行试管婴儿治疗过程中确实存在将自己的遗传异常传给后代的机会，并可能引起胎儿畸形等发育异常，需要一系列措施加以控制，确保后代的健康发育。主要是在进行试管婴儿治疗之前应该接受包括染色体在内的全面的遗传学分析，并应该由专业医生进行详细的遗传咨询。我们还可以利用现代的科学技术对胚胎和胎儿进行全面检查，早期淘汰异常或畸形儿。此外，子宫本身可以将异常胚胎以流产的形式排斥掉。最后，在万不得已的情况下，还可以通过产前诊断来明确胎儿的发育情况，对于确定诊断有严重“毛病”的胚胎，给予碎胎等有效的处理，来淘汰这个“残次品”，确保生殖安全。

120. 不要盲目选择试管婴儿技术

试管婴儿技术也不是治疗不育症的万能灵方，它也不可能解决所有不育夫妇渴求宝宝的愿望。在选择这种治疗方法的时候还应该注意下列常见的不利因素：

(1) 不育妇女是否具有生育能力

有个别妇女，由于先天性因素，使得她们产生卵子的工厂（卵巢）先天性缺如或发育不良，因而不可能产生卵子。精卵结合的通道（输卵管），以及胚胎孕育的场所也可能具有先天性不发育或发育不良而不能生育。此外，后天性的疾病、手术等不利因素，也可以造成卵巢、输卵管和子宫的结构和功能的异常，也具有同样不利于生育的作用。

对于妇女来说，怀孕是一项十分繁重的任务，无论是在精神上、

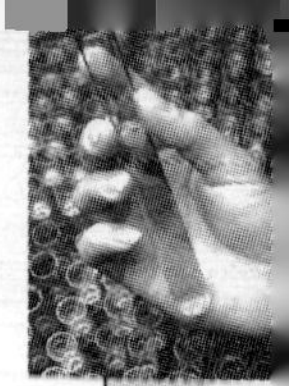

还是在体能上都是一个巨大的负担和考验。一些妇女由于年龄过大，或合并各种局部与全身性疾病，使得她们难以承担起繁重妊娠的全过程。勉为其难有时可以使原有疾病加重，对健康构成不良影响，甚至可以威胁到孕妇的生命，这是得不偿失的。所以，承担妊娠全过程有困难的妇女，千万不要轻易“冒险”。

此外，由于目前试管婴儿技术的治疗费用较高，一些条件本已十分窘困的家庭，东拼西凑勉强交齐医疗费用后，已经是家徒四壁，债台高筑了，没有提供孩子出生后的必要的营养、教育等全方位的培养能力，将给社会带来巨大的负担和不安定因素，对孩子本身的健康成长也十分不利，也使夫妇陷入贫困潦倒的悲惨境遇。这样有“生”而无“育”能力的家庭是否还要勉为其难进行试管婴儿技术的尝试，将是不育夫妇和全社会需要深入思考的问题。从某一角度讲，这也应该属于不能够承担起“生”和“育”全过程的范畴。

（2）年龄因素

春天是万物孕育的季节。与大自然的普遍规律相似，人类也有自己的孕育季节，那就是从青春期发育成熟之后开始，经历逐渐增强的阶段，然后逐渐衰退，最后彻底丧失生育能力。人类生育的最佳年龄一般在20～30岁。男性生育的年龄限制还不是十分明显，而对于女性随着年龄的增加，妊娠后的流产率和婴儿畸形率增加，导致治疗成功率降低，且高龄妇女妊娠也具有很多的不利因素。但已经有许多报道高龄妇女通过IVF－ET治疗获得子女，笔者工作中治疗的最大的妇女试管婴儿成功年龄51岁。

（3）过度肥胖与内分泌激素水平异常

过度肥胖患者，由于体内的各种生殖相关激素水平的明显改变，不会产生生育所必需的卵子，或使卵子的成长过程受到各种伤害和限制，或使生殖系统的各个器官不利于怀孕，因而不利于试管婴儿的顺利进行。泌乳素在妇女生育后的哺乳阶段大量分泌，可以促进乳汁分泌，但可以抑制排卵。因而高泌乳素血症患者可以因患者难以产生和排放卵子而难以生育，当然也难以进行试管婴儿技术。但是可以通过内分泌激素水平的调节而使患者恢复排卵能力。对于高泌乳素血症患者，也可以采用溴隐亭等药物或垂体手术治疗，成功地降低泌乳素水平。

（4）严重的盆腔粘连

最初进行试管婴儿是经过开腹手术取卵子，因而慢性盆腔炎、盆腔结核、盆腔手术后的患者，由于可能存在严重的盆腔粘连，使得取卵过程十分困难、难以成功，同时也很危险。但近年来，已经普遍采用B超引导下的经阴道后穹隆穿刺取卵，所以对于盆腔粘连患者的取卵过程也不会有太明显的影响。

综上所述，只要没有妊娠和生育的明确禁忌证，就可以进行试管婴儿治疗，常见的禁忌证都是相对的。但是在选择治疗不育技术的时候一定要全面考虑，是否一定要首先选择试管婴儿技术还值得反复推敲。实际上，治疗不育的技术方法很多，每一种措施都有其最佳的适应证，试管婴儿技术只是其中的一项比较复杂费钱的技术，而且不一定是最适合于您的技术，还需要专业医生根据不育夫妇的具体情况选择最适合于患者的治疗方法（图87）。

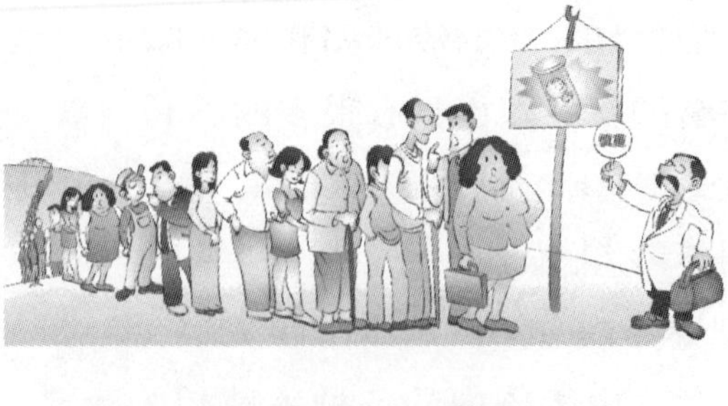

图87　不要盲目选择试管婴儿技术

在具体的临床工作中，我们医生一般也遵循的一个原则是：首先选择简单方便、费用低、无创或微创的治疗方法，换一句话就是：少花钱办大事，或者说：治病的药不一定是最贵的药。采用戒除不良生活习惯、性生活制度的调整、药物治疗、精子体外处理、宫腔内人工授精等技术，可以使绝大多数的患者满足生育孩子的要求，他们根本没有必要选择复杂、费钱、有创的试管婴儿技术，况且生育技术越复杂，对配子（精子与卵子）和胚胎的体外处理过程越长越多，对孩子的健康也越不利。

121．人工授精及配子移植与试管婴儿是一回事吗？

许多不育夫妇在接受检查和治疗的时候，常常混淆人工授精、配子移植和试管婴儿的概念，将三者混为一谈。实际上，这三者尽管都属于“实验室”里的技术，但是却具有显著的差别。人工授精是用一个非常细的管子，在排卵期将精液注入女性的阴道内或子宫里边去，后者叫宫腔内人工授精，也可以通过宫腔镜自输卵管在子宫的开口部打入输卵管里去，叫做输卵管内人工授精。精子叫做雄配子，卵子叫雌配子，配子移植术就是用一种移植管把成熟的卵子吸到管里，再把一定数量的活动能力较强的精子吸进去，再吸入一些培养液，将管内的这些含有雄配子、雌配子的混合液一起都送进输卵管内，就叫输卵管配子移植术。把卵子“请”出来，再选出一定数量有竞争力的精子，放入有培养液的试管内，使卵子与精子在体外结合，将结合后的受精卵放到温箱里培养一段时间（大约 48 ~ 72 小时）后，证实受精卵形成了 4 ~ 8 个细胞的胚胎，再通过特制的管道，将胚胎输送到女方的子宫里边去定居（着床），发展成为胎儿，达到妊娠足月时自然生出来，把这种孩子就叫试管婴儿。

首先让我们看看人工授精和试管婴儿的差别：①治疗费用差距显著。人工授精是比较简单初级的实验室技术，当然费用也要低廉得多；试管婴儿技术则是比较高级复杂的实验室技术，费用昂贵，往往在万元，甚至要达到数万元之巨；②人工授精和试管婴儿对生育的“介入”程度不同，前者仅是简单地对精子进行“修理”，或者干脆直接将精液送入到女性的生殖道内；后者则是将精子和卵子均“请”到体外“会面”，在孕育出原始的生命雏形后，再将“小生命”送回到母亲的体内；③两者的适应证是明显不同的，治疗的病例选择有较大的差别。人工授精选择的病例病因往往比较明确、简单，例如因为逆行射精或阳痿而不能够将精液射入到女性体内、精液不液化或精液内有大量的炎症细胞等不利因素、“集中优势兵力”的筛选好精子等；试管婴儿则主要治疗女性输卵管阻塞造成的不生育，当然对于不明原因的反复常规治疗没有生育的夫妇也可以选择使用。此外，试管婴儿技术的派生技术，例如一个精子直接进行卵细胞浆内注射也可以解决严重的男性因素的不生育。所以，人工授精与试管婴儿是明显不同的两回事（图 88）。

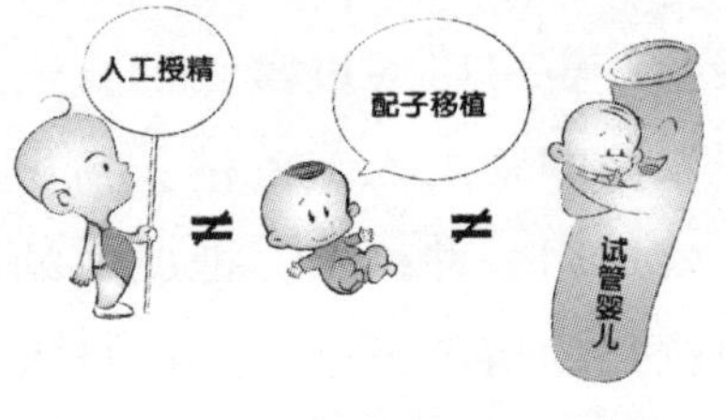

图 88　人工授精及配子移植与试管婴儿不是一回事

尽管配子移植和试管婴儿有一些相像的地方，但两者还不完全一样，所选择的适应证也有一些不同，但前者显得更接近自然的生育过程。试管婴儿是让发育成熟的卵子和精子在体外相遇，使之结合而受精，也就是先在体外“育苗”，然后再将发育的胚胎送入到女性的子宫内；配子移植则是将成熟的卵子和精子装在一个移植管里，再打入输卵管，使它们在输卵管里自己去结合和受精，然后自然地逐步移入子宫内发育成胚胎。配子移植和试管婴儿两者治疗可以同时选用，并因此而增加了治疗的成功率，但是此时需要至少有一侧的输卵管是畅通无阻的。

122. 冷冻胚胎，让试管婴儿进入百姓家

（1）望而却步缘于高额费用

传统的试管婴儿程序主要包括：控制性超排卵、卵泡监测、取卵、取精、体外受精、胚胎移植、移植后补充激素。接受试管婴儿技术的绝大部分费用集中在前期的药物促排卵、后期的体外受精、胚胎移植等实验室操作上。进行一次试管婴儿的费用大约需要 2～3 万元，而且还不保证成功，一次的成功率只有 30%～50%，年龄偏大的妇女成功率还要打折扣。按一次 40% 的成功率推算，至少也要做三次才能成功，三次的总费用要接近 10 万，对于工薪阶层者来说，这是夫妻二人不吃不喝工作近五年的收入。看来，试管婴儿技术只是少数人才能享受的“贵族服务”，普通人实在难以承受。

试管婴儿技术的早期阶段，如果一次胚胎移植不成功，那么一切过程都将重新开始，这样的花费的确让普通家庭难以承受。我国大多数患者对该技术费用的关注大于对试管婴儿技术本身的关注，一个治疗周期花费数万，一旦失败，一切还要重新开始。对于一个普通家庭来说，试管婴儿技术更像一种奢侈品，费用是不能不考虑的首要问题，没有雄厚的经济基础就难以涉足该领地。此外，反复的促排卵、反复的胚胎移植、反复保胎，也必将给女性的身心健康也带来了极大的伤害。

我国是个人口大国，不育夫妇的绝对数量不亚于欧美国家，其中有很大部分夫妇适合试管婴儿技术，但现实生活中接受这种技术的夫妻数量还远小于欧美等发达国家，高额医疗支出是重要原因，一些本来有机会拥有自己亲生骨肉的夫妇选择了过继、领养等方式，留下了终生遗憾。

（2）冷冻胚胎让试管婴儿技术走进千家万户

1978 年，世界首例试管婴儿在英国孕育成功，标志着试管婴儿

技术的开端。三十年来，试管婴儿已成为成熟的辅助生殖技术，成功率也逐步提高，从最初的不到2%，到现在的约40%。目前，全世界的试管婴儿总数已经超过了数百万，国内也正在以惊人的速度上升，试管婴儿技术正在稳步走向一般百姓家庭。随着试管婴儿相关技术的不断进步，尤其是冷冻胚胎技术的发展，试管婴儿技术已基本实现了平民化。

近十年来发展迅猛的冷冻胚胎技术成功地部分缓解了这个矛盾，它不但显著地降低了试管婴儿技术总的花费，而且提高了周期治疗成功率、避免了女性多次促排卵的痛苦。因此，近年来我国接受试管婴儿技术的夫妇大幅度增加，冷冻胚胎技术功不可没，它加速了试管婴儿技术的平民化进程。由于试管婴儿的较高费用、有限成功率和多余胚胎的存在，以及政策和伦理对胚胎移植数目的限制，从最大限度地保护患者利益出发，应尽可能提高每一取卵周期的临床妊娠率，因而胚胎冷冻技术显得尤为重要。

（3）胚胎冷冻技术

为提高怀孕率，试管婴儿技术过程中一般会借助促排卵药物的刺激来增加成熟卵子数量，一个治疗周期内可以同时有多个、十几个、甚至几十个成熟卵泡排放，可以同时有多个好卵子受精并发育成早期胚胎。在每一次的移植过程中，只需将2～3个胚胎移植入子宫腔。因此将有许多的胚胎剩余，白白地浪费了这个难得的“生命”资源是很可惜的，可以进行冷冻保存（图89），冻存“小生命”，作为生殖能力的储

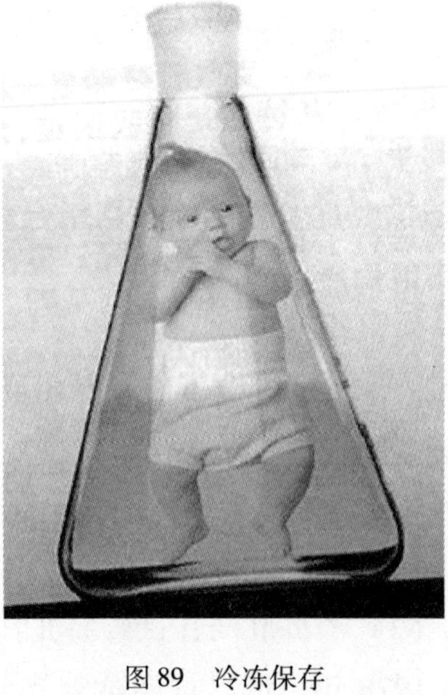

图89 冷冻保存

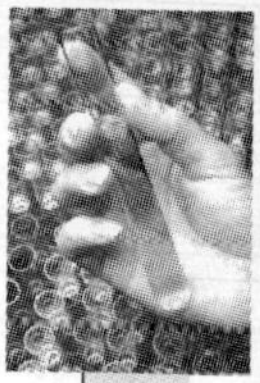

备方法之一，以备“不时之需”（留待日后使用），而不必再进行超排卵，不但可免除反复打针的痛苦，也可节省不少费用。

胚胎冷冻技术就是将精卵结合后的受精卵、胚胎或囊胚冷冻保存，但这种冷冻保存要求的技术和程序相当高且复杂，通过这种严格的冷冻程序将胚胎降温，而不损坏其内部结构和功能，待需要时还可将冷冻胚胎复苏，和新鲜胚胎一样可用于胚胎移植。将胚胎和冷冻液装入冷冻管中，通过程序冷冻法和玻璃化冷冻法使胚胎能静止下来，并可在 -196℃的液氮中长期保存，待以后自然周期或人工周期解冻后植入子宫腔内，将增加受孕的机会。冷冻的胚胎在“缓冻”后仍是鲜活的生命。此外，该技术的优点之一是能在自然月经周期解冻胚胎后移植，不需再使用促排卵药物，节省费用，且使子宫内膜的接受性有所改善，故较易种植。

值得注意的是，在胚胎的冷冻过程中，如患者多余的胚胎质量不好，例如有较多的碎片，医生一般不会将其冷藏，因为这类胚胎经冷冻复苏的双重打击后，胚胎质量会进一步下降，复苏后的成活率很低。在胚胎解冻后，若胚胎因不耐冻或其他原因使胚胎产生较多碎片，这种胚胎植入子宫后的成功率很低，一般医生会与你讨论是否放弃移植。

实际上，人们在很早以前就开始尝试进行低温胚胎冷冻保存的探索，并于 1983 年由澳洲的 Trounson 等首次报道了用冷冻保存的胚胎进行宫腔内移植获得成功，诞生了世界首例“冷冻胚胎”的宝宝。据报道，一位反复发生不良妊娠结局的西班牙巴塞罗那妇女的胚胎在 -196℃液氮环境中“沉睡”多年，直到 13 年后，这位 40 岁的高龄妇女才成功怀孕，并生下了宝宝，创下利用保存时间最久胚胎分娩成功的世界医学记录，称得上是世界上最老的一个婴儿。冷冻胚胎在 20 世纪 80 年代便开始应用于临床，并不断完善，已经成为一项成熟技术，应用冷冻胚胎进行宫腔移植的应用越来越广泛。目前胚胎和囊胚的冷冻复苏后的存活率高达 60%～90%，移植后的妊娠率约 30%～

60%。种种迹象显示，通过胚胎冷冻技术生育的孩子没有任何不良影响。目前，胚胎冷冻保存技术正在日臻完善，值得期待。尽管该项技术还没有完全成熟，冷冻复苏后的胚胎存活率还有待提高，冷冻胚胎的管理还有待完善。但这一切问题均可以在以后的运行过程中逐步得到圆满解决，并真正造福于患者。

（4）胚胎冷冻益处多多

胚胎冷冻技术的出现，使得多余的“幼小生命”（胚胎）可以暂时储存起来，以利于在试管婴儿技术失败（胚胎移植失败或流产）之后，或母体因子宫环境不适合怀孕（例如：发生严重的卵巢过度刺激或子宫内膜不佳）时，或不宜在治疗周期移植胚胎者，可以在以后选定的适当时机内，将保存的胚胎复苏后移植回母体，再次或多次重复试管婴儿技术，而不必反复进行女性的超促排卵。这可以增加一次试管婴儿治疗的成功率，并因此而大大地降低了试管婴儿的平均治疗费用。也就是说，再次进行试管婴儿治疗，可免去胚胎移植前的所有操作过程和相应费用，只需缴纳胚胎的冷冻保存和移植的费用，而不需要一切都从头再来。与药物促排卵相比，冷冻保存和移植费用是相当低廉的。

此外，胚胎冷冻还有诸多益处，包括：①避免多胎妊娠：植入过多的胚胎有造成多胎妊娠的危险性，而胚胎冷冻可以合理限制移植胚胎数，降低多胎妊娠率；②生殖保险：对于因病情需接受卵巢切除、放疗或化疗的病人，可在治疗前预先保存胚胎，在适当的时候，进行复苏胚胎移植；③计划生育保障：拟采取计划生育措施者，或夫妻两人暂不想生育孩子，但想将年轻时质量良好的受精卵保存起来，留待条件成熟时使用；④胚胎捐赠：冷冻胚胎还可用于在法律允许范围内的捐献；⑤科学研究：让科学家更好地了解先天性缺陷和研究一些严重疾病的细胞疗法。

（5）胚胎冷冻引发无数纷争

据估计，目前全世界的冷冻胚胎有数百万之多。虽然目前人们也无法确切地知道冷冻胚胎到底能存活多少年，但是有证据显示它们至少可以在体外维持几十年甚至上百年的生命，这样便不可避免地要引发伦理争议，因为这意味着有一天，兄弟姐妹之间可以相隔无数代后才出生。由此，在科学家、神学家和父母们中掀起一场关于这些胚胎的伦理道德地位的辩论。大量富余的冷冻胚胎已经成为医院和父母们必须面对的问题，医院担心冷冻胚胎会意外融化、父母们承担的保险费和储存费则在不断上涨，如何处理全球巨大的人类胚胎储藏成为困扰医患的大问题。最近人们意识到，人类胚胎还有其他的科学甚至商业用途，它们可以作为制作干细胞的材料，并将其用于拯救生命的一些疗法中去，但还存在法律等诸多限制。宗教保守主义者和反堕胎人士则不断谴责生育产业，抨击其“毫无节制地过量生产胚胎”。一些人则号召更多的人“领养胚胎”，即将捐赠的胚胎移植到不孕妇女的子宫中去。

对于胚胎的冷藏年限，各国奉行不同的标准。在英国，人们可以将自己的冷冻胚胎保存 5 年，若想延长期限则需向政府机构提出申请；西班牙则并未对胚胎的冷藏年限做出规定；我国尚无相关的严格规定，并期待国家对其进行多层次监督，加强生育产业的规范管理。

（6）冷冻胚胎的命运：何去何从？

所有进行生育治疗的夫妇都被要求填写一张表格，说明他们是否希望自己的胚胎保存、销毁或进行捐献，包括捐给研究人员或其他不孕妇女。一些人认为，应该促使医生们找出减少胚胎浪费的途径，例如减少排卵数量；而另外一些人则认为，这些胚胎可用来进行很多好的研究项目或者捐献给其他需要胚胎的不育患者，当然必须经过当事人的同意，并通过公证等法律程序。

数量众多的胚胎被无止境地冷藏，表明很多夫妇对他们得来不易、却又用不着的“后代”不知如何处理。尽管冷冻胚胎在 10 年甚至更长时间之后还可使用，但每过去一年，夫妇们用上它们的可能性都在减小，要么因为这些夫妻已经有了孩子，要么因为他们放弃了生育努力。从多数胚胎的较长时间保存可以明确，大部分准备用于生育目的的冷冻胚胎可能已经不能用来制造孩子。目前认为，如果有富余胚胎就应该冻存，以备不时之需，并在解决生育问题后立即处理掉。当然这必须征得夫妇双方同意，毕竟冷冻过程必然带来一定的费用，得来不易的胚胎是否在将来有用处，也难以决断。要教给人们销毁他们的胚胎实在是太困难了，许多患者都不知道应该怎么作这个决定，辅助生育医学界对多余冷冻胚胎问题也往往采取回避态度。美国的调查结果表明，三成的冷冻胚胎将用于研究，二成将被销毁，另有二成将被捐献，一成的冷冻胚胎将被用作优生保障的研究，剩余的胚胎绝大多数将用于胚胎父母今后的生育目的。英国政府曾经出台了“被遗弃的胚胎”在冷藏5年之后将被销毁的政策，结果引起轩然大波。

随着胚胎冷冻技术的广泛应用，国内接受试管婴儿的不育夫妇数目与日俱增，试管婴儿技术最终将实现平民化，被广大患者所接受，为不育夫妇造福。

123. 一次试管婴儿的治疗成功率多大?

试管婴儿技术已经在许多国家和地区普遍开展，我国几乎所有的省市均可以完成该技术，有些城市甚至可以同时有十几家医疗机构在从事该项技术，或者可以说试管婴儿已经是一种“泛滥”了的常规技术。但是，多数生殖中心所报道的试管婴儿的妊娠率只有25%～55%，而其中的一部分胚胎还要以死胎或流产而告终，实际的正常分娩率在15%～45%。与其颇高的治疗费用相比，它还并不能算是一种十分理想的治疗方法，而且还不保险，因为有很多方面的因素决定试管婴儿能否成功，这些因素基本上取决于不孕女方的各项条件了。

由于试管婴儿技术需要超促排卵，还需要穿刺收集卵子，无论是从经济上还是从身体上来说都是让人痛苦的。近年来开展的冷冻胚胎技术可以让胚胎保持存活状态，使妇女仅经历一次这样的痛苦，即使是第一次试管婴儿治疗没有成功，也可以将冻存的胚胎在期望的日子里“活”过来，再次“送”到妻子的子宫里，再次进行生育的努力，具有“生殖能力储备”作用，并因此提高了试管婴儿治疗的周期成功率。但是，希望从这种技术中获得益处的夫妻，首先需要他们能够有足够数量的卵子和受精卵，并且受精卵或（受精卵继续培养后的）囊胚的发育良好（图 90）。

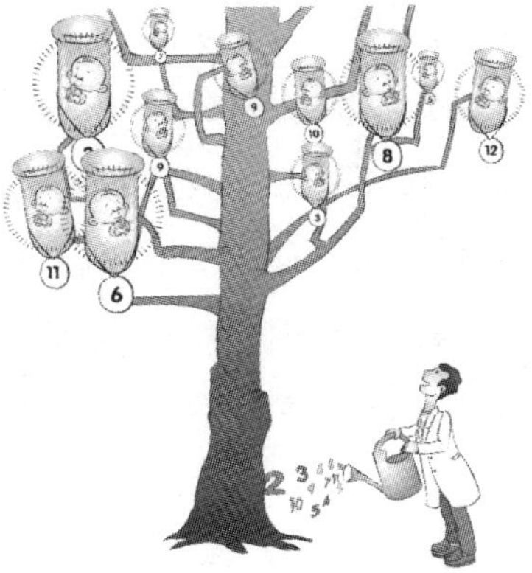

图 90　更多的努力来提高试管婴儿的成功率

一个让人有些鼓舞的事情是，有学者认为试管婴儿的成功率是可以预测的，这为那些犹豫不决的人提供了一个参考依据，尤其是曾经遭遇过试管婴儿治疗失败的患者。美国斯坦福大学医学院妇产科的专家研究出预测试管婴儿的成功率的新方法，据说该方法的预测准确率达到 70%。他们是根据 2005 年不孕症治疗机构内的 1117 次试管疗程做受孕结果分析所得出的结果。有四项重要参数可以有助于预测是否试管婴儿治疗会成功受孕，包括：①有多少卵子成功在体外受精受孕；②在受精三天后，有多少个受精卵发展成为 8 个细胞；③有多少比例受精卵停止成长；④接受试管婴儿技术者的激素测试结果。

124. 将受精卵或胚胎送入子宫后，为什么还频繁失败？

试管婴儿技术在体外“育”好种之后，将胚胎送入到女性的子宫内去“安家”。但是这并不等于大事完毕了，而且还要经历更加艰难的过程：“安家”（胚胎着床）。事实上，胚胎难以在子宫内“安家”是造成试管婴儿失败的最主要的原因。

为了增加胚胎的成功“安家”机会，医生们尝试了许多办法。首先要使女性尽量减少剧烈活动，补充必要的营养，也考虑使用药物来保胎治疗，例如肌肉注射黄体酮每天20～60毫克（根据体内相应的激素水平来调整剂量），注射绒毛膜促性腺激素（2000～3000单位，2～7次/周）。根据女性的具体情况，还可以采取一些对症治疗措施，并尽可能解除不育夫妇的精神心理负担。一般情况下，这种治疗过程至少要维持到出现胚胎的明显证据（胎心跳动）后才可以停止。即使是这样，也难以让多数患者满意，试管婴儿失败是经常发生的事情。

导致试管婴儿不成功的因素很多，第一，打入子宫腔的受精卵还要经过3～4天的时间进入到子宫内膜里边“安家”（着床），此期间由于频繁的活动，受精卵就可能顺子宫颈滑脱出来；第二，当受精卵植入子宫之后，可能发育不起来，这是因为作试管婴儿的母体子宫内膜没有和受精卵同步发育，就像植树种花，虽然移的苗是活的，但是土壤成分不行也活不了一样；第三，受精卵打入子宫腔，植入子宫内膜之后，体内还要有足够的维持胚胎生存的激素，来控制并保持子宫稳定不易收缩，才能使受精卵能够在子宫内获得“喘息和调整”的机会，并进一步得到发育和成长；第四，在子宫腔里的受精卵还要得到足够的营养供应才能存活和发育；第五，受精卵本身质量存在问题，比如精子或卵子一方面有染色体异常、受精卵不能存活等。总之，可以造成试管婴儿的失败因素不是事前都能检查出来的，专家们也难以预先估计出治疗的结果。当然作了试管婴儿之后，医生还要采取一些措施促使成功。毕竟，试管婴儿治疗获得成功是大家都希望的结果。

目前，国内国外试管婴儿治疗都是这个水平，在哪个医院里作试管婴儿也不保险。幸运的夫妇可能仅做一次就怀孕了，而不幸运的夫妇，可能连续进行3～5次，甚至多次尝试也难以如愿。不成功者在选择好季节、身体条件良好的时候可以再次努力。

125. 一次试管婴儿治疗失败后能否马上进行再次治疗？

由于成功率还比较偏低，一次试管婴儿技术治疗不育症失败也是常见的现象，而成功倒是确实很不容易。那么，试管婴儿治疗没有成功的夫妇，计划再次进行选择该技术，需要进行多方面的调整，不能急于立即开始新的“出击”，一般选择在3～6个月以后，可以重新接受治疗。这主要是出于以下的考虑：

（1）使妇女的卵巢功能和子宫内膜的功能恢复一段时间，以利于再次的怀孕，这也是最主要和最重要的考虑。

（2）治疗失败对妇女和她的丈夫的打击是相当大的，这不仅反映在身体上，更重要的还来自于精神上。经过一段时间的休息，身体的全面功能的恢复，也可以让紧张、焦虑、懊恼的情绪会慢慢地减退，有利于内分泌激素水平的稳定和神经系统的功能正常。

（3）治疗失败后的休息，可以让医生和患者都冷静一下，重新考虑失败的原因，并可能发现真正造成不生育的原因，预先采取有效的治疗措施加以纠正，可以为下一次的治疗增加成功的把握。

（4）确实有一些经过试管婴儿治疗失败的患者，在冷静一段时间内却“意外地”怀孕了，这不得不让我们慎重思考当初选择进行试管婴儿治疗的决策是否真的恰当。

此外，试管婴儿的高额治疗费用也不是一般人能够负担的，治疗失败后短期内重新进行治疗是否会给家庭生活带来难以想象的灾难？

是否会造成家里的债台高筑？一旦再次失败，将何以面对生活？一旦真的治疗成功，又将提供给母婴什么样的营养，提供给出生后的孩子怎样的生活空间？不育夫妇，你们准备好了吗？

126. 试管婴儿是否会出现畸形儿？

一些不育夫妇在全面的生育能力检查后，在医生的咨询和建议下，慎重决定选择了接受试管婴儿方法治疗自己的不育。那么，马上关心的就是试管婴儿会不会生出一个怪胎来，也就是生出畸形儿？他们往往对此非常不放心，并一再要求医生做出承诺。实际上，这对于医生来说实在是有点苛求了，医学中有许多不确定因素存在，即使是没有进行试管婴儿技术而自然妊娠和分娩的后代，也不见得都是100%的健康（图91）！

事实上，试管婴儿也和正常妊娠一样，出现某些畸形也是完全可能的。但在动物身体上进行的研究已经证明了，出生这种畸形后代的危险性很小。而且，近年来已经出生的试管婴儿已经用活生生的“人证”来以同样的结论回答了这个问题。个别研究者的报告表明，一个精子卵细胞浆内注射技术出生的婴儿智商可能稍低；男孩子中的尿道下裂比正常儿童高出75%。在2004年欧洲泌尿外科学会上Eric的总结报告认为，单精子卵浆内注射（ICSI）技术的后代性染色体异常增加0.83%，出生婴儿先天畸形轻度增加（尿道下裂），新生儿体重低，多胎率达26%，围产期并发症增多（多胎）。并因此建议35周岁以下的妇女，试管婴儿最好作单个胚胎移植。由此看来，试管婴儿出生的孩子问题并不是很严重。

值得一提的是，个别携带遗传异常基因的夫妻，确实存在将自己的遗传异常传给后代的可能性，这在进行试管婴儿治疗之前应该接受全面的遗传学分析，并应该有专业医生进行详细的遗传咨询。

此外，子宫本身可以将异常胚胎以流产的形式排斥掉，我们还可以利用现代的科学技术对胚胎和胎儿进行全面检查，早期淘汰异常或畸形儿。在最后，万不得已的情况下，还可以通过产前诊断来明确胎儿的发育情况，对于确定诊断有严重“毛病”的胚胎，给予碎胎等有效的处理，来淘汰这个“残次品”。

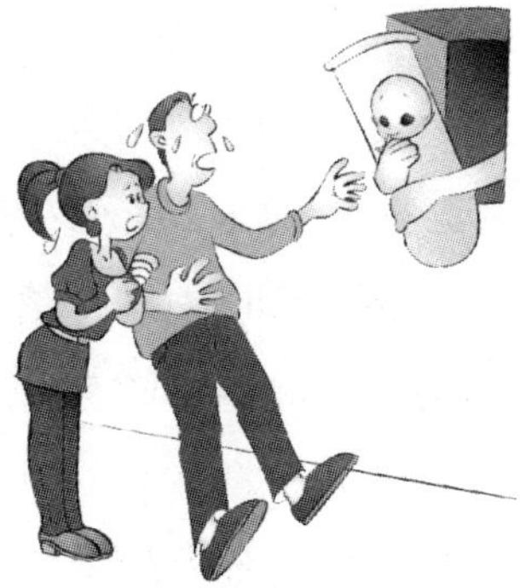

图91　试管婴儿遭遇畸形儿
无疑是雪上加霜

127. 辅助生殖技术能否导致父婴感染?

这个问题相当现实且难以回答，目前还在研究中，没有肯定的说法。

有人在研究中发现，如果男性携带有乙肝病毒，而且滴度较高的话，表明病毒的复制很活跃，病毒的DNA会更加容易地整合到精子头部，通过体外受精过程，最后在受精卵里出现乙肝病毒的DNA片段，所以孩子出生的时候可能就会携带乙肝的病毒基因。

我们以前提出的乙肝母婴感染是通过胎盘垂直传播，父婴感染则是通过病毒携带的基因整合到精子上所引发的，两者在传播途径和机制上具有明显的差异。

实际上，许多病原体，尤其是各种病毒，例如艾滋病病毒、疱疹病毒、巨细胞病毒等，理论上都存在父婴感染的问题。尽管父婴感染问题已经引起了相当程度的关注，但是目前还并没有得出最终的结论，生殖医生有告知患者的义务。

128. 辅助生殖技术中的多胎现象及其利弊

人们在接受医学助孕技术过程中，由于有了超促排卵治疗，可以有“机会”让自己一次生育更多的子女。多胎妊娠有利有弊，众说纷纭。产生多胎妊娠的原因也不尽相同，许多生殖医学工作者在摸索和总结多胎妊娠的原因，并积极寻找有效的规避方法，而一些患者也对此十分感兴趣。

由于医学助孕技术的费用高、对夫妇影响较大、治疗结果还不十分让人满意，医生为了患者的强烈要求不得已为之，为了提高怀孕率而常会尽量加大促排卵药物的用量，人为地增加移植的胚胎数量，感觉上认为即使是多胎妊娠也比治疗失败要好，而患者也默认这种做法，故此容易出现多胎妊娠。欧洲的人类生殖与胚胎学协会（ESHRE）在总结了众多的临床治疗结果后，将辅助生殖技术中多胎发生的常见主客观原因归纳为如下九个方面：①试管婴儿技术的效率还不高；②还不能对移植后的胚胎是否成功妊娠进行准确的判断；③胚胎和卵子的冻存技术还不过关；④医生对多胎妊娠的风险估计不足；⑤情感和经济利益驱使医生追求高妊娠率；⑥医生对多胎妊娠的危险性认识不够，也缺乏必要的随访；⑦认为出生婴儿的健康状况与是否治疗成功、让患者生育相比，意义要次要的多；⑧缺乏规范化的体系或标准来指导医生进行超促排卵和胚胎移植；⑨缺乏监督机制。

广泛开展的辅助生殖技术，由于超促排卵药物的应用，以及上述的种种原因，使得多胎妊娠的发生率明显增加，但由于不同的生殖中心采用的治疗手段和经验差异，使得统计分析的结果不尽相同。多数的生殖中心的统计结果显示，双胎妊娠的发生率可以增加到 10% ~

30%，三胎妊娠的发生率增加到5%～6.4%，四胎妊娠的发生率增加到0.3%～0.6%。看来，一些人计划通过试管婴儿技术生育多胎的机会还是相当多的，还不完全是“空穴来风”。

但是多胎妊娠带来的并不都是喜悦。一些夫妇可能为突然到来的巨大“惊喜”所陶醉，可能还在憧憬着儿女成群的温馨家庭生活（图92）。然而在“美梦”还没有充分得以展开的时候，就可能为医生的严肃警告所击碎（图93）。多胎妊娠有诸多危险，不仅增加了母婴严重的并发症的发生率，孕产妇及婴儿死亡率均较高，所需费用也较大，同时还使得后代的营养和教育受到了明显的影响。

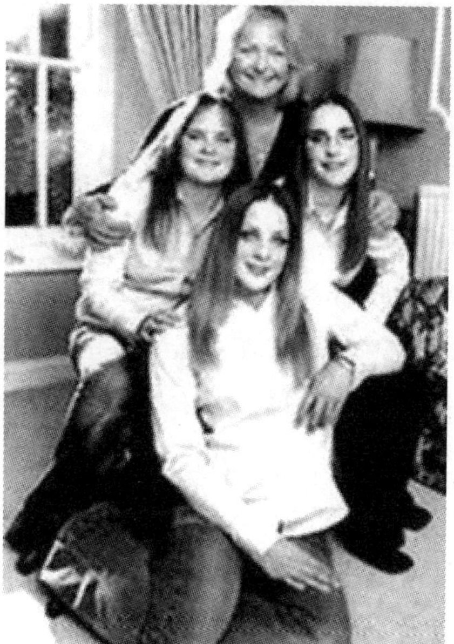

图92　出生在伦敦，让人倍生羡慕的世界首例三胞胎试管婴儿在2003年时已经18岁了，可爱的姐妹们和她们的母亲杰恩在一起

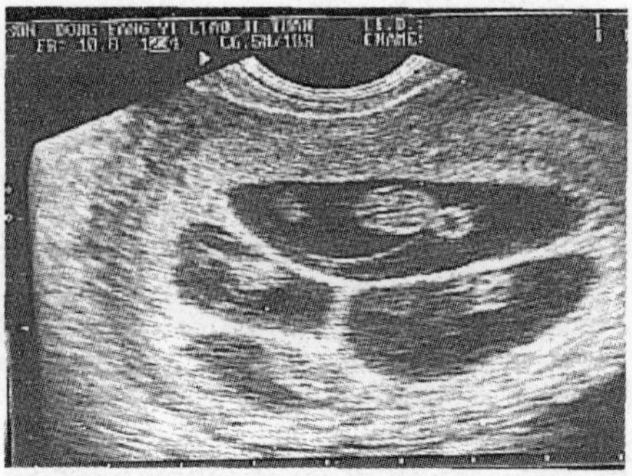

图 93　B 超下 4 胎妊娠的子宫，“小生命”们为了活命而在激烈地竞争有限的生存空间

多胎妊娠并发症的发生率较单胎妊娠高 3 ~ 7 倍，胎儿及新生儿的发病率及死亡率增加 4 ~ 10 倍。多胎妊娠给孕妇和胎儿都带来了难以想象的麻烦，妊娠高血压、低体重儿、胎儿宫内发育迟缓、早产、胎盘早剥、羊水栓塞、宫缩乏力、产后大出血等并发症会随着胎儿数目的增加而增加。所以，多胎妊娠可能有许多危害，其中的一些危害是显而易见的，这可以让你的每一个孩子都“瘦弱不堪”，甚至“纷纷”夭折。

此外，对于“额外”出生的这些孩子，作为父母，你们为他们准备好了生长发育和获得教育的必要准备了吗？这种准备不仅是物质上的，还有精神上的以及精力上的。人无远虑必有近忧，年轻的夫妇，你准备好了迎接你们的众多的不期而至的孩子们吗？

129. 出现了多胎妊娠怎么办？

如果出现了多胎妊娠，就应该选择性地减少一定数量的胚胎，为其他的胚胎留下“宽裕”一点的空间和营养供给，称之为选择性减胎术（MFPR），是对多胎妊娠的一种补救措施，可以使剩余的胚胎健康生长，并保护孕妇而减少并发症的发生。这也是早期生命的一种舍己为人的高尚行为，将“生”的机会留给了同伴，而自己却慷慨赴死，何其壮烈！

一般来说，对于4胎或4胎以上的妊娠，千万不要冒险试图将他们全部“留住”，必须进行减胎处理，这是毫无商量余地的。对于3胎妊娠的情况，则要根据孕妇的身体情况和夫妇的意愿来决定，一般也倾向于选择积极的措施。但是，在决定进行选择性减胎措施之前，应该通过种种迹象来明确多胎妊娠的每一个胚胎是否能够在以后的发育过程中都能够顺利地“坚持到底”？因为确实可能有部分胚胎会在随后的生长过程中停止发育或死亡，所以国家规定不建议三胎出生。

进行减胎操作的最佳时机为妊娠的7～12周。过早的操作，由于胚胎发育较小而穿刺技术较难；过晚的减胎操作，对于母体不利。

目前常用的两种减胎方法是B超引导下经腹穿刺减胎术和经阴道宫壁穿刺术。经腹穿刺减胎术适用于11～12周的胚胎，经阴道宫壁穿刺术适用于7～8周的胚胎。通过胸心搏动区注射氯化钾，造成被计划减灭的胚胎心区局部高钾，引起胎儿心动过缓以至骤停。同时，还可以对被穿刺的胚胎造成机械性损伤。

有学者借鉴了早期人工流产的宫腔吸引器操作技术，进行卵黄囊抽吸法减胎。妊娠3～10周胎儿的脐带是由体蒂、尿囊和卵黄蒂形成的一条圆柱状条索，是胎儿与胎盘间物资运输的通道，卵黄囊与卵黄蒂又是相通的。所以，抽吸卵黄囊后，因影响了胎儿与胎盘间物资运输，而达到灭胎的目的。每减一胎平均所需时间、穿刺次数、感染机会远小于穿刺法。卵黄囊抽吸应选择妊娠小于60天的患者（一般在50～60天内）。

选择性减胎术是比较安全有效的，并且随着操作技术的提高而不断减少并发症的发生，例如减胎术后的术后流产率由1986～1990年的13.2%，下降到1995～1997年的7.5%。3胎减为2胎最为安全，而且减胎后的流产率最低。

130. 如何有效防止辅助生殖技术中多胎的发生？

在进行辅助生殖技术，尤其是试管婴儿治疗过程中，有许多步骤可以造成多胎妊娠，而严格把握每一个环节，可以有效地减少多胎妊娠的发生。

（1）小心翼翼地使用超促排卵治疗的药物。在使用促排卵药物时首先选择一些初级的或低效率的药物，例如首先选择口服的氯米芬（克罗米芬），并采用小剂量开始，50mg/d。对于克罗米芬促排卵不敏感的患者，可以采用促性腺激素，但是必须将起始剂量限制在较低的水平。这样可以维持女性排卵的自然选择和单卵排放的机会，但可以使治疗的成功率有一点点下降。

（2）精选“单个”胚胎移植。可以根据体外的胚胎发育情况，来选择具有“较大成功机会”的胚胎进行“单个”胚胎移植，这样就可以避免了多胎妊娠的机会，但不适用于年龄较大、有妊娠失败史、吸烟史以及胚胎质量不佳者。研究发现，体外受精后的胚胎在第二天可以发展到4～5个细胞，第三天至少达到7个细胞以上，而碎片<20%。将“单个”胚胎移植与胚胎冷冻技术结合起来，可以将好胚胎暂时保存起来，连续进行几个周期的治疗，效果会更好。

（3）将体外发育到第五天的“囊胚”移植。目前一般的试管婴儿实验室是将体外培养2～3天的胚胎进行移植。随着培养技术的改进，有大约一半的体外培养的胚胎可以发育到第五天，即发育成囊胚，而囊胚移植的成功临床妊娠机会非常大（>60%）。因此，可以移植一个囊胚来减少多胎妊娠的机会。但可能有小部分人，由于胚胎不能发育到囊胚阶段而不得不放弃治疗周期。

（4）严格限制移植的胚胎数量。目前还没有一个统一的移植胚胎的具体数目，一般选择移植2～3个发育良好的胚胎移植。医生总是在希望不断提高治疗的妊娠率和减少多胎妊娠的两难境地中左右为难地进行着选择。实际上，患者是当事人，也有知情权，也应该有分担责任的义务，来决定移植胚胎的数目。

政策性的指导和规范十分必要。我国辅助生殖技术管理部门已经制定了一系列政策和法规来有效调控多胎妊娠的发生，并已经取得了良好的效果。例如，对于35岁以下妇女进行的试管婴儿助孕技术，移植的胚胎数目不能超过2个；对于三胎及三胎以上的妊娠要求政策性减胎。

131. 常染色体异常者“优良后代”的“挑选”

人体每个细胞内的23对染色体中，有22对是控制“性”以外体貌特征的，叫做常染色体。这22对染色体无论哪一条如果出现“不成对”现象，例如21三体（多一条21号染色体）等，医学上叫做“常染色体的非整倍体性”，对人体都将会是致命的打击，有的时候可能让“人”不能生存或者早亡（流产或死胎）。

生育过程中，有“毛病”的精子与卵子结合形成受精卵，受精卵不断分裂增殖，形成胚胎，胚胎细胞的染色体如果出现“常染色体的非整倍体性”，有些也可以通过试管婴儿技术获得妊娠，但在胚胎发育早期常以习惯性流产的方式被淘汰，这就需要进行生殖细胞染色体检查来明确不育病因。

由于精子染色体分析比较复杂，需要进行人精子穿仓鼠卵试验，几乎在所有的医院里还不能对其进行常规分析，甚至根本不能分析。医学上近年来发展了一项新的技术，叫“胚胎着床前遗传学诊断(PGD)”，可以分析的是只有在显微镜下才能够看到的细胞里面的染色体，人们巧妙地将一些能够“专门”与染色体结合的染料，例如能够发出荧光的“特殊染料”连接在染色体上，医学上将它们叫“探针”，然后在能够检查到荧光的显微镜下面观察，就可以发现胚胎细胞的染色体是否正常、是否有“毛病”，然后可以“淘汰”那些有“毛病”的（染色体非整倍体性的）胚胎细胞，医学上将其叫做“荧光原位杂交”（FISH）技术，可以简单快速地分析一个细胞的染色体。

常染色体上控制某些人体性状的微小片段，医学上叫做“基因”，也可以出现“问题”，并因此而影响到后代的身体健康和生存。如果男人常染色体的基因发生不好的改变（突变），在制造精子过程中可以产生两种截然不同的结果，男性精子的50%可能携带与常染色体上同样的缺陷，但PGD诊断可以发现有50%左右的胚胎是染色体正常的，适宜于让它们在子宫内“安家和成人”。这种方法可以有效地从家谱中去除父源性的染色体“基因”缺陷，使以后的家系成员能够正常生育，并彻底“抛弃”有“毛病”的遗传基因。

132. 克氏综合征男人的一线“生”机

医学上对发现新的疾病的学者是非常尊敬的，由于本病是外国的一个叫Klinefelter的人首先诊断的，就将其命名为Klinefelter综合征（克氏综合征）。本病的男人往往身材细长、皮肤细腻、胡须稀疏，检查可见女性乳房发育、睾丸几乎不发育、性功能差、基本上丧失了生育能力，部分人还可以表现为轻微的智力低下。

任何事情都有其自然规律和自然需求，多了和少了一样不好。克氏综合征就是由于控制男人“性”特征的染色体（性染色体）异常造成的，多见的染色体核型异常是比普通男人多了一个X性染色体（47，XXY）。额外的这个X染色体并没有能够给男人搪灾解祸，反而带来了无尽的烦恼，几乎使男人丧失了所有男人的重要特点，例如性与生育能力几乎完全丧失，仅极个别患者精液内可发现极少量精子。

克氏综合征患者一旦发现自己患有不可治愈的遗传异常后，如果能够从睾丸获取精子，可以通过试管婴儿技术获得子代。有人发现，睾丸体积、基础血清睾酮水平、人绒毛膜促性腺激素试验结果是预测克氏综合征患者精子发生情况的重要因素，而且在试管婴儿之前进行人绒毛膜促性腺激素治疗，可以改善患者的预后。使用克氏综合征患者睾丸获得的精子，或射出的冻融精子进行试管婴儿治疗，均获得了遗传核型和大体发育完全正常的子代，至少已经有 5 个这样的子代健康存活，表明这种性染色体异常的遗传危险性是比较低的。

但是如果染色体中仅仅有一部分细胞多了 X 染色体，而另外一部分细胞仍然是染色体正常的，医学上叫“嵌合型 Klinefelter 综合征”，情况就大不相同了，患者有可能通过自然的生育过程或试管婴儿技术等获得遗传核型完全正常的子代。

133. 为先天性双侧输精管缺如者的精子“网开一面”

在不生育的男人中，有一些人一生下来就没有输精管，医学上叫先天性双侧输精管缺如，英文缩写是 CBAVD。CBAVD 占男性不育中无精子症的 5%~20%，由于没有输精管而造成精子不能够排出（梗阻性无精子）而不生育。经皮附睾精子抽吸（PESA）或睾丸内直接取精技术，为 CBAVD 患者的精子“网开一面”，联合试管婴儿技术，主要是将一个精子直接注射到卵子细胞质内治疗，可以使这些患者恢复生育能力。

然而，CBAVD 的患者如果合并一种叫做“囊性纤维化”的疾病，在其配偶也携带有囊性纤维化基因（CFTR 基因）突变情况下，他们的后代可能会患有囊性纤维化疾病，不利于优生和后代的身体健康。因此，重要的是要对进行试管婴儿治疗的 CBAVD 患者检查 CFTR 基因的变化情况。CFTR 基因具有特别大的变化性，已经发现它的突变达到 600 多种，所以只有通过对整个 CFTR 基因进行测序才能全部发现。

在具体工作中，我们可以通过简单的方法来首先判断 CBAVD 患者是否存在囊性纤维化疾病，并将其作为发现 CFTR 基因相关异常的间接证据。对于准备进行试管婴儿治疗的 CBAVD 患者，一旦筛检到大量潜在的 CFTR 基因突变，就应该对其配偶常规检查 CFTR 基因的突变情况，并进行生殖遗传咨询。如果女方没有 CFTR 基因突变，那么通过试管婴儿治疗使后代患有囊性纤维化或再次出现输精管不发育的危险性小于 1/1500。

134. "精子银行"把"根"留住

（1）对生育能力的担忧让男人忧心忡忡

如同农民种地要有足够的优良种子一样，还计划要孩子的男子也应该具有相当数量的好精子才能实现繁衍后代的使命，精子密度（单位体积内的精子数量）和精子活动能力是衡量男人生育能力最重要的指标，男人必须每天生产上亿个健康精子和具有正常的性功能才具备了达成生育心愿的基本条件。但是一个对男人非常残酷的消息是：大量证据表明，世界范围的人类精液的质量可能在逐渐下降，其中精子数量平均每年以 2% 的速度下降，近半个世纪来男性的精子数量下降了一半。据报道，人类的平均精子密度 1940 年时为 1.13 亿/毫升，1990 年时就下降为 6.6 千万/ml，每次射精时的平均精液体积由 3.40 毫升下降为 2.75 毫升。

精液质量的改变是否名副其实地改变了男人的生育能力还存在争议，但近年来男人不生育的发生率也有不断增加的趋势，当代男人的生育能力正在经受严峻的考验，各种专门治疗男性不育症的广告也铺天盖地。现代社会的食物添加剂和防腐剂、农药、空气污染、生存环境恶劣、人们的精神压力过大，均对男人的生育能力构成了潜在的威胁，究竟将在什么时候让男人生育变得困难或不能生育，是谁也难以准确预料的，这也让许多男人惶惶不可终日。尽管这些现象已经应该引起了有关部门和专家的足够重视，但是相应的措施仍然显得软弱无力，而“自救”是男人自己可以选择的手段，实践证明这也是行之有效的措施，例如节制烟酒嗜好、保护睾丸避免外伤和过热等。与此同时，“精子银行”或“精子库”再次吸引了众多男人的目光，许多男人不约而同地将“自救”措施瞄准了“精子银行”或“精子库”，希望将自己的生育种子寄存在那里，以备不时之需。十几年前因为“名人精子库”而在西方某些国家引起轰动的“精子库”似乎有再度辉煌的迹象。

（2）什么是“精子银行”

银行的职能是存钱的地方，是为生活理财的金融部门，我们已经充分地体会到了生活中是离不开银行的。但是，在医学领域内出现的人体组织脏器“银行”却是件新鲜事，我们现在也越来越离不开它了。人体的许多组织器官，例如骨髓、血液、细胞、皮肤等也可以像其他商品一样储存在仓库里，等待选择。血库是我们都十分熟悉的存放血液的地方，而精子也是可以存放的人体材料之一，我们将超低温冷冻存放精子的地方和设备统称为“精子库”，也叫“精子银行”（图94）。“精子银行”在生殖医学研究和不育症治疗中起到了巨大的作用，是传宗接代的希望“仓库”。“精子银行”内贮存的精子不仅可以为自己将来的生育服务，也可提供给需要精子的人，还可以用于实验研究，具有重要的意义。

（3）哪些男人需要“精子银行”来留“根”

理论上讲，所有男人的精子都可以保存在“精子银行”里，获得生育能力万无一失的保障。但我们干任何事情都要考虑投入和产出的比值，如果没有好处的事情再盲目地去赶时髦是大可不必的。尽管现今的科学技术进行精子保存已经是非常简单的常规技术，费用也不是很高，但并不是所有的男人都需要“精子银行”或“精子库”的帮助，它只适合于一小部分男人。盲目地选择“精子银行”仍然是不明智的，不仅造成了相当大的医疗资源浪费，还给个人生活增添了不必要的开支。此外，“精子银行”内保存的精子也不是万无一失的，例如尽管可能性很小，但一旦用于降低“精子银行”温度的液氮用光而没有及时得到补充，弱小的精子是难以逃生的；况且经过十几年或几十年而不使用的精子，势必也要接受到环境中的射线和辐射的影响，难免也要发生质的改变，这一点是没有哪一个专家敢担保没有问题的。况且在存储精子多年后，年龄老化的配偶是否还有能力完成生育任务都值得考究。所以，对于正常人来说，通过储备精子来进行生育储备，存在着一定风险，并不像真的银行存钱就有回报一样，存储了，却未必一定能在将来派上用场（生出孩子来）。

目前认为，“精子银行”主要适合于下列的四种人：

第一，对于那些还没有完成“传宗接代”任务的而又处在“高危”因素笼罩下的男人来说，“精子银行”可以起到生育能力储备作用，防止因为某些损害生育能力的因素，包括药物、手术、损伤等造成的生育能力的永久性丧失。例如某些即将长期接触有害睾丸健康的特殊职业（辐射和放射线等）人员，有些疾病（恶性肿瘤）不得不使用损害睾丸的化疗药物，不得不手术切除睾丸等情况，可以预先冷冻精液，起到“生殖储备”的功能。这也是使用“精子银行”的主要人群。

第二，“精子银行”是计划生育措施顺利实行的有力保证。为了保证采取计划生育措施的男子，在将来希望要孩子的时候能够恢复生育能力，可以在采用输精管结扎绝育前将精液冻存在“精子银行”，在以后的需要生育孩子的必要时刻进行人工授精。但是当代的计划生育措施很少采用破坏人体器官（输精管结扎）的方法，其他绝大多数的避孕方法对男人的生育一般不会有太大的影响，是否全部采取了计划生育措施的男人们均需要动用“精子银行”，还有待商榷。

第三，低温冷藏的精子具有较高的质量和安全性，广泛应用于献精员的筛查和精子保存。－196℃的低温可以将精子保存良好达数十年之久，仍然具有生育能力，低温保存过程中还可以淘汰许多发育异常的精子。一些具有传染性病原体感染的献精员，例如艾滋病病毒携带者也可以在精子冷藏保存过程中被发现而淘汰其精液。因此，采用“精子银行”的精子比较安全而让人放心、获得怀孕者的自然流产机会少、出生孩子的畸形者少、后代的素质高。

第四，“精子银行”可以用来治疗男性不育症，可以多次冻存少精子症者的精液，起到积少成多的浓缩作用，最后可以“集中优势兵力”，用于人工授精，期望一举获得成功。

（4）进行精子保存之前要做些什么

既然“精子银行”保存精子的主要目的是进行男性生殖能力的储备，那么男人在保存精子之前应该做到如下几项：

1. 首先验证你的身体是否健康。身体有疾病的男人可能更加担心自己的生育能力，选择使用“精子银行”的机会更多，是需要特别当心的，因为一些疾病（尤其是泌尿生殖系统的感染性疾病、精索静脉曲张、内分泌紊乱等）在没有治愈之前可能会损害精子的生殖能力，应该在冻存精子之前加以治愈或至少要得到有效控制。

2. 验证你的精液是否达标，进行精子的质量分析。如果精液质量很差，保存起来的精液仍然不能让你真正起到生殖储备的能力（除了希望以后进行试管婴儿技术的男人），那有什么用呢！

3. 培育良好的精子。由于一代精子的发生周期是3个月，因此在计划冻存精子之前提前3个月就该做准备了，包括不酗酒、不吸烟、不接触农药、汽油、重金属等危害睾丸因素，避免睾丸外伤，避免睾丸接受热辐射（桑拿浴、紧身内裤和牛仔裤、热水坐浴、射频和微波等），综合饮食（多食用肉类、海鲜、蔬菜和水果等）而避免偏食。

4. 将最好的“根”留存下来。在留取精液的期间内应该禁欲3~7天，坚决禁烟酒，避免身体过度疲劳，保持充沛的精力和良好的情绪，并在取精前彻底清洗外生殖器官。

（5）精子库有国家准入制度

繁衍后代是人类社会生存和发展的大事情，来不得半点马虎。以往的“借种”生育市场长期处在缺乏严格系统监管的局面。近年来，人类精子库技术的应用在中国已初步进入规范有序的阶段，国家正在实行技术“准入制度”，并不断加强这方面的监管。但是一些未经批准的单位长期违规开展人类精子库技术，也有的获准单位不执行技术规范、技术标准和伦理原则的规定，开展超出批准范围的业务，给消费者带来巨大的安全隐患，也不利于维护医疗机构和医护人员的合法权利。为此，卫生部公布的“加强对人类辅助生殖技术和人类精子库的监督管理”的通知，要求严查擅自设置人类精子库的单位，检查已被批准开展上述技术的单位是否严格执行了卫生部颁布的人类辅助生殖技术和人类精子库技术规范、技术标准和伦理原则，对违规开展该技术的行为予以严肃查处。

由于精子库技术是生殖医学领域的先进技术，开展这种技术能体现医院的竞争力，同时又能带来一定利润和良好的市场效应。因此，很多医院纷纷上马，其中有些医院并不具备开展这项技术的实力和资格，使得市场一度出现了一定的混乱局面。为了加强对市场的管理，并出于安全、伦理等诸多方面的考虑，国家对申请人类精子库的单位进行了严格的审批制度，卫生部规定每个省级行政单位只批准设立一家人类精子库，目的就是保证人类精子库技术的应用在我国进入规范有序的阶段。

目前国家审批人类精子库的权利已经下放到各个省的主管部门，有需求者可以到当地获得准入资格的合法机构进行安全放心的精子冷冻。有需求者通常首先需要进行一般的健康检查，尤其是性病和遗传学筛查；然后进行精液分析及冷冻与复苏评价；最后进行精液冷冻保存。精液分析、冷冻复苏评价及保存一年的全部费用大约2000～3000元。

（6）值得期待的与“精子银行”相关的其他生殖储备技术

近年来，试管婴儿技术已经常规地在国内许多家医院开展。由于试管婴儿技术采用了超促排卵，一个治疗周期内可以同时有多个、十几个、甚至几十个成熟卵泡排放，可以同时有多个好卵子受精并发育成早期胚胎，因此将有许多的胚胎剩余，白白地浪费了这个难得的“生命”资源是很可惜的，也可以尝试冷冻保存，作为生殖能力的储备方法之一。实际上，人们在很早以前就开始尝试进行低温胚胎冷冻保存的探索，并于1983年在澳洲诞生了世界首例“冷冻胚胎”的宝宝。胚胎冷冻技术的出现，使得多余的“幼小生命”（胚胎）可以暂时储存起来，以利于在试管婴儿技术失败之后，可以在以后选定的适当时机内再次或多次重复试管婴儿技术，而不必反复进行女性的超促排卵。这还可以增加一次试管婴儿治疗的成功率，并因此而大大地降低了试管婴儿的平均治疗费用。目前胚胎冷冻保存技术已经基本上成熟，冷冻复苏后的胚胎存活率较高。

1998年人们发现，可以将小鼠的精子冻干保存，显微注射精子的细胞核进行试管婴儿治疗仍然可以获得受精和正常的子代。如果此

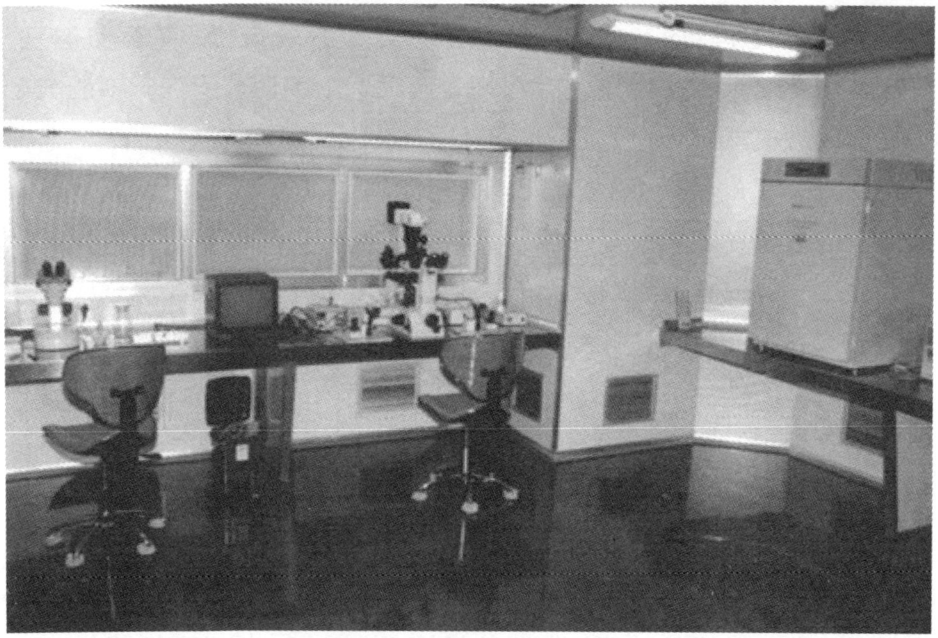

图94　精子的放心生存环境：“精子库”或“精子银行”

项技术能够成功地应用于人类和畜牧业，传统意义冷冻保存的“精子银行”（图94）将发生显著的改变，人们将不再需要“精子银行”，而将精液（精子）直接放到医院的“试管架”上，或者摆放在自己的家里，就可以永远保留生育能力，在任何需要生育的时间里都可以生育自己的孩子，甚至可以在本人已经升入“天国”好多年以后，仍然可以为自己留“根”。

135.“名人精子库”的喜与忧

在进行“别人的”精液人工授精的过程中，首要的条件就是选择合格的精子来源。

既然我们承认人的智能有先天性的差异，利用各个方面的杰出人物的精液来进行人工授精，可以提供具有各种天赋的珍贵资源，或许能够生出天赋较高的后代，应该是可行的，而且在初期的实践中也受到了广泛的欢迎，毕竟市场需求就是其存在的最有利的依据。但是，广泛推广“名人精子库”还存在许多问题，也不切合实际，不能满足全社会的需要。

从先天“继承”来的天赋，是否能够“实现”这种天赋，还需要漫长的后天环境和教育过程。实际上，人类在“继承”先天性天赋的过程中，并没有遭遇到太大的麻烦，而是缺少较早地发现这些天赋的能力，并不能为其预备好发展天赋的良好环境。根据研究发现，人类的所有基因功能被利用的还不到10%，绝大多数的基因功能有待开发利用。列举一个浅显的例子，假如需要更多的科学家，为了满足社会的需求，没有必要通过推广杰出科学家的精液进行人工授精，而只是需要多开办科技大学就可以有效地解决问题。或者，为了不埋没天才，可以早期发现，并诱导孩子向某个他可能有所作为方向的天赋来发展，培养他的爱好，例如培养孩子的音乐爱好、运动爱好等。

每一个希望选择“名人精子库”精液的妇女，对于名人的理解是各个不同的，有的喜欢电影明星，希望自己的孩子当演员；有的喜欢科学家，希望自己的孩子探索科学的奥秘；有的喜欢运动健将，希望自己的孩子成为世界冠军；等等。但是“名人精子库”不可能满足所有人的需求，也并不是所有的“名人”都愿意捐献精液，即使是对于名人的确定也还存在明显的不同界限。

“名人精子库”的精液由于来源有限，因而具有“物以稀为贵”的特点，往往是非常昂贵的“天价”，是绝大多数普通人所难以负担的（图 95）。况且，还存在许多名不符实的虚假“名人精子库”。

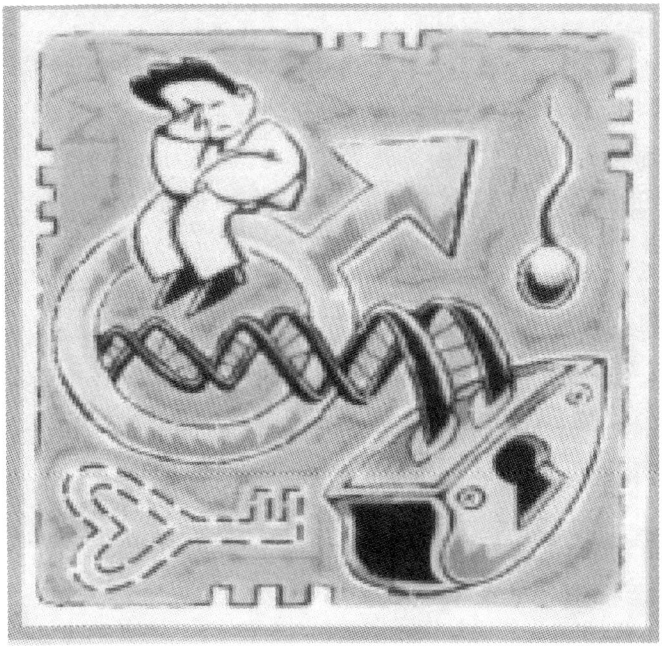

图 95　你要选择“名人精子库”的“孕种”吗？

引自：Sandra de Haan. ORGYN Fertility Suplement，1994 – 1996，143

六、值得期待的希望之光

136. 未来生育技术留给不育男性的希望

过去的10年里，生殖研究技术的进步带动了对男性不育病因的认识和治疗技术的革命。许多实验室研究结果正在迅速地过渡到临床应用，使男性不育的诊断和治疗现状发生了显著变化，许多男性不育患者纷纷获益并喜得贵子。但是，仍然有一些家庭没有获得后代，现代的生育技术似乎还难以让他们实现为人父母的愿望。目前的生殖技术水平仍然不够完善且不尽如人意。例如，由于精子发生的局部细胞之间的相互关系十分复杂，目前还不能体外复制该种条件，因而使很多研究项目难以完成；男性不育的病因研究，如生精缺陷、精子功能损害、精液指标在不同时期的生理性波动、生育能力降低等问题，以及如何改变或调整这些异常都还没有圆满的答案，许多传统治疗方法还缺乏科学依据，也难以取得确切的疗效；人类生殖系统疾病的基因治疗还不能进行。

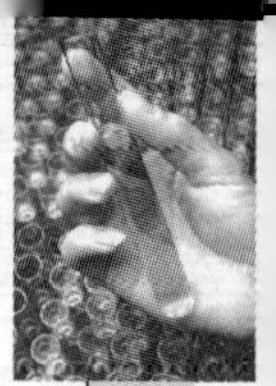

看来，他们只有将希望寄托在未来的技术进步了，而许多技术进步也许离现实并不太遥远。对生殖生理和辅助生殖技术的快速进展，将带动临床诊治水平的快速提升，例如精子发生调节因素的不断发现，毫无疑问会带动大量改善精子质量的药物出现，同时这些信号转导途径也将会成为男性新的节育技术研究目标。人类基因组计划完成后将会对每一个基因或蛋白的功能进行明确，将会发现大量的导致男性不育的基因。人类基因组计划研究的进展、DNA 诊断分析技术以及其他技术的不断发展必将促进了 PGD 技术的迅猛发展。

未来的技术还是相当地值得期待的。

可以将精子放在家里永久保存（冻干精子技术）。1998 年的研究发现，可以将小鼠的精子冻干保存，显微注射精子的细胞核进行试管婴儿治疗仍然可以获得受精和正常的子代。如果此项技术能够成功地应用于人类和畜牧业，传统意义冷冻保存的“精子库”将发生显著的改变，人们将不再需要“精子库”，而将精液（精子）直接放到医院的“试管架”上，或者摆放在自己的家里，就可以永远保留生育能力，在任何需要生育的时间里都可以生育自己的孩子，甚至可以在本人已经升入“天国”好多年以后，仍然可以留下自己的孕种。

干细胞生物学与生殖细胞移植。根据英国媒体报道：英国科学家（2009 年）卡里姆调制出一种化学物质和维生素构成的“鸡尾酒”，在这种“鸡尾酒”培养环境下，首次利用人体干细胞制造出人造精子（图 96，图 97），这项突破性的医学技术发明在几年前还被认为是科学幻想，将为治疗男性不育症带来新的希望。尽管这一成果的可靠性还值得考究，但已经引起了巨大的道德和伦理争议。据悉制造出人造精子的干细胞取自于生命最初阶段的胚胎，但是人们希望能够利用男子的皮肤组织制造出人造精子。那就需要把皮肤组织细胞置于特定的培养环境中，让其生物钟调整到胚胎干细胞的状态，然后再转化成精子。通过体外受精技术，人造精子可以植入到卵子之中，那样不孕男子就可以拥有自己的骨肉了。相信这项最新成果也有助于人们更好地认识和研究不孕不育症。认识到精子产生过程的缺陷，可以帮助医学专家研制出能够提高怀孕机会的神奇药物。估计这项最新科学成就可能最早在5年内就会被用于体外受精诊所，届时可以使成千上万的不育男性拥有自己的“基因”儿女，而这仅需要患者的一小点皮肤组织即可。科研人员也曾试图利用女性胚胎制造出精子，但是实验失败了。这表明在繁衍后代方面，男性占有主导地位。但是有朝一日科学家也许会通过女性干细胞制造出人造卵子，届时人造精子和人造卵子结合，将会诞生完全人造的婴儿。但是这项最新成果也充满了医学和伦理学争议。设想一下，医生可以利用这项成果完全依靠人造手段制造出婴儿。更令人可怕的是，那些长眠地下的男性也可以从坟墓里制造出自己的后代，其中不乏战争狂人和江洋大盗。

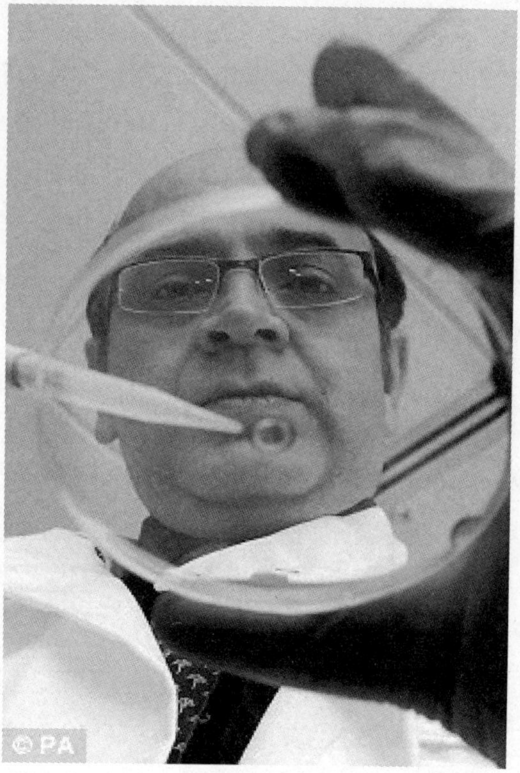

图96　科学家在实验室里调制“鸡尾酒”来培养人类精子

干细胞是具有自我更新、高度增殖和多向分化潜能的细胞群体，可以生长成人体内的任何组织与器官，常获得于胚胎组织，具有分化成各种组织细胞和器官的潜在功能。干细胞技术的发展，似乎可能让男性回避睾丸的生精基地作用，而直接从身体上获得体细胞或其他细胞，进行定向诱导和分化，来实现制造精子的目的。1994 年，有学者成功地分离睾丸细胞并移植到不育小鼠，使之获得睾丸的重生，并恢复生育功能。因此，生殖细胞移植对遗传异常、睾丸外伤、手术切除睾丸、癌症化疗等造成的男性不育具有潜在的应用价值。研究发现睾丸内也含有干细胞，可以在受到损害时再生，成功地分离培养并移植睾丸干细胞，可以用来提高男性的生育能力，并在男性性腺功能水平低下患者，例如男性更年期的治疗中具有重要价值。目前，干细胞生物学已经可以成功地进行体外培养某些干细胞，研究干细胞的本质特性，相关研究几乎涉及人体的所有重要组织和器官。

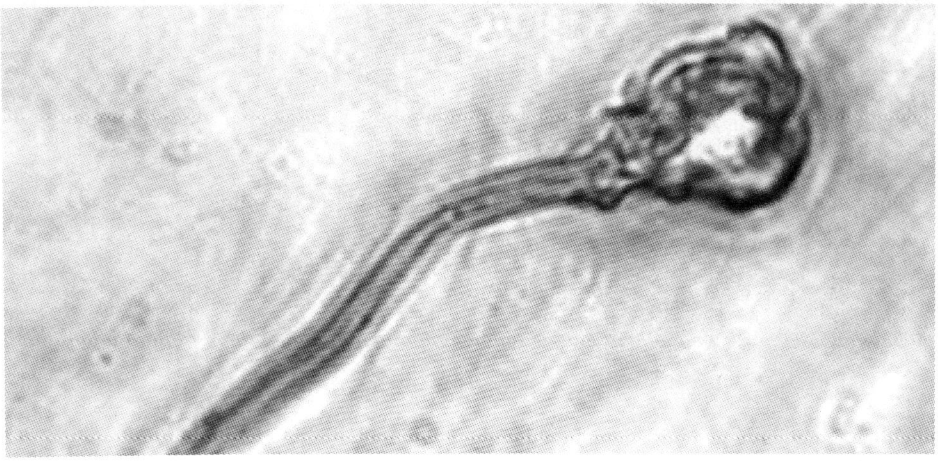

图 97　虽然比较难看，但却是大有前景的首次“人造”精子

许多医学难题，例如可移植器官的临床应用潜能、遗传缺陷性疾病的治疗等，都可能通过干细胞工程学获得解决。干细胞生物学将在细胞治疗、组织器官移植、基因治疗、发现新基因、基因功能分析、发育生物学模型、新药开发与药效、毒性评估等领域产生重要影响。但对组织工程的种子细胞，尤其是对干细胞的了解仍然存在许多盲区，技术上也存在许多挑战。

此外，将来的基因治疗技术将可能恢复受损伤的基因和睾丸的正常功能；而克隆技术，甚至可以让男人获得自己的“翻版”，也是解决生育问题的一条可期望之路。由体细胞诱导多能干细胞，以及多莉的诞生，让我们对人类的智慧充满期待（图98）。未来人类还能干点啥？谁也不知道！

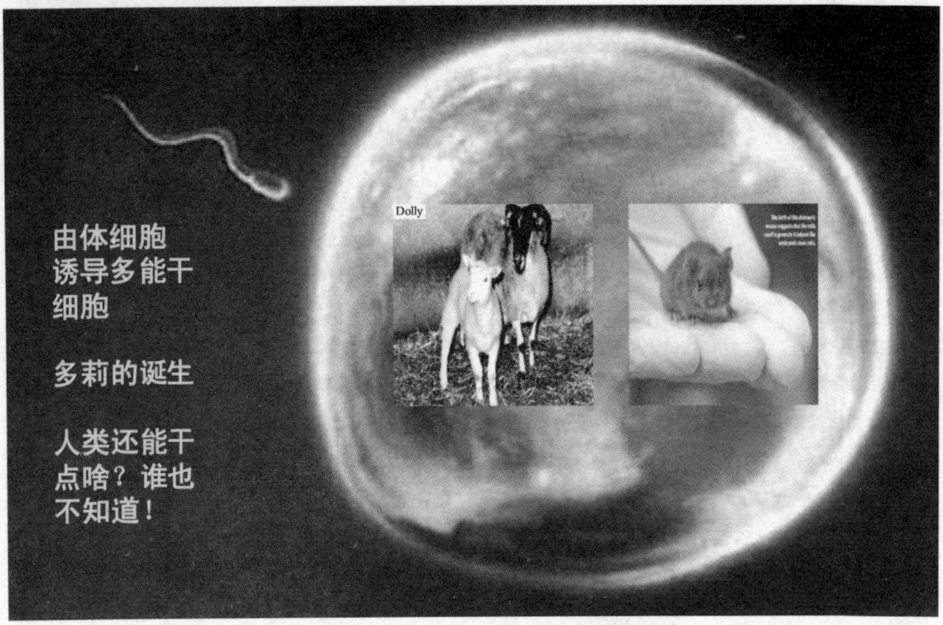

图98　人类的智慧值得期待

所以，对于一些在现代社会里仍然“束手无策”的男性不生育患者，你们也不要太着急，医学的发展最终会有一天可以让你们的问题得到圆满的解决，耐心等待吧！

137. 克隆技术离我们还有多远？

克隆可以理解为无性生殖或无性繁殖，或简单地理解为自我“复制”或“翻版”，主要是由于核移植技术的发展而产生，并在动物的克隆技术上取得了巨大的成功（图99），多莉是首例克隆动物（图

100）。克隆技术是生物工程技术发展中的一个里程碑，它标志着体细胞核移植技术可以作为一种成熟技术，广泛应用于生殖相关的研究，可以改造我们的生存环境，造福于我们人类。

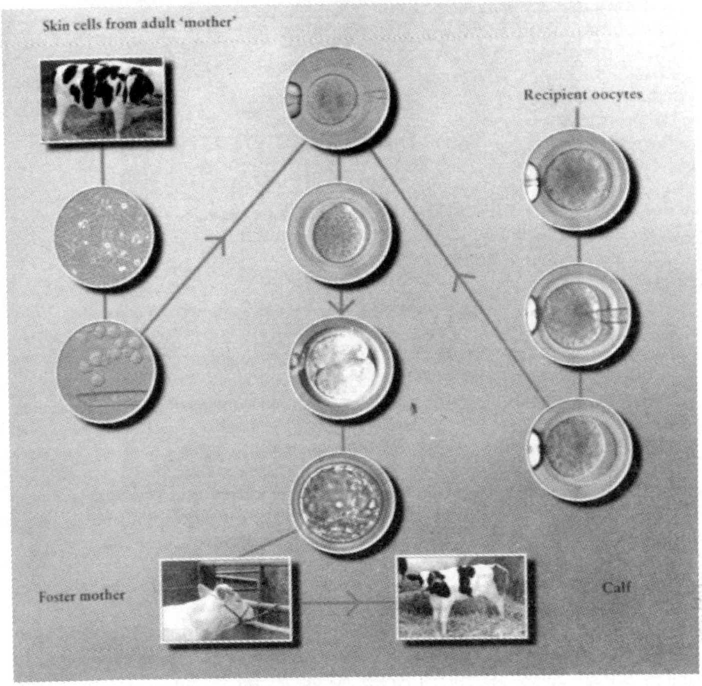

图 99　制造克隆动物的技术流程图

实际上，我们的周围充满了“克隆”技术，克隆技术一直在、而且正在丰富和改变着我们的生活，只不过你没有留心观察生活，或者没有将其与克隆技术联系到一起。

有一句俗话说：有心栽花花不发，无心插柳柳成荫。这句话的后半句就是一种“朴素”的克隆技术。你随意获得了一个物种，经过某些简单的过程，就可以获得与原来性质一致的物种，这就是植物克隆。利用植物的克隆，嫁接技术已经让人们繁育出了许多新的水果品种。

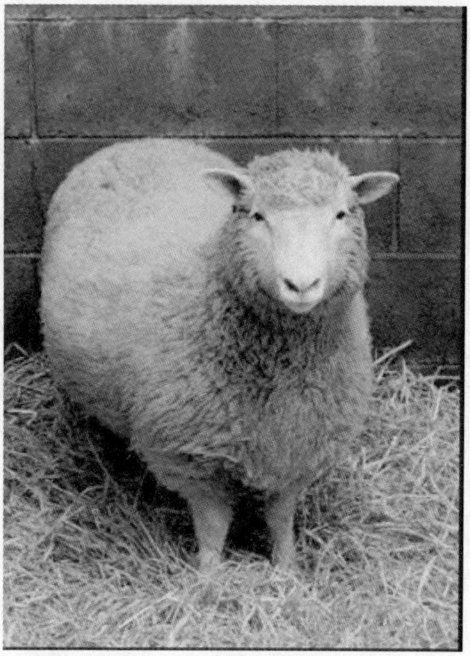

图 100　首例克隆羊：多莉

我们生活中的克隆技术是处处可见的。例如，许多抗生素（青霉素等）的制造就是对微生物的克隆繁殖后所提取的代谢产物；酿造业的发展丰富了人们的餐桌；畜牧、农业生产中优良遗传形状的精确改造，等。

克隆技术有利于医学研究的发展，可以建立医学研究的各种遗传疾病动物模型。

此外，科学合理地应用克隆技术，可以为广大的患者造福。充分发展的克隆技术可以为将来的人类提供没有异种反应的动物移植器官，患者可以不必担心自己患病时没有人可以提供适合于自己移植使用的肝、肾、胰腺、角膜、骨髓、皮肤、骨骼、心脏、睾丸以及其他的一些组织器官。从克隆胚胎中获取干细胞，可以用于治疗许多慢性疾病，例如高血压、糖尿病、震颤麻痹等；克隆技术还可以挽救一些濒临灭绝的物种等。利用基因打靶与核移植相结合的技术生产转基因动物具有广泛的应用前景，制作转基因动物可以生产人类所需要的特殊蛋白质。

你可能听说过一种叫“血友病”的疾病，是由于缺乏凝血第Ⅷ因子，因此血液不凝固。这样的人一旦身体任何部位有损伤而出血，如果不采取有效的措施，将会让人的血液一直流淌到干枯而死亡。而传统的治疗方法就是采用输血，利用别人血液内的凝血因子来最终使出血停止。但是这种抢救方法有很多危害，而且一旦难以获得足量匹配的血液，我们将不得不眼睁睁地看着“生命”一点点地离我们而去。克隆技术中的转基因技术，可以将人的“控制”凝血第Ⅷ因子合成的遗传物质（基因）转到家畜体内，使得牛或羊体内可以合成并分泌出这种因子，它们的奶水里就可以含有这种凝血因子，血友病患者每天只要“喝”这种特殊的奶水，就可以保持健康。

目前，克隆技术还有待完善、克隆效率仍然很低，研究的重点是从根本上降低生产成本，使该技术能够广泛应用。将克隆技术应用于组织和器官移植是未来研究与应用的重点，有学者预测：用不到50年时间，人类将能够培育出人体的所有器官。

138. 克隆人的喜与忧

有谁会不愿意自己永生、永远年轻、得到让自己倾心的人呢。因此，自从克隆技术问世以来，它就一直是十分吸引科学家和社会人士注意力的焦点技术。克隆羊“多利”的问世，标明了该技术的迅速进展，并为克隆人奠定了坚实的基础。尽管许多组织和机构都坚决反对克隆人，但该技术已经是呼之欲出了，而且已经有人宣称克隆人问世。2002 年底，有人宣称世界上的第一个克隆人出生（尽管还没有严格的科学检验来证明）。2003 年年初，曾经有相关人士表示，有2000 人向克隆援助公司提出申请，愿意支付高额资金克隆自己或者是自己喜爱的人。

然而，克隆人只是一种单性繁殖，并不等于单纯地复制或翻版一个人。我们每一个人都具有自然和社会的双重属性。自然属性可以通过克隆人形式完全获得，但人的社会属性是在其发育成长中不断地与各种环境因素相互磨合的过程中获得的，这不是简单的“复制”过程就可以替代的。

自古以来，家庭的概念一直是以夫妻和孩子为主体。如果生活在这个地球上的男人和女人的性生活不再是为了繁殖后代和种族延续，那么家庭的存在还有什么意义？如果在这个社会里，已经没有了父母、儿女、兄弟姐妹，而有的只是人，家庭成员的角色和法律地位会因此而变得麻烦和混乱，这会对我们的生活产生怎样的影响呢？是否需要创建一个能够满意地解决生物学、遗传学、伦理学、人口学、社会学、法律等各种学术问题的未来社会呢？还是仅仅需要制定出相应的政策和法规？

此外，由于克隆技术的不十分成熟，克隆人身体内可能携带有许多的基因缺陷，有些可能具有致命的危险。首例报道的克隆羊“多莉”的身体就显得不那么健康吗！

科学技术解决了“能够做什么”的问题，例如科学发现的原子能，可以用来制造杀人武器的原子弹，也可以用来进行造福人类的原子能发电等；而伦理可以解决“哪些科学技术是可以做”以及“如何做”的问题。因此，有人提倡用科学伦理来规范科学技术，在最大程度地利用科学技术带给我们的益处的同时，限制它们带给我们的伤害。人们最终将会逐渐建立起完善的社会约束机制，来使克隆人朝向有利于人类幸福的健康道路发展。

七、生一个健康宝宝

139. 生育年龄、季节及其他条件的优选

在选择生育孩子的问题上，夫妻双方都不敢有任何马虎，而且国内法律上只允许生育一个孩子，这让小夫妻更加慎重。许多育龄夫妻经常会询问生育的最佳年龄和季节，希望将自己最好的“性能”遗传给孩子，并且希望孩子健康、少生病。

（1）对夫妇生育年龄的要求。

生育对于女性的年龄要求比较严格，一般认为最佳生育年龄在22～29岁，这也与我国的婚姻法不谋而合，而超过35岁的妇女生育可能有许多问题，例如孩子的遗传异常机会明显增加，妇女出现难产和其他异常怀孕过程的机会明显增加，而绝经后妇女的生育就几乎是不可能的了。对于男性，则不存在这么明显的限制。男人的最佳生育年龄在20～40岁，但是男人的生育年龄可以一直维持到生命的终结，而且在其晚年出生的孩子的健康问题也不像人们想象的那么严重。

（2）生育孩子的季节的选择。

这个问题可以有多种考虑。出于不同目的的考虑，可能会对孩子的出生季节选择有明显的不同。如果从医学角度出发，认为怀孕和孩子出生在春夏之交比较好，这也是万物复苏的春季，人的生命力和精神状态都极其旺盛，怀孕后的母亲可以有充足的新鲜蔬菜水果供应，胎儿的营养要求可以得到保证，环境中的清新空气也可以满足胎儿大脑的发育需求。经过280天（接近10个月）的孕育过程，孩子将出生在气候温和的春季，生后不久就进入了夏季，洗澡和喂奶都比较方便和不容易受凉，母婴对营养（蔬菜和水果）的需求也容易满足。这个季节还属于传染病和各种感染性疾病的高发季节，但是此时的孩子过继了母亲的免疫能力，对传染病和感染性疾病具有一定的抵抗能力；度过了传染病高发的夏秋季节，进入冬季，孩子的过继免疫能力逐渐消失，而自身的免疫系统发育还不完善，还不容易对抗感染性疾病，但是进入冬季的传染病发生机会也明显减少了。综合考虑，6月~7月受孕，而第二年4~5月出生的孩子为母亲和孩子都创造了多方面的“便利”条件。

（3）夫妻双方的情绪和身体健康的最佳状态。

保持双方良好的心情、强健的体力和敏锐的智力，选择幽雅的性生活环境，性生活前双方养精蓄锐都是生育健康宝宝的有利时机。而有些时机则可能不利于怀孕，例如新婚和蜜月阶段的夫妇体力消耗过大，而又可能大量饮酒和吸烟，还由于刚刚处在彼此生活（包括性生活）的磨合和调整阶段而造成情绪和内分泌激素水平波动，所以不利于生育健康的宝宝，而应该采取避孕措施，将生育的机会留给以后的岁月。

在夫妇双方中有一人患有慢性疾病的情况下，或者长期服用某些药物的情况下，最好不要怀孕，等待疾病康复半年以后，或者停用药物3个月以后再进行“制造生命”的酝酿。

140. 遗传危险性的全面咨询不容忽视

遗传咨询是由专业医生对具有遗传疾病或遗传异常患者及家属提出的有关遗传问题的解答和指导。医生通过自己的临床经验和以往累积的相关知识，对患者的遗传异常检查结果进行科学分析，对可能病因、遗传方式、后代患病的可能性、病因治疗和预防做出判断，并给出忠告。这对于具有家族遗传疾病史、近亲婚配、以往有过不良妊娠结局史、高龄产妇都是非常必要的。

绝大多数人都可能认为：遗传异常的男人是不可能生育的。实际上，这种见解不正确。具有染色体数目和结构异常的男性并不绝对地不生育，某些染色体异常在已生育男性中也可以存在，他们照常结婚生育，也许自己还没有意识到存在遗传问题和其严重性；而有些确实出现生育问题，也存在遗传问题，但却不一定是由于遗传异常造成的生育困难，或者是通过某些办法可以克服的。对于这些男性，可能存在将遗传异常传给子代的危险性，一定要让他们清楚地认识到这一点。

但具有对生育肯定有不良影响的染色体数目和结构异常的患者，他们多数也没有放弃生育的要求，仍然希望生育自己的子女，甚至不惜冒一定的风险。荷兰的一项调查显示，计划接受试管婴儿（一个精子直接注射）治疗、男性具有染色体异常的不育夫妇进行广泛全面的遗传危险性咨询，但56%的夫妇仍然选择进行治疗，坚持要生育自己的孩子，而且确实有获得成功妊娠的夫妇。因而，可能存在将遗传异常传给子代的危险性。因此，计划接受辅助生殖技术，尤其是ICSI治疗不育的夫妇必须接受全面的遗传危险性的咨询。

141. 对有遗传异常的男性不育的治疗对策

具有对生育肯定有不良影响的染色体数目和结构异常的男性患者，现代医学也不是一筹莫展，可以通过某些方法或技术，同样满足人们生育子女的要求，获得具有某些遗传异常但发育正常或遗传与发育完全正常的子代。

遗传危险性的全面咨询非常重要。具有染色体数目和结构异常的男性并不一定绝对地不生育，某些染色体异常在已生育男性中也可以存在。对于这些男性，可能存在将遗传异常传给子代的危险性，一定要让他们清楚地认识到这一点。

对于确实缺乏有效治疗办法的性染色体连锁的遗传异常，可以通过着床前的遗传学诊断（PGD）来初步排除父亲遗传异常对子代可能存在的不利影响。PGD 的选择主要根据医生和患者对该检测方法的了解、患者的具体情况和所选择的辅助生殖技术。例如，对于男性患有血友病的，应该建议其进行 PGD 来选择女性胚胎，以避免相似的遗传异常传给男性子代的可能。

随着人类基因组的测序、大规模基因组功能分析的不断发展，使我们有机会来不断发现男性不育的遗传病因，更准确地理解它们对正常睾丸功能的影响，并必将涌现出更多的有效治疗遗传异常的男性不育的手段，例如克服每一种遗传异常的新药、遗传疾病的基因治疗等，重新活化患者的全部或部分的精子发生过程。不久的将来，一旦在产前阶段发现胚胎的遗传异常，进行经子宫的基因转导似乎是十分理想有效的治疗方法，基因治疗必将提供早期胚胎某些遗传异常的最简单、最经济的治疗方法，例如囊性纤维化、表面活性蛋白 B 缺乏等。

因此，计划接受辅助生殖技术，尤其是 ICSI 治疗不育的夫妇必须接受全面的遗传危险性的咨询和检查。

142. 婚前和生育前检查为生育健康宝宝设防

我国是出生缺陷高发国家，每年有80万~120万出生缺陷患者出生，占出生人口的4%~6%。根据2009年计生部门的数据，北京市新生儿出生缺陷率1997年为90.78/万，2008年为170.82/万，10年间上升了近一倍。排在出生缺陷前两位的是先心病和肢体畸形。

尽管中央财政不断加大对我国出生缺陷的干预力度，但由于社会因素和经济条件等的制约，我国人口的平均素质与发达国家相比还有一定的差距，新生儿中先天性疾病的发生率还占相当的比重。人口素质的低下严重地影响了我们国家发展的需要，也给一些家庭带来了难以想象的生活艰难和身心痛苦。

造成北京市新生儿出生缺陷率10年内翻番的主要原因是全市青年男女婚检率不足30%，以及高龄产妇逐年增加。为了提高人口的素质，除了在孩子出生后为其提供良好的生活和教育环境外，更重要的还是首先要生育一个健康的、智能发育良好的孩子。这就要把握好婚前检查和生育前的检查，可以了解育龄夫妇自己身体的健康状况，获得必要的性与生育知识，早期发现一些影响男性生育以及容易生育异常后代的疾病或异常，尤其是遗传性疾病。例如可以避免近亲结婚；可以让精神病患者进行绝育措施，而选择“精子库”的健康精子生育健康后代；对于有生殖系统畸形或异常（尿道下裂、精索静脉曲张、隐睾等）可以早期矫治。

最具有代表性的工作应该是在婚姻指导上的近亲不能结婚原则，远配可以制造出高质量的孩子。遗传学者的多年研究结果证实了婚配夫妻的距离和血缘关系越远，子女的智商越高，这种现象的原因可能是远距离血缘的遗传优势互补法则在起作用，还可以起到优化人种的作用。而传统观念的“肥水不流外人田”、“亲上加亲”、“好女不外嫁”的观念，使通婚的范围非常局限，人们的生活习惯、营养结构等十分接近，使得彼此之间的缺陷特别容易继续流传下去，尤其是一些遗传病，不利于后代的智能和体能的发展，造成人种的退化。

除了常规的婚前和生育前检查技术外，近年来新技术的发展，使得我们有更先进的技术来判断后代的健康状况和遗传疾病，这种技术多数是随着辅助生殖技术，尤其是试管婴儿技术的发展而派生出来（图 101）。

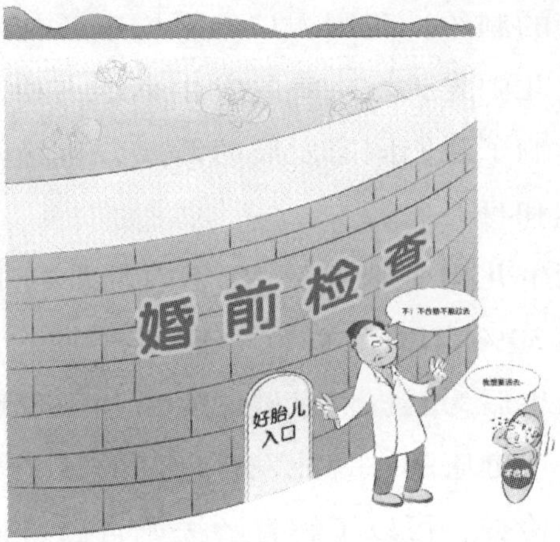

图 101　婚前和生育前检查技术

143. 试管婴儿技术中如何筛查“问题”后代?

试管婴儿帮助了许多人实现了为人父母的渴望，但是如果出生的孩子有毛病，也是让他们很难过的事情，甚至还不如不要孩子。如何在试管婴儿技术中生育出健康的后代，也是至关重要的。实际上，一些选择试管婴儿技术的患者，就是希望能够通过该技术来淘汰有问题的后代。那么，试管婴儿技术是如何实现患者的这个愿望的呢?

试管婴儿技术中，体外培养的受精卵可以不断地分化和繁殖。试管婴儿技术使得我们可以预先在体外（试管内）繁育生命的雏形（胚胎），并且可以在胚胎发育到一定的阶段，例如2～8细胞阶段，或更晚的一些阶段（图102）对其进行诊断，即它们在子宫内“安家”（医学上称之为：着床）之前，选择胚胎（细胞团）内的1～2个细胞，对遗传异常细胞进行严格检查，筛查出有问题的细胞，从而推测出其来源胚胎存在问题，并将其淘汰，我们称之为胚胎着床前的遗传学诊断（PGD）。理论上讲，PGD可以增加着床率，减少自发性流产和三倍体受孕的发生。随着诊断技术的提高，可以应用PGD进行诊断的遗传异常不断增加，使各试管婴儿中心治疗成功率稳步提高。

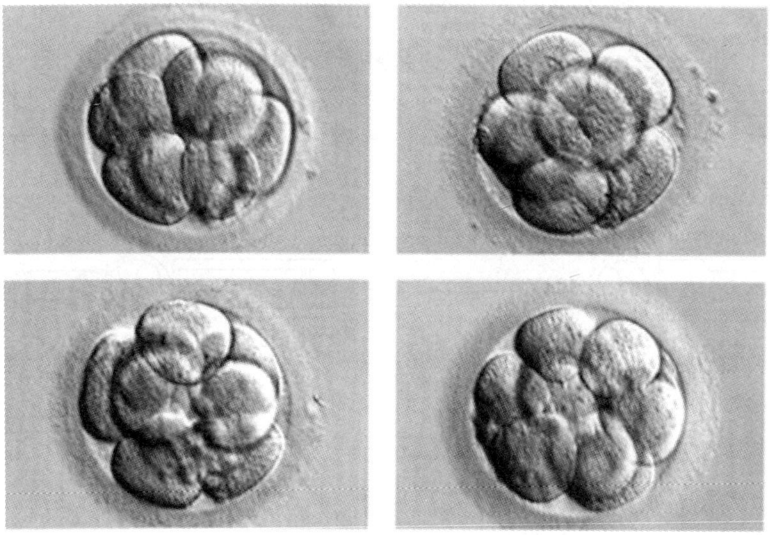

图102　发育成多细胞的不同阶段胚胎细胞团

获取胚胎细胞以及随后进行的诊断方法很多，参见模式图103和“实战”图104，图105。

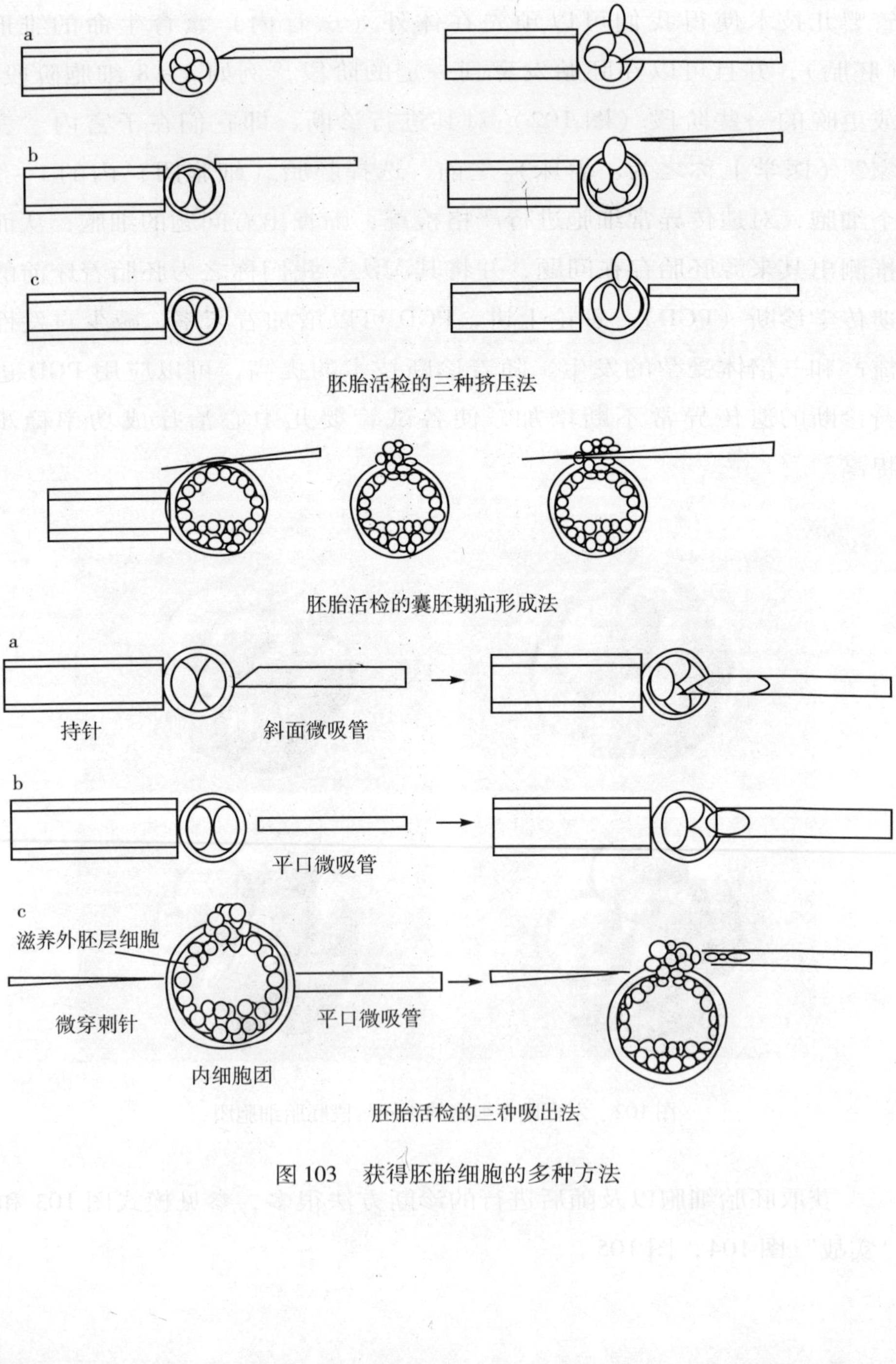

图 103　获得胚胎细胞的多种方法

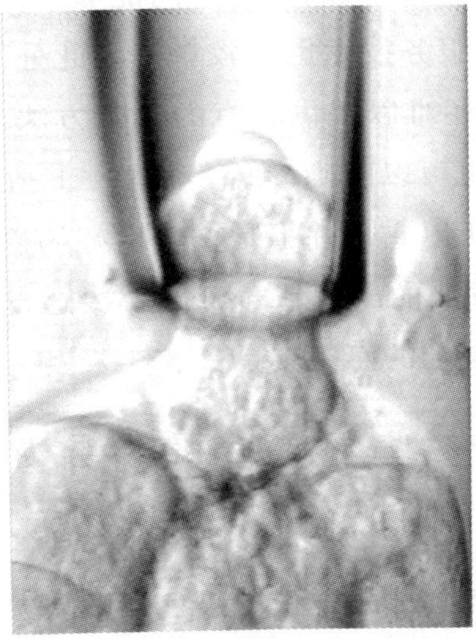

图 104　获取胚胎细胞的直观图

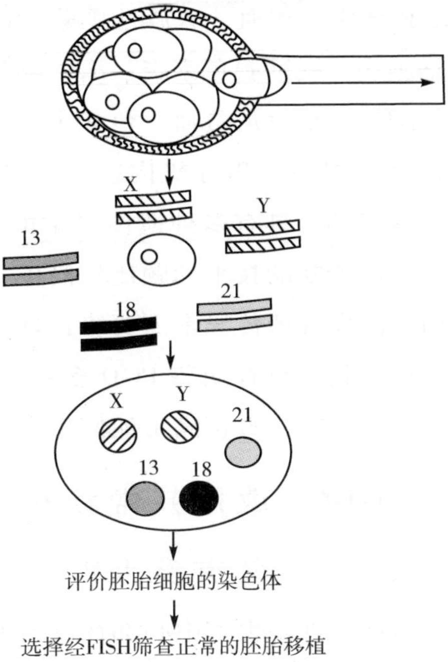

图 105　胚胎着床前的遗传学诊断流程模式图

目前的 PGD 技术，主要是通过聚合酶链反应（PCR）来完成对单细胞的检测和诊断，在临床实践中获得了许多健康和遗传正常的妊娠。进行 PGD 的主要对象是那些可能有遗传异常或高危遗传因素，需要产前诊断的病例，尤其是那些可能同时具有两种以上不同的遗传异常情况。主要的适应证包括具有异常妊娠结局的不育夫妇；对采用 IVF 或 ICSI 治疗的不育患者常规进行 PGD；X 连锁遗传病；染色体病；以及具有单基因疾病的不育夫妇。PGD 的新的应用适应证不断涌现，尚可在生殖医学研究中对精子、卵子以及早期胚胎的发育过程提供有意义的信息。

PGD 技术一经出现，就得到了广泛的应用和迅猛的发展，并在多种疾病诊断中有卓越的表现。例如囊性纤维化病是 1992 年 Handyside 采用 PGD 确诊的第一个遗传疾病，10 年后囊性纤维化仍然是国外 PGD 发现最多的疾病。目前 PGD 已成功地应用于检测脊髓病性肌萎缩、β地中海贫血、家族性黑蒙性白痴、血友病、脆性X综合征、镰状细胞病、视网膜色素炎、α_1－胰蛋白酶缺陷、马凡氏综合征、亨廷顿舞蹈病、范可尼贫血、色素失调症等遗传性疾病。但国内能够提供这种PGD技术的医疗机构还十分有限，服务技术也比较单一。此外，该技术对同时具有多种遗传异常的患者还难以提供满意的诊断方法，虽然产前诊断的技术问题比较简单，且也可以明确诊断，但是一旦在产前诊断发现遗传异常需要终止妊娠，所以它也并不是一个良好的诊断方法。我们只有期待PGD多项诊断方法的出现，才可能解决这部分患者的问题，真正满足他们生育健康宝宝的愿望。

144. 遗传异常诊断水平对临床治疗的指导意义有多大?

目前，许多生殖中心都在进行染色体常规分析和Y染色体微缺失的检测，并将其作为对不育男性的遗传学诊断手段和选择治疗手段的重要参考指标。但是，往往对获得的异常结果断然确定患者已经没有了治疗价值，或者感到茫然，不知道该如何解释、该采取什么措施。这也是让医生感觉非常尴尬的情况。实际上，准确解释“实验室里”的遗传异常结果，例如Y染色体的微缺失检测结果是非常重要的，可以帮助临床医生确定患者是否可以生育，以及选择何种治疗措施来解决生育的问题。

事实上，即使检测到的Y染色体的微缺失与男性不育症之间存在因果关系，根据Y染色体微缺失的基因型来估计预后也是十分武断的、而且也是非结论性的，这是由于目前的研究资料还十分不充分，我们还远没有达到全面掌握遗传异常对生育的不良影响。主要理由在于：①检测结果往往是取自高度选择的特殊人群，观察的病例数也往往很少，而且多数研究缺乏组织病理学检查结果证实；②检测方法多数不够规范，缺乏严格的规范化操作程序，缺乏阳性与阴性对照，而且影响实验结果的因素十分繁杂，因而不一定是不育的真正原因；③

临床诊断Y染色体微缺失的方法需要简单、可靠、可重复、且经济，因而PCR方法迅速取代了传统复杂的方法，但影响PCR检测结果的因素很多。对于贮藏过久的标本PCR难以扩增出较长（>200bp）的片段。对于生殖细胞存在杂合性缺失的情况下，PCR检测的体细胞DNA却可能是正常的；④Y染色体的微缺失，例如DAZ基因缺失也并不一定总是导致无精子症，因为该基因可能存在多拷贝情况。

只有当某一基因型与表现型具有极大的相关性，而且明确这种基因型的功能及其对精子发生的调节作用，精确的预后结果才能最后确定。这只有依赖实验室诊断时掌握严格规范化的敏感准确的PCR方法诊断Y染色体的微缺失，以防止对诊断结果解释的扩大化。此外，明确每一个特异基因型缺陷的功能及其在调节精子发生中的作用，才能使医生的诊断和判断预后更加准确，也可以在进行患者咨询中更加有效力。

尽管已经有许多复杂精确的方法来检测精子的遗传学特性，但这些只能应用于对精子的整体估价和统计学分析。受精过程仅仅涉及单个精子，而这个“幸运”精子的遗传特性往往难以分析。PGD需要快速进行，条件要求较高，因此许多单位还难以开展。虽然产前诊断的技术问题比较简单，且也可以明确诊断，但是一旦在产前诊断发现遗传异常需要终止妊娠，所以它也并不是一个良好的诊断方法。这些均是生殖医学技术的难题和对现代医学的挑战。

目前对同时具有多种遗传异常的患者还难以提供满意的诊断方法，我们只有期待PGD多项诊断方法的出现，才可能解决这部分患者的问题，真正满足他们生育健康宝宝的愿望。

通过PGD对遗传异常胚胎的筛检，理论上可以增加着床率，减少自发性流产和三倍体受孕的发生。

通过PCR进行单细胞检测的诊断（图106），获得了许多健康和遗传正常的妊娠。

有一种先天愚型的孩子，具有奇特的面容，智力低下，往往早期

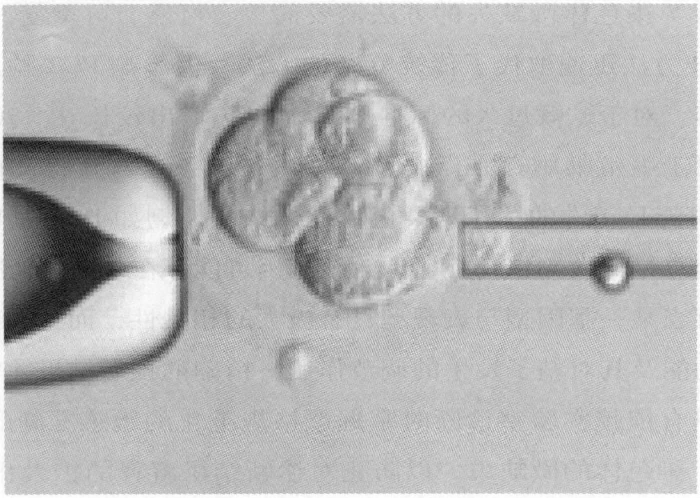

图 106 获取胚胎细胞的"实战"图

夭折，发生率 1/1000，我国大约有百万之多，纯粹属于"废品"或严重的"残次品"，给社会带来沉重负担，给家庭带来无尽烦恼和痛苦。这种病孩是由于在 21 号常染色体上多出了一条很小的染色体，

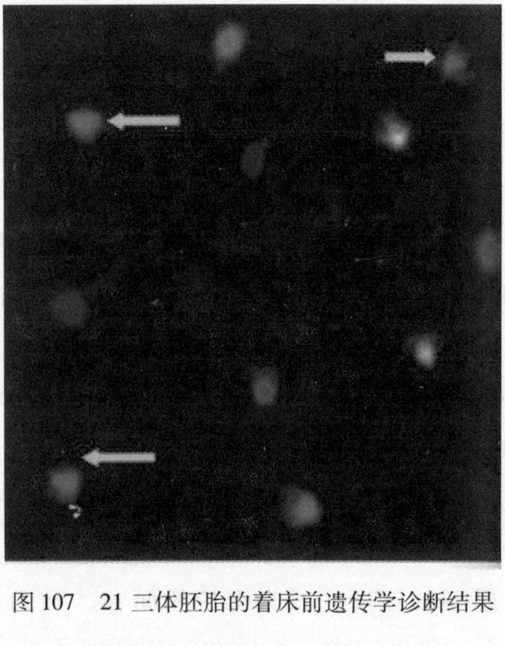

图 107 21 三体胚胎的着床前遗传学诊断结果

医学上称之为21三体综合征，可以通过着床前遗传学检查，早期获得诊断（图107），而尽早选择终止妊娠。

145. 严重遗传病者放弃生育权利更可取

对于较轻微的遗传性疾病，尤其是有些具有一定治疗方法的疾病，尽管出生的后代仍然可以是不健康的，但对于生活影响不大，例如唇裂、糖尿病、近视、原发性癫痫等，仍然可以考虑有自己的后代。但是，为了夫妻生活的幸福和美满，更为了后代的健康与快乐，有些严重的男性遗传病患者，后代可能有较多的发病机会，目前还没有有效的治疗方法，因此最好放弃生育的权利，可以考虑在婚前就采取绝育手术，或者在婚后严格避孕。采用“精子库”的精子进行人工授精，可以解决生育问题，或者可以考虑领养子女。

这些严重的遗传性疾病包括：

（1）严重的染色体显性遗传病。这种遗传病是可以直接传给后代的，双亲中有一个人有病，子代可以有半数发病。例如双侧视网膜母细胞瘤、进行性肌营养不良、结节性硬化、显性遗传型先天性小眼球、先天性无虹膜、显性遗传型视网膜色素变性、软骨发育不全、成骨发育不全等。

（2）夫妻双方均患有同一种严重的常染色体隐性遗传病。例如小头畸形、肝豆状核变性、苯丙酮尿症、先天性全色盲、白化病等。

（3）严重的多基因遗传病。发病率比显性遗传病明显减少，可能与遗传和环境因素均有一定的关系。例如有高发家系的精神病、先天性心脏病、唇腭裂等。

146. 产前诊断与处理，为生育健康后代设置的最后防线

生育一个健康的孩子是那些望子心切家庭的美好愿望，但是一旦

错过了许多早期发现胚胎畸形或异常的机会，产前诊断将成为他们的获得健康后代的最后一道防线。对于我国出生缺陷的发生情况，有学者形象地描绘为：每 40 秒钟降生一个缺陷儿，2000 年 ~ 2007 年出生缺陷人数高达 100 万 ~ 140 万，占每年出生人口总数的 4% ~ 6%。而针对出生缺陷儿的出生后干预常常是有心无力。所以，对于那些高危妇女，不要把生命交付给命运，喜欢撞大运是鲁莽之举，还是要守好生命的最后关口。尽管产前诊断是亡羊补牢的无奈之举，但也是为生育健康后代设置的最后防线。

尽管现代的高科技水平迅猛发展，在诊断胎儿遗传异常和先天性疾病方面也有了显著的改进，例如出现的对夫妇进行的遗传学全面分析、胚胎着床前遗传学诊断、对精子和卵子遗传异常的检查方法、对某些代谢性疾病的早期检查等。但是，任何检查方法也不是十分完善的，都有不同程度的缺陷，在许多问题上人们的认识还与医疗需求相距很远，还不能解决所有的问题，当然不能完全替代产前诊断。所以，不能完全依靠新的检查手段和技术，许多传统的检查方法和技术，尽管可能不是那么早期、不是那么精确，但是仍然具有重要的应用价值，可以作为前述的许多早期、敏感、特异诊断手段的补充。例如产前诊断是生殖医学的重要内容之一，近年来出现了许多重大进展，可以在孩子出生前，在子宫内对许多胎儿疾病做出正确诊断。产前诊断与有效处理，不仅可以减轻或解除患者的痛苦，也有利于下一代的健康发育，是预防性优生学的重要组成部分，具有重要的意义。

产前诊断是在怀孕 3 ~ 5 个月时，甚至可以在怀孕的后期阶段，对胎儿进行遗传病、先天畸形和代谢性疾病方面进行的诊断，可以通过检查母体的组织细胞，例如母血、尿液来诊断；可以直接获取胚胎来源的组织细胞，例如羊水穿刺液内的脱落细胞和分泌物检查；还可以通过 B 超诊断胎儿的体表发育畸形。

虽然产前诊断的方法很多，也可以几乎发现到全部的畸形，但是能够在子宫内进行治疗的疾病还很少见，许多疾病或异常的确定诊断，最终将导致终止妊娠。当然了，这也是生育健康孩子的最后一个关卡了，必须要认真对待，否则你就可能遭遇不健康孩子带给你的终身“麻烦”。常见的保证孩子出生身体健康的传统诊断方法包括：

（1）羊膜穿刺：在妊娠 15 周后通过羊膜穿刺吸取出少许羊水，然后检测其中的甲胎蛋白等成分的含量，来判断某些先天性的严重疾病的存在，如先天性愚型、神经管缺陷和代谢性疾病。

（2）超声波检查：可以在妊娠 20 周左右确定胎儿的性别，并可以在此后陆续发现胎儿的各种先天性畸形。

（3）胎儿内窥镜检查：通过腹壁插到子宫里的内窥镜，可以清楚地拍摄下胎儿的影像，可以发现胎儿的许多严重残疾。

当今社会，出生缺陷儿已经不单纯是一个家庭的悲剧，而是全社会的问题。许多专家和学者呼吁用严格的制度来拯救孩子的医疗困难，拦截出生缺陷。但是，我国的出生缺陷儿防治尚未形成合力。

八、男性不育的预防

147. 不生育，乱求医不如求自己

现代的社会里，人们的生活环境和营养条件都已经极大地改善了，再也不必为温饱问题而大伤脑筋了。然而，男人的生育能力却不如从前了。这是什么原因造成的呢？据中国新闻网2009年3月2日报道："不等了，我们离婚吧！"当29岁的张玉（化名）在江苏省人民医院不孕不育门诊得知，自己结婚多年一直没怀上孩子，完全是因为丈夫患有无精症，而该院的精子库有2000多人在排队，要想怀上孩子，最起码要等两年，绝望的张玉有了离婚的念头。"精子荒"已经成为一个社会问题。

稍一留意不难发现，我国诊治男女不育的专科医院如雨后春笋一样遍地开花。人们的传宗接代问题变得越来越重要和严峻了。据调查，目前我国不孕不育的发病率在10%~15%，而且有不断上升的趋势。在不孕不育夫妇中，男性原因约占一半。男性因为无精、少精、

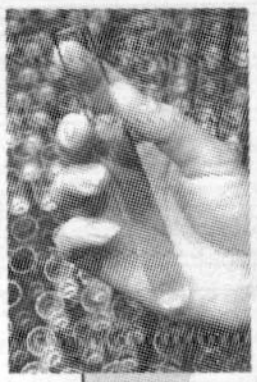

弱精、精子畸形导致的不育越来越多，无精子症占到男性不育的20%左右。有报道显示，人类的精子数量正在以每年2%的速度递减，近半个世纪以来精子数量已经减少一半。如同种地需要种子一样，精子是人类生育的使者，精子问题不可等闲视之。

外部环境的变迁是人类难以掌控的，为了改善男性生育所遭遇的尴尬境况，男人们完全有能力从生活方式上给自己更多的关注，尽量减少不良因素的刺激，避免让精子受到伤害，保护自己的生育能力。睾丸是制造精子的工厂，保护精子应该从保护睾丸做起。

虽然睾丸是男人的生命之源，但“它”却没有得到充分的关照和重视，被安排在了人体的外表面，成了一个“不设防”的堡垒，脆弱而容易受到伤害。但是在许多时候，男人对自己睾丸的损伤并不是来源于外界的“致命打击”，而更多是要怪他们自己不“检点”，是咎由自取。与其遭遇不生育而四处求医，还不如求自己，在育龄阶段严格把握好自己的衣食住行，让精子健康发育，顺利实现为人父母的愿望。这对我们应该并不是一件很困难的事情。

避免穿紧身裤和洗桑拿浴

洗澡是清洁卫生、消除疲劳的手段，而某些特殊的洗澡，如温泉浴可以治疗痔疮、皮肤病等，是自然疗法之一。桑拿浴也让男人有了更充分的享乐。然而过分的“享乐”也带来了悲哀，桑拿浴破坏掉了阴囊的保温和温度调节功能，使得脆弱的睾丸制造精子过程和精子发育成熟过程都遭遇不幸，并最终可能“洗”掉了男人的后代。因此我们在此提醒：要享受，洗桑拿；要孩子，洗淋浴。

不要抽烟和酗酒

抽烟和酗酒往往被看做是男子汉的象征，但是这两者恰恰是“男人生育”的最常见杀手。吸烟可以造成精子的畸形、精子的密度减少、精子的活动能力低下，因而吸烟者制造的精子多为残次品，即或侥幸成功地使妻子怀孕，生育的孩子可能也会受到各种影响而质量不高；如果你还没有生育，请为了自己的后代而忌酒，或者节制饮酒的次数和量；而到生育后再酗酒，不会有人太在乎，这毕竟仅仅影响到你自己。

尽量少服用药物

睾丸十分脆弱敏感，对于来自全身血液内的有害物质，又没有办法选择“拒绝”，只好听任主人给予的任何东西，包括有营养的，也包括有害的。药物就是有害的东西。有太多的药物可以伤害男人的命根子。许多国人在滥用抗生素方面确实问题严重，无论什么疾病，甚至是病毒性感冒（与细菌感染无关），也要使用抗生素，而且往往长期大量使用。殊不知，抗生素是精子的死对头。

避免长期接触放射线、有机溶剂和重金属污染的环境

来自居住地周围的工厂和家居环境的污染不可忽视。有个别地区居住的男人，精液内可以化验出较高水平的重金属元素，仔细追查与附近的工厂有关。环境污染最不容易引起人们的重视，也最不容易防范和改善。因此要增强主人翁意识，主动参与周围环境的综合治理，对造成环境污染的工厂和车间要进行主动监督，或者向上级部门反映情况。家庭装饰装修中的有害物质，例如甲醛、二甲苯以及来自装饰材料的超标射线等严重危害人体健康，尤其是对男人的性腺的伤害。有报道，我国由于装修而引起的疾病已经达到65 万人，如再生障碍性贫血、血小板减少性紫癜、白血病等。因此号召：选择绿色建材，进行科学装修。

连续骑车的时间要节制

自行车作为“代步”的重要交通工具仍然地位牢固，骑自行车族还占主导人群。但是，不科学和长时间的骑车可能会伤害到男人的前列腺，并因此而招致前列腺的强烈“抗议”，表现为怠工（前列腺液分泌异常）或染病（前列腺炎），这对精液内精子的营养补给十分不利。因此提议连续骑自行车不要超过30 分钟。有人还专门设计了保护前列腺的“中空”的自行车车座，也是一个建设性的创造。

总之，影响男性生殖健康的真正原因还不完全清楚，每个不育男

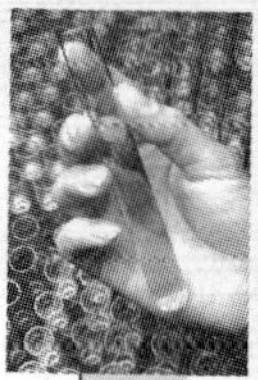

人的病因和病情也不尽相同，但生活中的很多因素难脱干系，生活和环境中的许多不良因素可以破坏睾丸的造精能力，这些日常生活中的点点滴滴影响了睾丸制造精子，环境中的有毒害因素和物质、全身和局部的高温、自身的紧张压力等，例如职业因素、衣着习惯、滥用药物、吸烟、酗酒、饮食习惯、生活态度等。只要我们认识这些因素并规范自己的行为，加强对“弹丸之地”的重视，从生活中的点点滴滴做起，就可以挽救你的“孕种”，这可能比许多好药和好医生更管用，是可以防患于未然的。

148. 当代男性的生育能力正在经受严峻的“考验”

全球约有8%的育龄夫妇患有不育，发病率波动于5%~35%。我国还缺乏全面系统的不育症流行病学调查，1984年对男性生育能力的调查显示，不育症发生率为4.8%，而近年来有增加的趋势，从众多的临床分析中估计约10%~15%，而男性生育能力缺陷所致不育者不少于不育夫妇的50%，男性的生育能力正在经受严峻的考验。

（1）现代男人的生育能力到底怎么了？

就如同农民在种地前要点种一样，男子在计划要孩子之前也应该盘点一下自己的孕种：精子。看一看是否有精子、精子的数量有多少、精子的（活动）能力如何？

精子密度是男性生育能力最重要的一个指标，男性必须每天生产上亿个健康精子和具有正常的性功能才能完成繁衍生命的使命。生育力良好男子的精子密度为6千万~1.5亿/毫升，当其低于2千万/毫升时，男性的自然生育能力基本上就丧失了。

近年来的大量证据表明：世界范围的人类精液的质量可能在逐渐下降，其中精子数量平均每年以2%的速度下降，近半个世纪来男性的精子数量下降了一半。据报道，人类的平均精子密度1940年时为1.13亿/毫升，1990年时就下降为6.6千万/毫升，每次射精时的平均精液体积由3.40毫升下降为2.75毫升。

（2）是什么原因在摧残男人的生育能力？

影响男性生育能力降低的真正原因还不完全清楚，可能与疾病及生活中的很多因素相关，例如职业、衣着习惯、营养不良、社会经济状况、长期慢性紧张、情感压抑、嗜烟、酗酒、药瘾和职业性有毒害物质，如重金属、杀虫剂、麻醉剂、抗代谢药物和辐射等，形形色色的环境因素都会对生殖有不利影响。

近年来，随着性传播疾病发生率的不断增加，男性泌尿生殖系统感染性疾病的发生率有增加的趋势。此外，人群中可能存在大量无症状的隐性感染者，例如相关研究提示，男性不育症中没有任何症状的“隐性”前列腺炎占25.3%，精液内解脲支原体的隐性感染率高达46.5%，沙眼衣原体在一般人群中的隐性感染率约5%~10%。

现代社会的紧张激烈竞争、复杂的人际关系，让最杰出的男人也倍感生活的艰辛，紧张焦虑在所难免，而抑郁症男子也越来越多。人体的一切活动都是在神经内分泌系统的调控下进行的，紧张、焦虑、忧愁等不良精神心理因素可以造成神经中枢的功能紊乱，使男人的神经内分泌功能失调、性功能出现各种各样的问题，例如不射精、阳痿、逆行射精等，限制了性功能的正常发挥，使男人的生育遭受更大的影响，而睾丸的生精能力也大打折扣，因而造成不生育，精神心理因素造成的不育占男性不育的5%左右。

以前，司机、木工、建筑工人、电工、水暖工是不育症的高发人群，这与其工作场所、使用工具和环境有很大关系；现在，白领阶层和普通老百姓发病比例也在逐渐增加，除了工作紧张、生活不规律外，经常出入桑拿浴室、不洁性接触等不良生活习惯成为重要原因之一（图108）。

（3）男人们应该如何拯救和保护自己的生育能力？

精液质量的改变是否名副其实地改变了男性的生育能力还存在争议，但它具有重要的意义，至少应该引起我们的足够重视。男性不育

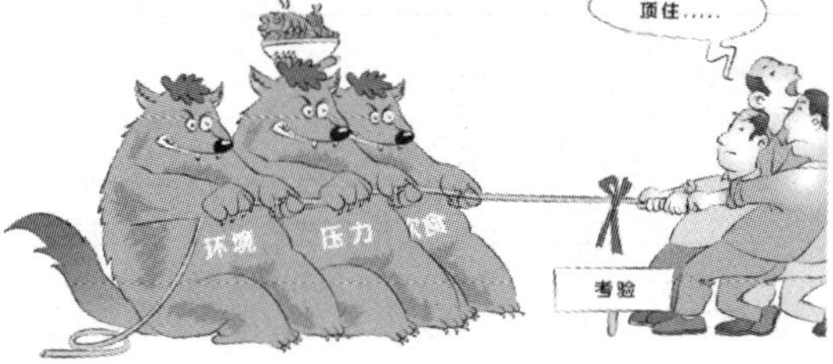

图 108　环境因素与生殖

的防治工作需要抓紧进行，而“自救”是男人唯一可以采取的手段，实践证明这也是行之有效的措施。

1）婴幼儿、儿童及青少年男性的生育健康早期关注

在男性生殖器官发育与成熟阶段中出现的一些异常或疾病，例如包茎、隐睾、青春期精索静脉曲张等，绝大多数是可以早期得到有效处理的，并因此可以防止其成年后生育能力的损害。如果处理不当，可能对其成年后的生育功能造成无可挽回的影响，追悔莫及。

2）有病早治疗

对于存在泌尿生殖系统感染症状者，应该进行相应的检查，早期给以有效治疗，并避免传染配偶，预防交叉感染。对于已经感染的配偶，应该同时给以治疗。其他疾病也要早治疗。

3）养成良好的饮食习惯和生活制度

a. 禁止食用影响生育的食物

粗制棉籽油里的棉酚使精子发生停滞，长期食用粗制棉籽油可以导致不育；某些食品在制作过程中加入的食品添加剂、着色剂、防腐剂等物质，长期食用也会影响生育功能，应该尽量避免；某些农副产品可能含有大量的农药，有机磷、有机氯等对人类的生殖健康构成了巨大的威胁，在食用前应该反复彻底清洗蔬菜、水果去皮等措施都是有益处的。激素类污染物和环境中的化学物品中含有雌激素类似物，

来源于自然饮食和合成化学污染物，包括杀虫剂、除草剂、塑料器皿、包装塑料、某些植物、某些水产品养殖物等，可以引起类似内源性雌激素的作用，影响生殖功能。

b. 避免接触损害生殖功能的物质

化学工业在给日常生活带来益处的同时，也带来了空气、水源等方面的环境污染与毒害。环境中的有害化学物质，包括汽车废气、含苯油漆、香烟烟雾、有毒的装饰材料和涂料、家用煤气等，都可以造成生殖功能异常。某些重金属，例如铅、镉、锰、汞等对男性生殖系统也有不同的影响。电离辐射可以造成睾丸生精功能的一过性或永久性损伤。生活环境中的射线污染也时常存在，例如在家庭装修中经常使用的大理石、瓷砖、花岗岩、坐便器等，有些可能含有超标准的射线，应该推广无放射线的安全环保装修方法。电磁波、微波、红外线、紫外线、超声波、激光等属于非电离辐射，这些物理因素具有热效应作用，可以引起生殖腺组织损伤。所以，在日常生活以及其他疾病的治疗过程中要防止并尽量避免接触非电离辐射对睾丸的损伤，不宜长时间在高温环境下活动，例如喜欢过热水泡澡和蒸“桑拿浴”、紧身内裤等均具有非电离辐射的类似效应。

c. 节制或戒除烟酒嗜好

烟酒嗜好对生殖健康构成了严重的威胁，应该节制或戒除。

d. 洁身自好

男性应该树立良好的生活作风，避免婚外不洁性行为与性接触，以免遭遇性病。

e. 不要滥用药物

抗癌药、激素类药、抗生素等许多药物可以损害男性的生殖功能。目前，社会上比较泛滥的性保健品可能含有某些性激素或类似成分，可能会影响睾丸的正常生精功能，未婚未育者在选择应用时尤其要格外当心，最好不要轻易使用。

f. 适量补充某些微量元素

锌和硒是生殖系统内重要的元素，它们的缺乏可以造成一系列不良的影响。所以，适当补充含锌和硒较高的食物，可以维持并改善生育功能。例如牛奶、玉米、黑米、黑豆等。

g. 让自己活得轻松一点

适当调换工作、改变生活环境、结交朋友、旅游等，可以使我们的精神心理负担少一些，生活会变得愉快和谐一些，机体的功能状态也必然会好一些，从而缓解人们的紧张焦虑情绪，恢复人体神经内分泌系统的调控能力，并防止生育能力的降低，对于城市白领阶层尤其重要。

149. 微量元素和金属元素对生殖健康的大作用

近年来，人们越来越重视微量元素和金属元素的缺乏和补充了，这不仅在于微量元素和金属元素与人体的健康和疾病息息相关，对于男人来说还具有特殊的意义，它们可以影响精液的质量，对男人的生育能力有较大的影响，而医生常常用补充微量元素的办法治疗男性不育症，提高男人的生育能力。

当然了，有些微量元素和金属元素对人体是有益的，可以适当补充；有些则是有害的，要坚决回避或远离。那么，让我们盘点一下身体内的一些重要微量元素和金属元素。

锌是生殖系统内重要的微量元素，也是近年来十分热门的话题，锌的缺乏可以造成一系列不良的影响，主要包括：影响青春期男性生殖器官和第二性征的发育，影响精子的活动能力，削弱机体的免疫功能而容易患前列腺炎、附睾炎等感染性疾病，影响促性腺激素的分泌，还可以抑制机体对有害金属铅的排泄。所以，适当补充锌可以维持并改善生育功能。含锌量较高的食品主要有牛奶、玉米等。

具有强大的抗氧化作用的谷胱甘肽过氧化酶需要硒的协助才能够发挥其最大的功效。硒的缺乏可以使体内过氧化物浓度增加，造成机体的自我伤害，包括对男性生殖系统和睾丸的伤害。因此，适当补充一些硒，也是有益的，它还可以抵抗镉、铜和铅对睾丸的破坏。含硒量较高的食品包括黑米、黑豆等黑色食品。

碘缺乏的男人，容易出现性功能障碍，精液质量也不佳，含碘盐可以补充人体对碘的需求。镁、锰和镍是人体的必须元素，在维持正常的生育能力中起一定的作用。

但是，就像任何好东西也不是越多越好一样，盲目地过度补充这些“有益”的微量元素也会“事倍功半”，有时甚至可以是有害而无益的。例如，过多的补充微量元素锌、锰等也会影响精子的生成；因此，在具体的操作过程中要适可而止，或者求得专家的帮助与指导。

某些重金属，例如铅是微量元素中对男性生殖功能影响最大的杀手；镉是有害的，即使小量接触也会对身体，尤其是睾丸有毒害作用；铜、硼、铁、钼、钴、银、汞等元素过多可以抑制精子的代谢过程，对男性生殖系统也有不同的毒性作用；与我们日常生活密切相关的铝也是罪魁祸首之一，而铝却是人们自己“主动”地“吃”进去的，因此在日常生活中一定要注意控制铝的摄入，例如避免食用含铝较高的食物（干豆类、明矾制作的油条、第一杯泡茶）、尽量不用铝制的烹饪器皿或容器（锅、碗）、尤其不能用铝制的容器盛放酸碱和腌制食品、少吃或不吃含铝的药物（氢氧化铝、硫糖铝）、注意饮水中的铝含量不要超标、尤其是饮用经明矾净化的水时更应该小心。所以，在生活中要尽量回避这些“品行不端”的微量元素和金属元素。

150. 慎重选择和使用性与生育“保健品”

男人一向以强健的性能力和旺盛的生育能力为“男人味”的主要标志，一旦出现性和生育问题时，往往首先想到的是靠“吃”来进行自我调理，包括食用一些增强性能力并改善生育功能的食品和滋补品，而保健品又是多数男人最“看重”的，男人们希望性和生育保健品能够带给他们焕发的青春、强烈的性欲望、满意的性生活，并尽快恢复生育能力。还有一些身体健康、功能均正常的男人，却抱有着荒唐的想法，希望保健品能够增进性能力，使自己的在生活中会有“超常”表现的“锦上添花”效果。

需求造就了市场。由于社会“呼唤”保健品，因此而使保健品市场异常活跃和“繁荣”。你可以想象，只要是你需要滋补或改善功能的东西随处可见，广告宣传和“小张贴”就在你的身边，甚至还有许多人会主动地免费“送”上这些“功效显著”保健品的各种宣传信息。

让我们仔细看一看这些所谓的保健品到底是一些什么样的灵丹妙药，并且具有哪些神奇的功效。仔细阅读一下许多商店摆放的滋补保健品说明书，不难看出绝大多数是由具有滋补作用的贵重中药才，例如人参、鹿茸、蛤蚧、雄蚕蛾等，以及大量的动物的“鞭”类，例如驴鞭、牛鞭、狗鞭等组成。过分夸大的宣传语言可以让所有的男人“垂涎欲滴”，但往往不具有说明书上的种种功效。实际上，性与生育保健品也不是绝对不可以使用的，男人也没有必要完全拒绝它们，但是在使用性和生育相关的保健品过程中的“学问”更大，包含着十分深刻的医学理论和经验，还是应该接受专家和学者的指导下使用才比较放心。

人体是一个完整和谐的有机体，单纯考虑改善和提高性与生育能力而不顾全身的机能状态的做法是不明智的。人还是要遵循客观规律，不要将改善和提高性与生育功能的这样“重任”单纯交托给保健品，千万不要对保健品给予它们所不能承受的“信任”。

目前，社会上比较泛滥的性和生育保健品可能含有某些性激素或类似成分，但是它们的确切成分和含量十分混乱，可能会影响睾丸的正常生精功能。所以，男人切不可滥用保健品，未婚未育者在选择应用时尤其应该慎重。

此外，保健品毕竟只能起到保健作用，它们还不属于药物，因而对于疾病和许多异常是没有治疗效果的。所以说，在许多时候，保健品也不能真的保住男人的性与生育健康。

151. 杜绝药物滥用与避免接触伤"性"物质

男人的睾丸十分脆弱敏感，对于来自全身血液内的有害物质，又没有办法"拒绝"，只好听任主人给予的任何东西，包括有营养的，也包括有害的。药物就是有害的东西，有太多的药物可以伤害男人的命根子。所以，老话说得好：病从口入。

现代药物的广泛发展以及化学合成药物的大量涌现，为我们战胜疾病带来了无限的希望，但是滥用药物现象也让专家十分头痛，药物也带来了药物源性疾病或异常。几乎所有的药物可以对男性生育能力产生不同程度的影响，常见的药物包括环磷酰胺等抗癌药、利血平等抗高血压药、长期大量应用睾酮等性激素类药、糖皮质激素类、几乎所有的抗生素、安定等镇静剂、大麻等麻醉剂、治疗胃病的甲氰咪胍、氯丙嗪等抗精神病药物，等。

服用抗癌药、激素类药、抗生素等许多药物后，都可以在精液内发现它们的代谢产物，有毒害的化学成分可以不同程度地损害男性的性腺功能。有些药物可以直接"残害"制造精子的细胞，有些药物可以对成品精子"大打出手"。许多药物对生育的潜在影响机制还不完全清楚。一般使用药物的剂量越大、时间越长、患者的年龄越小，对生育功能的损害越严重，恢复生育功能所需要的时间也越长。男孩子的睾丸组织还没有完全形成，药物特别容易对孩子的睾丸造成严重伤害，所以对儿童的用药要更加慎重。

对于需要长期大量使用严重伤害睾丸生育功能药物的成年患者，尤其是未婚未育者，应该严格控制用药的剂量，最好不要轻易使用。如果这些人还希望在以后的时间里生育孩子，比较安全稳妥的方法是将精子预先"拿"出来，放到安全的地方永久地保存起来，可以起到生育能力储备的作用，这个理想的处所就是“精子银行”或“精子库”。

化学工业在给日常生活带来益处的同时，也带来了空气、水源等方面的环境污染与毒害。环境中的有害化学物质，包括汽车废气、含苯油漆、香烟烟雾、有毒的装饰材料和涂料、家用煤气等，都可以引起男性睾丸萎缩、精子密度减少和畸形精子增加，这方面的问题越来越突出。

某些重金属，例如铅、镉、铝、锰、汞等对男性生殖系统也有不同的毒性作用，并越来越引起了人们的重视。与我们日常生活密切相关的铝就是罪魁祸首之一，而危害男性生殖健康的铝却是人们自己“主动”地“吃”进去的。所以，在日常生活中一定要注意控制铝的摄入，例如避免食用含铝较高的食物（干豆类、明矾制作的油条、第一杯泡茶）、尽量不用铝制的烹饪器皿或容器（锅、碗）、尤其不能用铝制的容器盛放酸碱和腌制食品、少吃或不吃含铝的药物（氢氧化铝、硫糖铝）、注意饮水中的铝含量不要超标、尤其是饮用经明矾净化的水时更应该小心。

睾丸组织对电离辐射十分敏感，电离辐射可以造成睾丸生精功能的一过性或永久性损伤，对于某些特殊职业人员尤其应该重视预防措施。生活环境中的射线污染也时常存在，例如在家庭装修中经常使用的大理石、瓷砖、花岗岩、坐便器等，有些可能含有超标准的射线，应该推广无放射线的安全环保装修方法。电磁波、微波、红外线、紫外线、超声波、激光等属于非电离辐射的热效应作用，可以引起生殖腺组织损伤。所以，在日常生活以及其他疾病的治疗过程中要防止并尽量避免接触非电离辐射对睾丸的损伤，不宜长时间在高温环境下活动，例如喜欢过热水泡澡和蒸“桑拿浴”、紧身内裤等均具有非电离辐射的类似效应。

152. 为了保护精子，男人要“检点”自己的衣食住行

生活和环境中的许多不良因素可以破坏睾丸制造精子的能力，只要我们认识这些因素并规范自己的行为，加强对“弹丸”之地的重视，还是可以防患于未然的。

常见的对男人精子有不良影响的生活中的病因如下：

（1）桑拿浴和紧身裤：桑拿浴破坏掉了阴囊的保温和温度调节功能，使得脆弱的睾丸制造精子过程和精子发育成熟过程都遭遇不幸，并最终可能“洗”掉了男人的后代。因此在此提出：要享受，洗桑拿；要孩子，洗淋浴。紧身内裤与桑拿浴有着“异曲同工”的效果，也可以干扰阴囊的正常调温“工作”，使睾丸温度增高。

（2）大量吸烟和酗酒：许多时候，男人对自己睾丸损伤是由于他们太贪嘴了。抽烟和酗酒往往被看做是男子汉的象征，但是这两者恰恰是“男人味”的最常见杀手。吸烟可以造成精子的畸形、精子的密度减少、精子的活动能力低下，因而吸烟者制造的精子多为残次品，即或侥幸成功地使妻子怀孕，生育的孩子可能也会受到各种影响而质量不高（图109），而戒烟确实可以改善精液质量。酒精可以严重地伤害到男人的“小宝贝”，并且使其制造出来的精子数量减少和活动能力降低。如果你还没有生育，请为了自己能够有后代以及后代的身体健康而忌酒，或者严格节制饮酒的次数和量；而生育后再酗酒，就是泡在了酒缸里也不会有别人去“捞”你，这毕竟仅仅影响到自己。所以，且不可为了自己的癖好而干扰了“别人”的健康，而这个“别人”还可能要与你相伴一生。

（3）经常服用药物：睾丸十分脆弱敏感，对于来自全身血液内的有害物质，又没有办法“拒绝”，包括有营养的，也包括有害的。药物就是有害的东西。有太多的药物可以伤害男人的命根子。

（4）长期接触重金属、毒害物质、放射线污染的环境：来自周围

工厂和家居环境的污染，例如长期接触放射线、有机溶剂和重金属污染的环境。有个别地区居住的男人，精液内可以化验出较高水平的重金属元素，仔细追查与附近的工厂有关。环境污染最不容易引起人们的重视，也最不容易防范和改善。要增强主人翁意识，主动参与周围环境的综合治理，对造成环境污染的工厂和车间要进行主动监督，或者向上级部门反映情况。家庭装饰装修中的有害物质，例如甲醛、二甲苯、大理石释放的超标射线等可以严重地危害人体健康，尤其是男人的性腺伤害，因此号召选择绿色建材，进行科学装修。

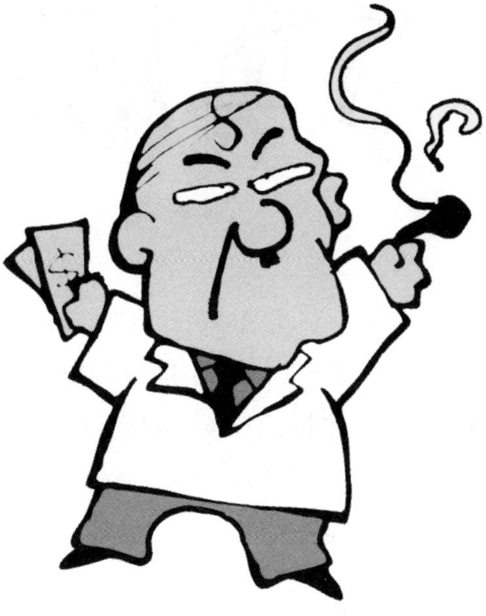

图 109　吸烟、酗酒是“男人味”的最常见杀手

（5）来自于工作和生活中的精神压力和全身性疾病均不利于男人的健康。压力可能通过改变脑内下丘脑和垂体的激素分泌而影响男性生育（图 110），可以影响精子细胞的生成。大手术、高热、严重感染或急慢性疾病也属于一种重要的躯体压力，精子恢复到正常的“工

作状态”往往需要3～6个月。

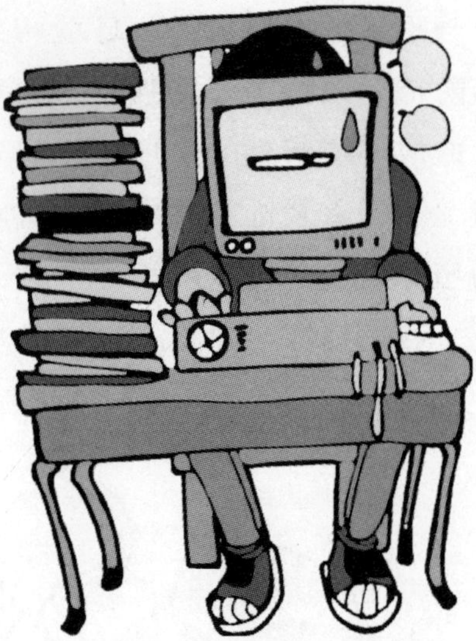

图110　不要太劳累了自己

（6）自行车作为“代步”的重要交通工具，不科学和长时间的骑车可能会伤害到男人的前列腺，并因此而招致前列腺的强烈“抗议”，这对精液内精子的营养补给十分不利。因此提议连续骑自行车不要超过30分钟。有人还专门设计了保护前列腺的“中空”的自行车车座，也是一个建设性的创造。

153. 经常自检一下阴茎和睾丸有时可以挽救生命

一些男性因为不生育而接受检查，却意外地发现了其他的一些疾病，有的甚至可能是威胁到生命的严重疾病，例如阴茎癌和睾丸的恶性肿瘤。

阴茎对于男人来说具有特殊的意义。对于阴茎上突然或逐渐多出来的“赘肉”一定要慎重。尽管“物”小，但“事”大，不能“先斩后奏”，还是要首先“探清虚实”，然后再做决断。一旦诊断阴茎癌成立，要求“除恶务尽”，以避免其“卷土重来”。

睾丸肿瘤好发于青壮年，多为单侧，发病往往比较隐蔽而不容易被发现，生长迅速，可以有睾丸坠胀不适感，多为恶性肿瘤，多是由制造精子的早期细胞发生的癌变，早期就可以出现转移。因此要求早期诊断、尽早治疗，而且睾丸恶性肿瘤的治疗效果大多数比较良好。

在进行睾丸自我检查时，早期往往感觉到睾丸的异样感、睾丸体积增大、质地坚硬而失去正常的弹性、不透光、沉重感等，但一般是没有疼痛症状的。与对侧睾丸进行比较，更容易早期发现病变。在难以明确诊断的情况下，可以请求医生的帮助，接受必要的检查，例如彩超检查可以很“敏锐”地觉察到睾丸局部的“不妥”之处（图111）。值得注意的是，部分隐睾患者尽管已经进行了睾丸牵引固定术，但是由于手术时机选择的较晚，仍然有较高的恶性变的机会，不应该大意。

没有人会比自己更了解自己身体上发生的变化了，尤其是男人的“家伙事”（阴茎阴囊）突出于体腔外，特别容易进行自我检查，只

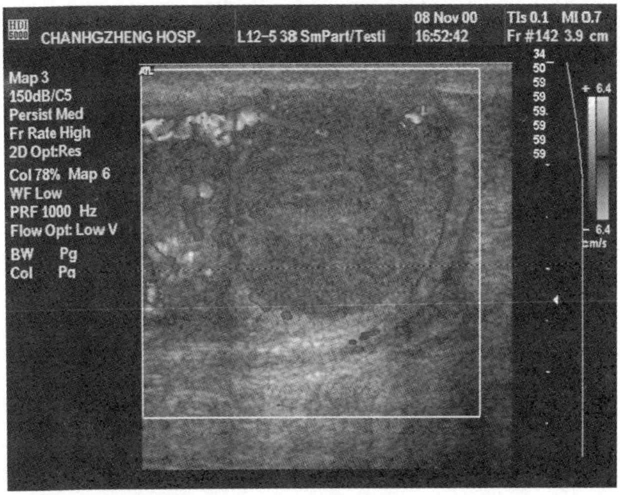

图 111　彩超检查发现睾丸的精原细胞瘤，肿瘤呈低回声，血液供应丰富

要稍微留意一点，例如在洗澡的时候瞧上一眼，或者摸上一把，有时就可能发现某些地方有点“不对劲”，许多时候的这种自我检查或感觉可以比精密仪器更早期地发现疾病。可以通过观察阴茎的表面是否有不该长出来的东西（疣）、破溃、水疱，翻开包皮再检查一下比较隐秘的冠状沟（阴茎和阴茎头接壤处）是否“干净”，尿道是否干爽（有否分泌物或流脓），阴茎体是否可以摸到硬块，阴囊是否光滑平整，等。男人最好每天进行“隐秘部位”的自我检查，并捎带进行卫生保健，将局部卫生好好“打扫”一番，这不仅有利于自己的健康，也是爱护妻子的具体表现，毕竟一个人的健康往往涉及两个人的健康和幸福。

154. 亲密爱人，让你的老公“吃”出男性健康

当今的世界，我们已经不再担心自己的温饱问题了，而是要考虑是否需要对即将进入我们胃肠道内的食品进行必要的选择以及如何选择的问题。专家们普遍认为，任何食物都有一定量的营养，对人体健康都有帮助，关键的是你是否需要或真的缺乏这些营养物质。平衡膳食，搭配合理，不偏食，不挑食，这样才会营养全面。

作为丈夫的亲密爱人，你将为丈夫的餐桌上预备那些食物？为了预防男人常见的疾病和保护男人的生殖能力，例如遭遇男性不生育的尴尬以及防止性功能减退，建议可在生活中进行下列选择：

1. 让餐桌上杜绝有害食品，让刺激性食物慢慢消失

俗话说“病从口入”，而有些男人的不生育确实是“吃”出来的（图112）。粗制棉籽油以及有些食品制作过程中加入的添加剂、着色剂、防腐剂等可以引起睾丸生殖细胞变性，长期食用会影响生育功能。一些农副产品可能含有大量的农药，不仅威胁到人类的健康，还可对脆弱的睾丸产生伤害，在食用前应该反复彻底地清洗蔬菜、水果去皮等措施都是有益处的。某些化学物品，包括杀虫剂、除草剂、塑

料器皿、包装塑料、某些植物、某些水产品养殖物等，含有雌激素类似物，也对男性生殖健康十分不利。

远离辛辣食物，不进食或少进食辣椒；不酗酒，不吸烟，远离咖啡因，既是好男人的时尚标志，又有益于男性身心健康。细心的主妇可以让这些有害健康的饮食习惯在餐桌上渐渐消失，而代之以口味丰富、色彩斑斓的食品，这样做既不伤害夫妻感情，又可以保护老公的身体健康。

谈到烟酒问题时，许多男人（甚至女人也）常认为烟酒是男人的象征，但事实上烟酒是男人生育和性能力的最常见的杀手。烟草内的尼古丁和酒精内的乙醇都可以降低精子的活力与受精能力，还可以抑制阴茎的勃起与射精。此外，酒精类饮料可以加速锌的排泄，经常酗酒的男人往往更加缺乏锌元素。因此，烟酒嗜好应该节制或戒除，奉劝所有的男人，千万不要为了自己的癖好而虐待数以亿计的小生灵。笔者从不吸烟，但可以小量饮用具有保健作用的红酒，许多营养学家也推荐适量地饮用红酒可以起到活血化淤的保健作用。

2．低盐少糖少患病

食用较多的盐容易患高血压和心脏病，对患有慢性肾病和肝病的中年男士也十分有害；过多的吃进糖类食品可以让你的体重猛增，身体变胖，加重了你的负担，并因此而容易引发各种疾病，例如高血脂、动脉硬化、糖尿病等。对此家庭主妇在烹饪的时候必须给予充分的考虑，千万不要等到患上疾病而必须严格限制盐和糖的摄入量后再后悔，那时将为时晚矣！

3．常吃鱼多补钙，水果蔬菜更可爱

鱼类等水产品，尤其是海产品中含有的脂肪少、有益成分多，可以增强人体的免疫功能；杏仁、豆制品（豆浆）、奶制品、绿色蔬菜（菠菜）等含有较多的钙，可以改善人体多种功能，有益于骨骼和肌肉的发育，并防止脱钙；蔬菜水果含有大量的维生素和矿物质，可以有益于身体健康。蔬菜和水果内含有大量的维生素类物质，具有抗老化作用，有助于精子发挥正常的功能，是人体素大量需要的。

4. 增加抗氧化剂的摄入

心脑血管硬化、慢性前列腺炎、男性不生育以及许多疾病的发生都与氧化应激作用过强有关。抗氧化剂，尤其是维生素 E 和维生素 C，能够减轻氧化自由基对组织细胞和血管系统的损伤，有助于对各类疾病的预防和防治疾病复发，对于各种疾病造成的氧化损伤的修复也具有重要作用，并可以保护健康男人的组织器官。所以，男士们的餐桌上应该不缺乏粗粮、坚果、植物油、新鲜蔬菜和水果，来补充各类抗氧化剂。

5. 蛋白质摄入要适可而止

实际上，只有一小部分从事高强度体育运动的男子需要额外的补充蛋白质类食物，而绝大多数男士并不需要再补充太多的蛋白质。

6. 为丈夫准备一个“温情水杯”

许多男性忙于工作，对自己的生活很不在意，甚至可以一整天不进饮食和不饮水。饮水减少必然要使尿液浓缩，排尿次数减少，使尿液中的有毒有害物质对人体造成不良影响，前列腺炎的发生机制中就有“尿液反流”进入前列腺的情况，更是泌尿系统结石的直接罪魁；而每天饮用 2 升以上的开水或茶水可以充分清洗尿道，对生殖系统的健康保健很有好处。因而，体贴的主妇应该为丈夫准备一个“温情水杯”，使丈夫可以很方便地增加饮水量，保护男人的性器官，同时多排尿对肾脏也十分有益处，可以防止泌尿系结石的形成。

7. 适量补充某些微量元素

对于男人来说，微量元素具有特殊的意义，他们可以影响精液的质量，对男人的生育能力有较大的影响，而医生也常用补充微量元素的办法来治疗男性不育症，提高男人的生育能力。有些微量元素对人体是有益的，可以适当补充；有些微量元素是有害的，要坚决回避或远离。男性身体中应补充的重要微量元素主要有锌、硒、碘等。

锌：锌是生殖系统内重要的微量元素，它的缺乏可以造成一系列

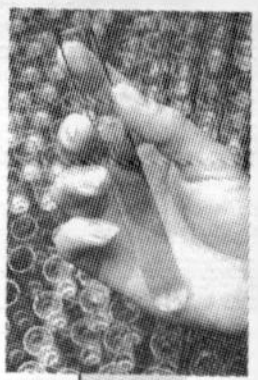

的不良影响，主要包括：影响青春期男性生殖器官和第二性征的发育，影响精子的活动能力，削弱肌体的功能而容易患前列腺炎、精囊炎、附睾炎等感染性疾病，影响促性腺激素的分泌，还可以抑制机体对有害金属铅的排泄。所以，适当补充锌可以维持并改善生育能力。

锌在体内是多种酶类的活性成分，对于调整免疫系统的功能，增加前列腺周围抗感染的能力有着重要的作用。锌含量和前列腺周围的抗感染能力有关，锌含量降低使对炎症的防御能力下降，抗菌能力也下降。通过饮食补充锌元素，可以增加前列腺的抗感染，抗菌的保护作用。所以，男士的饮食中应该注意多摄入牛奶、玉米、海产品，瘦肉，粗粮，豆类植物，以满足人体对锌的要求。白瓜子，花生仁，南瓜子，芝麻等含有丰富的锌，家庭主妇可以在家中准备些这类的食品，使丈夫可以一边交谈或观看电视节目，一边嗑一点瓜子，即可以增进感情，富有家庭情调，又可以补充营养，可谓一举两得。

硒：硒具有强大的抗氧化作用，谷胱甘钛过氧化酶需要硒的协助才能够发挥其最大的功能。硒的缺乏可以使体内过氧化物浓度增加，造成机体的自我伤害，包括对男性生殖系统及睾丸的伤害。因此，适当补充一些硒，也是有益的，还可以抵抗镉、铜和铅对睾丸的破坏。含硒量较高的食品包括黑米、黑豆等黑色食品。

碘：碘缺乏的男人，容易出现性功能障碍，精液质量也不佳，含碘盐可以补充人体对碘的需求，但是部分偏远地区食用不含碘盐的人群仍然存在，值得关注。镁，锰，镍也是人体的必须元素，在维持正常的生育能力中起一定的作用。

但是，就像任何好东西都不能越多越好一样，盲目地过度补充这些“有益的”微量元素也会“事倍功半”，有时甚至可以是有害无益的。例如，过多的补充微量元素锌、锰等也会影响精子的生成；因此，在具体的操作过程中要适可而止，或者求得专家的帮助和指导。同时应远离有害的微量元素，如铅是微量元素中对男性生殖功能影响最大的常见杀手；镉是有害的，即使少量接触也会对身体，尤其是对睾丸有毒害作用；铜、硼、铁、钼、钴、汞、银等元素过多，可以抑制精子的代谢过程。所以，在生活中要尽量回避这些“品行不端”的微量元素。

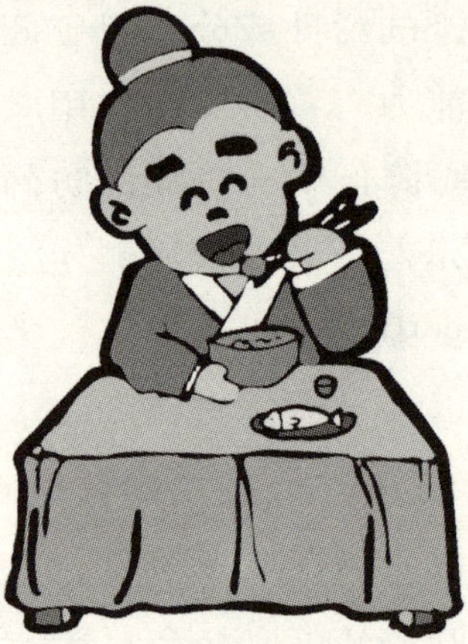

图 112 “吃”出男性健康

155. 避免早产的发生

2008 年 3 月 26 日出版的《美国医学会杂志》，发表了一篇有关婴儿诞生情况的调查报告，发现与足月产的婴儿相比，早产儿（指受精后 37 周内出生的婴儿）的死亡率高，其成年后的生育率低。早产儿中 26 周出生的存活婴儿中，60% 会出现残疾；31 周出生的婴儿中，30% 会有残疾。杜克大学医学中心的专家们对挪威的超过 116 万人调查数据分析，其中早产儿有 60354 位，占总人数的 5.2%。结果显示，早产者成年后的生育率低于足月产者，22 ~ 27 周出生的男性，其绝对生育率为 13.9%，生育率下降了 76%；28 ~ 32 周出生的男性，其绝对生育率为 38.6%，生育率下降了 30%。

所以，为了生育一个健康的宝宝，准父母们一定要多加小心，注意尽量避免早产，以免给后代带来意想不到的灾难。值得关注的是，近年来，有些年轻的父母，为了给孩子人为“选择”一个吉利的出生日，甚至不惜提前进行剖腹产，让孩子按照既定的日子降生，实在是有违常情，也与生殖健康严重背道而驰，应该坚决杜绝。

156. 看护男人的“根”，为什么要从小抓起？

根据近年来对男性生育能力的研究，我国男人生殖健康的现状并不乐观，存在许多问题，而婴幼儿、儿童及青少年男性的生殖健康问题长期以来不受重视，使很多患者延误了最佳治疗时机，并永远地丧失了为人父的权利，真的是老大徒伤悲，而这其中的许多男人只要在当初给予一点点关注，本可以避免终身遗憾的发生，可以免去了多少男人的烦恼哇！

一般说来，男孩子到 12～13 岁以后，第二性征开始陆续出现，包括胡须、腋毛、阴毛、声音低沉、阴茎和睾丸发育、出现遗精和射精、肌肉和骨骼发达、产生男性独特的性气味。此外，男子汉气质也逐渐地显现出来。近年来，这种男性的早期性发育还具有早熟现象，表现为首次遗精的时间提前，身高、体重等也在不断增加。

影响成年男性的性与生育能力的表现形式多种多样，可以从结构和功能的微小异常到完全丧失，许多因素或疾病可以损害男性的生育能力，尤其是在男性生殖器官发育与成熟阶段中出现的一些异常或疾病，而这些因素或疾病绝大多数是可以早期得到有效处理的，并因此可以防止其成年后的性和生育能力的损害。因此要从小抓起。

婴幼儿、儿童及青少年时期处在生长发育的关键时期，当然也是睾丸生长发育的关键阶段，在睾丸疾病的发生中起重要作用。睾丸的位置异常（隐睾）、扭转、肿瘤、精索静脉曲张等疾病的发生率较高，如果处理不当，可能对其成年后的生育功能造成无可挽回的影响。由于广大群众对这些疾病的基本知识了解不多、医疗机构的宣传力度不够、医务人员的相关知识也需要更新等多种原因，使

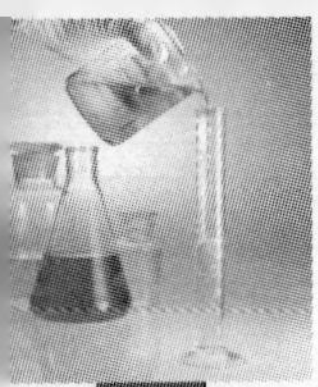

很多患者延误了最佳治疗时机，给他们造成了无可挽回的损失与遗憾。因此，号召全社会，包括各级政府、新闻媒体、社会团体以及医生、保育员、中小学教师都来高度重视婴幼儿、儿童及青少年的生殖健康问题。

年轻的时候我们不懂得重视也不珍爱健康，我们在用旺盛的生命力和青春年华换来知识和金钱；成年以后，我们将不得不用加倍的金钱来购买健康，一些人还将为此付出沉重的代价。因此，广泛持久地开展群众性的健康教育，使孩子和孩子的父母认识到某些疾病或不良生活习惯的潜在危害性是非常重要的。对于婴幼儿、儿童、青少年、未婚未育的男青年定期进行体格检查，早期发现一些影响生殖健康的疾病，例如包茎、隐睾、青春期精索静脉曲张等，并早期给以科学、合理、有效的处理，可以有效地降低成年男性生殖系统疾病的发生，在提高人口素质和保障生殖健康方面都具有重要意义。

“再苦也不能苦了孩子”是我们常说的一句话，但这是以有孩子为前提条件的。为了让孩子们成年后能够顺利地有属于他们自己的孩子，也为了日后不落“埋怨”，我们这些成年人是不是应该在他们没有能力照顾自己健康的时候“拉”他们一把呢?

下面，就以危害成年男性生殖健康的两种常见疾病：隐睾和腮腺炎为例来论述。

隐睾症，就是男性的睾丸没有在阴囊内，而是在“肚子”里。隐睾症占早产儿的9.2%~30%，足月产男婴的3.4%~5.8%，隐睾者的睾丸处于相对高温环境，十分不利于睾丸的发育和青春期后的精子生成，可以造成睾丸的明显萎缩，阻碍精子的发生，给患者的生殖健康造成严重的危害，还具有较高的癌变机会而危及患者的生命。因此，必须加强对家长的宣传教育，定期对婴幼儿进行体格检查，并对相关的基层医务人员进行必要的培训，以降低延误治疗的发生率。

一些不育男性在接受精液化验时吃惊地发现自己的精液里没有精子，追溯其原因，部分男子在若干年以前患过“肿痄腮”。很多儿童可能都患过流行性腮腺炎，腮帮子肿得像馒头一样，而且会很疼，俗称“肿痄腮”。青春期后患有流行性腮腺炎时接近1/3合并睾丸附睾炎，部分人可以造成睾丸萎缩，严重地影响精子发生。如果感染是双侧性的，则患者常因无精子或严重的少精子而导致生育能力不同程度的下降或不育。所以，在疾病流行季节，尽量不要让男孩子到公共场所逗留，避免接触患者，这样可以明显减少感染机会。一旦患了流行性腮腺炎，要及时就医，要隔离、卧床，根据具体的病情给予有效的治疗，避免并发症（睾丸炎）的发生或减轻睾丸炎对睾丸的损害程度。

157. 青春期性器官发育问题带来的生殖危害

青春期是男性生殖器官快速发育和成熟的重要的阶段，也是容易出现问题和早期发现问题并尽早解决问题的关键阶段，那些影响男性成年后生育功能的阴茎和尿道先天性疾病主要包括隐匿阴茎、阴茎下曲畸形、小阴茎、无阴茎、异位阴茎、尿道下裂、尿道狭窄、尿道憩室、后尿道瓣膜等疾病，它们均可以不同程度地影响成年后的正常性交或影响精液进入到女性的生殖道，因而影响生育功能。早期手术矫治，恢复阴茎、尿道的解剖结构和生理功能，可以避免成年后对性功能与生育功能的影响。

有一个很不起眼却相当常见的疾病：青春期精索静脉曲张，值得早期给予充分关注。它是阴囊内出现大量异常扩张和弯曲的血管团块，使得阴囊增大，摸起来有如“蚯蚓状”或“鱼子样”的可压缩团块，而多数患者可以没有任何不舒服的感觉。在家里，细心的父母可能偶然观察到孩子阴囊的不对称，或者孩子出现阴囊下坠感或睾丸疼痛，而绝大多数是在常规体检或征兵检查中发现的。青春期精索静脉曲张是常见疾病，发病率约占15%，绝大多数发生于左侧，由于血液淤滞、组织缺氧、代谢“垃圾”难以排出等对男性的睾丸产生不良影响，可以让睾丸发育缓慢和停止发育，与男性不育密切相关，而早期治疗可以逆转青春期的睾丸生长发育停滞。

由于青春期精索静脉曲张患者还没有直接面对生育问题，是否有必要进行治疗来预防将来可能出现的不育问题？精索静脉曲张手术治疗对那种青春期患者更有益处？是否根据睾丸的发育情况提供早期治疗，还是等到患儿能够获得精液分析结果之后再做决定？应该如何选择治疗时机和治疗方法？这些问题存在着广泛的争议。因此，如何正确对待青春期精索静脉曲张是十分有趣又具有挑战性的重要问题。

我个人的意见是：对于每一个青春期精索静脉曲张患者，不建议进行预防性的治疗，那样做的话可能会是“劳民伤财”的，真正受益的人不多。但是，对部分青春期精索静脉曲张患者还是要积极治疗的，有几个分寸可以把握：①自己对比一下两侧的睾丸大小是不是明显地不同了；②与同龄孩子的睾丸比较是否明显小；③局部是否有不舒服的症状，例如疼痛、下坠、肿胀等；④双侧比较明显的精索静脉曲张；⑤对于大一些的孩子，如果精索静脉曲张很明显，同时有精液化验结果的异常，也应该尽早考虑接受治疗。

158. 肥胖儿的遗憾与出路

几乎每次出门诊都可能遇到焦虑的父母带着自己心爱的“胖儿子”来咨询，他们希望自己的孩子能够像一般孩子一样“同步”发育，毕竟这是个大问题，弄不好还要落“埋怨”、留下终身遗憾。外观看上去显得胖乎乎的孩子似乎更加招人喜爱（图 113），然而过于肥胖的孩子也会遭遇许多尴尬，例如经常会受到同伴的嘲笑，参加体育竞技类活动频繁败北等。但对于肥胖儿来说，更加严重的危害是多余的脂肪可以在体内任何地方恣意生长，甚至连成年后男人的阴茎、睾丸发育受累，精子制造过程也难以幸免（图 114）。

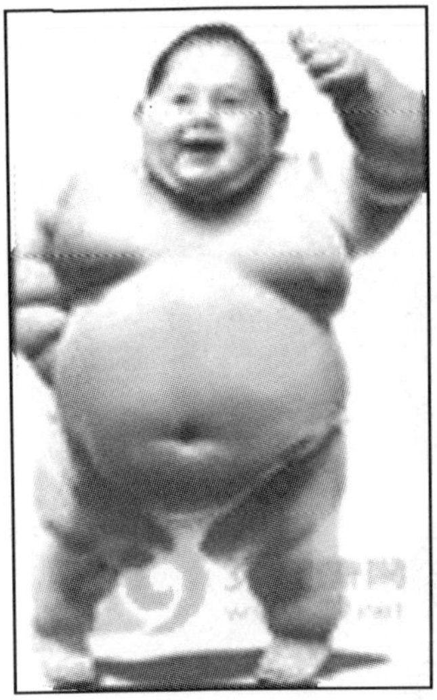

图 113　肥胖的孩子

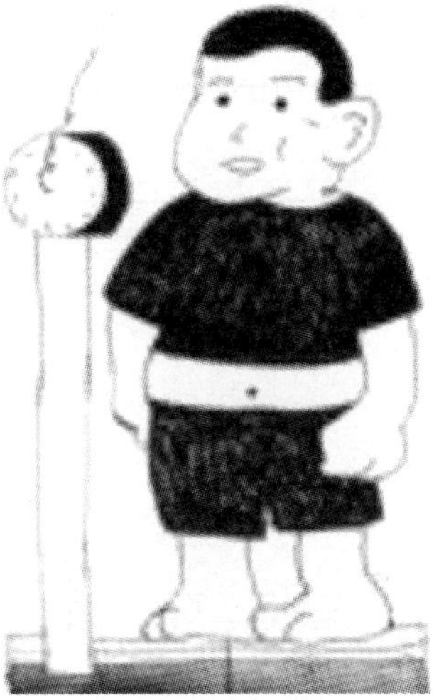

图 114　肥胖的成人

肥胖可以影响阴茎的发育和外观，并造成男性激素水平低下、女性激素水平增高，影响睾丸的发育和精子发生。过度肥胖还可以影响青春期少年的一系列生理变化，包括身高、肌肉、骨骼的增长，第二性征的出现，以及生殖器官的发育，阴茎出现勃起与遗精的时间也可能因此而后延。

固然青春期少年需要较大量的营养供给，才能够适应机体生长发育，但由于生活水平的提高，营养不良的儿童已经十分罕见了，但营养过剩以及运动减少所造就的“肥胖儿”却大量出现了，为成年后的生育设置了难以想象的障碍，也给父母带来了无穷的烦恼。

既然肥胖儿的诸多烦恼皆因肥胖而生，那么对于严重肥胖的男孩子，减肥是绝对必要的。对于那些体重超标 10% 的孩子，应该进行一定方式的干预。

除了遗传因素外，许多研究都发现，多食少动是肥胖的主要原因。所以，对于那些众多的具有变肥胖潜质和已经开始发胖的孩子们来说，减肥要以非药物治疗为主，就是要格外注意避免青春期的营养过剩，平时要尽量避免过多的热量摄入，并保持一定的运动量来消耗热能（图 115）。这样坚持下来的结果是，可以避免成年以后的生殖器官结构和功能异常。

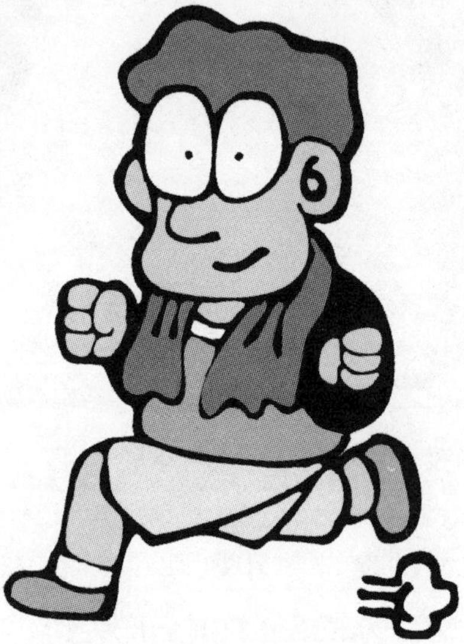

图 115　肥胖儿的自救措施：运动

159. 为了男性后代的生殖健康，孕妇也要对饮食挑挑拣拣

人类的许多疾病实际上是我们自己“吃”进去的。因此在许多健康宣传教育中都提出要防止病从口入，尤其是针对消化道疾病更是如此。但是你知道吗，男性不育症也可能是因为男人自己没有能够管住自己的嘴巴而导致的，例如酗酒、食用棉籽油、大量食用含有超标农药的蔬菜和水果等。因此要求为了保护好男人的生殖功能，一定要注意自己的饮食健康。但是男人单纯做到管住自己的嘴巴还远远不够，还要管住孕妇的嘴巴，以避免后代重步自己的后尘，男性不育的预防要从上一代开始。

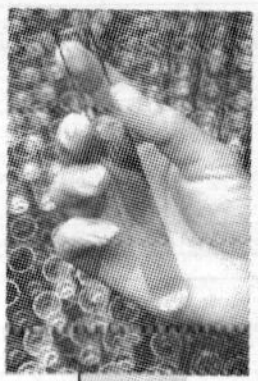

2007 年，来自国际权威杂志《Human Reproduction》（人类生殖）的最新研究发现，妊娠期间母亲摄入牛肉的量和她儿子精子数量过少有关。研究者 Swan 等在北美询问了 773 位男性在其母亲怀孕时的饮食情况，并留取了他们的精液样本。在所有被研究的男性中，387 名男性给出了其母亲怀孕时饮食的全部资料。那些每周至少食用 7 次牛肉餐的孕妇所分娩的男婴，在成年后精子密度比那些摄入更少牛肉的孕妇所分娩的男婴的精子密度低 24%。摄入大量牛肉的孕妇所分娩的男婴在成年后有低生育力精子密度的可能性会增加 3 倍。研究显示：母亲怀孕时如果摄入大量牛肉，其儿子将在成年后出现精子质量差的高风险。研究者认为，这可能与喂养牛的过程中所使用的生长促进剂或激素类药物有关，使得雌二醇、睾酮和孕酮等激素在牛被屠宰后残留在牛肉中，而胎儿和幼儿对于性激素的暴露尤为敏感。因此，孕妇和幼儿摄入牛肉中残留的类固醇可能存在潜在的风险，值得重视。

实际上，母体在妊娠期间接触到的各类不良食品都可能对胎儿的正常发育不利，例如含有残存农药的蔬菜和水果、含有超标重金属的膨化食品和奶制品，此外，食品添加剂、色素、防腐剂、抗生素等也经常混迹于我们的日常食品中，对人体健康构成潜在威胁，尤其是对于妊娠妇女腹中的胎儿的危害极大。

由此看来，近年来男性精子数量逐渐降低以及男性不育症发生率不断增高的原因不完全在于出生后的影响，在胚胎发育期间就可能已经受到来自母体的不良影响。这给了我们一个强烈的提示：孕妇为了不要让你的儿子在成年后遭遇生育尴尬，应该对饮食进行精挑细选；男人为了生殖健康，你也要让你的妻子在怀孕期间尽量回避那些可能含有激素、农药、重金属等有毒害性物质污染的食品，以保护你的男性后代的生育能力。

九、与不育症相关的社会学问题

160. 不生育让男人相当地没有“面子”

不生育是影响男女双方和家庭的全球性问题，严重者可以导致夫妻感情不睦和家庭破裂。男性不育患者的处境更加尴尬，要面对来自家庭和社会的沉重压力，在家庭成员和朋友面前处境尴尬，更容易因此受到对立面的恶意攻击，并因此可以影响到工作成绩和事业发展。近年来的离婚原因调查中明确地显示：不生育是其中的重要原因之一。

相对于女人而言，男人更加不愿意面对自己的不生育问题，他们往往会将感情紧紧地固守在最有限的范围，不愿意和别人过多地讨论这些问题，不育症让男人更加难以启齿。许多国家和地区，尤其是贫穷落后的不发达地区，如果在婚后妻子长时间内不怀孕，来自于双方父母的压力、朋友们的询问和“关怀”、邻居们的指指点点、与别人孩子的亲密接触等都会给男人带来有形的或无形的沉重压力。

一旦怀疑到夫妇双方的生育能力可能出现了问题，男人往往首先推卸责任，害怕承认自己不能生育，因为这样很可能引起别人对自己男人形象的怀疑，希望妻子主动接受医生的咨询，并一再督促妻子接受全面检查。一旦发现妻子可能存在影响生育的情况，心里的感觉会轻松一点，毕竟不生育与自己的关系不大，还没有影响到自己的男人形象，但随后又为没有孩子而焦虑，甚至会轻视妻子；如果妻子的检查结果完全正常，则男人将面对极大的尴尬，将不得不面对自己的不育和可能担负的责任，并为即将接受的检查和治疗而痛苦万分。此时的男人就像生活在地狱里一样，真正地成为了左右两难的“难”人（图116）。国内外的许多相关研究都表明在男性不育患者中抑郁状态或抑郁症普遍存在，也有的医生尝试用抗抑郁药物治疗，获得满意疗效。因此精神心理状态调整就显得更加重要。

事实却是：除非男方是无精子症或无精液症，否则即使男方精子很少，仍有生育自己孩子的机会，因此一般本不必太过“背负沉重的

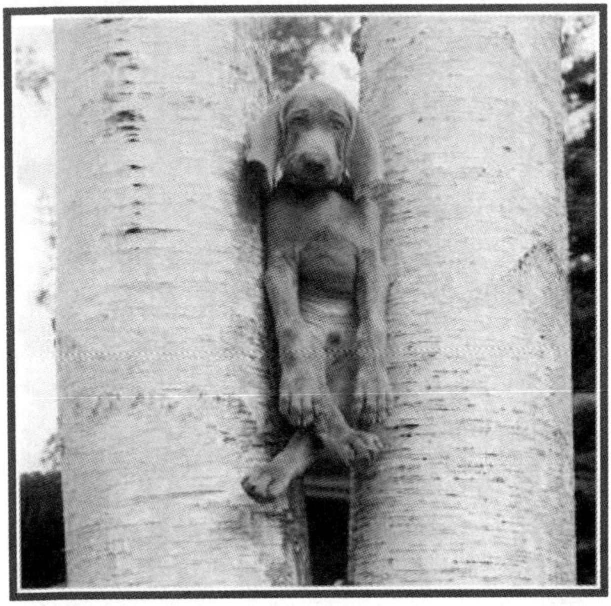

图116　男性不育患者成为夹缝中生存的“难人”

负担”。而且，人生活着并不是为了别人，而是为了自己，千万不要为了别人的看法或者“说三道四”而紧张焦虑，并因此在夫妻间发生不愉快，互相指责。要知道，生育毕竟只是人生的一个小部分，一切都要往好处想，不要患得患失，以一个平常心来面对一切，往最坏处想（也不过就是放弃要孩子的愿望），而往最好处努力。情绪的平和稳定，反倒容易配合医生的治疗而容易获得更高的成功机会。

161. 不生育使亲密的夫妻生活充满了挥之不去的遗憾

登记结婚的夫妻，合法地组合成一个家庭，并有自己独立的“户口本”。然而，没有后代的家庭还不能够算作是一个完整的家庭。一个年轻的家庭有着各种各样的需求，当然也包括对子女的需求。盼望已久的孩子可以成为维系夫妻关系的有力纽带，而一些关系本就平淡的婚后多年不育夫妻，可能因为缺少了具有共同血脉的后代，而出现明显的情感紧张，并引发多种不和谐，最终走向家庭解体的悲惨境地。毕竟，对于多数夫妻来说，在人生的最美好年华里走到了一起，生育是他们双方的共同目标，无法实现这个目标将会是他们一生中最大的遗憾。

明确了不生育的主要责任在自己后，男人会对于他们的职业、环境、饮食习惯等许多方面表现出极大的疑虑，担心是否有什么可能会影响到了自己的生育能力，是否有需要改变和调整之处。但是，只有很少一些生活因素会明显地影响男性的生育，放纵的生活习惯或行为对男人的精子质量只有很小的影响。

在接受了一段时间的治疗后，男人可能会发现治疗没有任何效果，但是钱却花费的差不多了，人也弄的疲惫不堪。为了生计，男人可能会暂时忘却“后代”问题，但是一旦“闲”下来，将又会面对同一个巨大的烦恼问题，渴望孩子的固执念头又强烈地占据了自己的头脑，于是再次、并再再次地选择医院、选择医生、选择治疗药物和方法，不断地重复下去。眼见年龄逐渐增大了，膝下仍然没有一男半女，压力与遗憾会更加强烈。

一些不育夫妻的感情非常好，他们不断地到处求医，希望能够实现为人父母的愿望，而且他们也坦然接受现实，并表示即使最终不能够获得后代，也不会因此而走向婚姻解体的结局，但是毕竟夫妻每天在一起生活，彼此之间总会在感情上觉得有一些遗憾，尤其是在晚年阶段。在现代社会里，虽然养子防老、养老送终的观念已经日渐淡漠，但是在晚年阶段，自己的事业后继无人，自己的财产无人继承，看不到自己的生命得到延续的那种无奈心情是普通人所难以理解和深刻体会的。许多不育夫妇只能自怨自艾，或者埋怨苍天不开眼（图 117）。

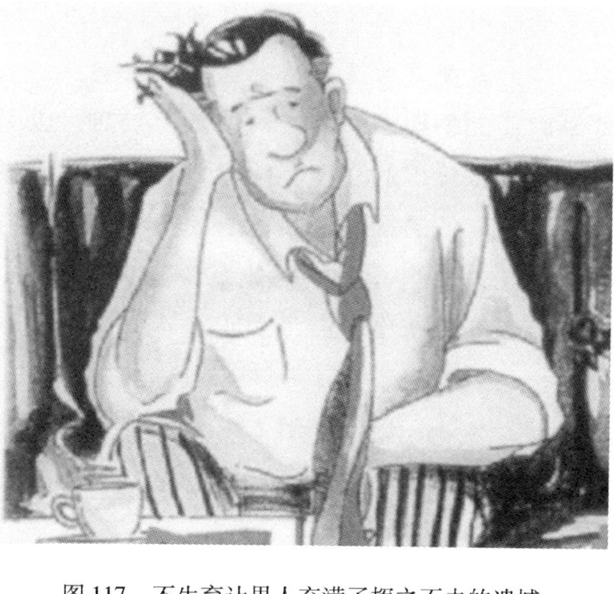

图 117　不生育让男人充满了挥之不去的遗憾

162. 不生育让男人"性"趣索然

人类的生殖现象十分复杂，并与人类的性活动密切相关，精子与卵子的结合需要通过性活动来完成，而性活动也是男女双方情感和性心理的交流过程。性与生殖活动显然具有不同的含义，但又彼此密切相关，对于男性不育患者来说，不生育让他们“性”趣索然。如果你曾经渴望通过婚姻来获得合法的性生活权利，期望可以扔掉避孕套而放心地进行性交，你能够想象得到，性生活可能会因为不生育而变得毫无情趣，且让人感觉如此麻烦，甚至可能成为某种严重的精神负担吗?

男人不生育通常不会对男人的性功能造成任何明显的影响，当然也不应该影响到不育夫妇间的性生活。但实际情况往往是由于不生育，给夫妇双方都带来了不同程度的不良心理影响，而男人在此过程中也难以幸免。首先，眼看着别的人家添人进口，而自己却难以使妻子怀孕的沮丧心情都可能使男人对性生活的兴趣大受影响；为了增加可能的受孕机会，男人更愿意选择在家里“频繁地”进行性生活，尤其是需要在月经周期的中期的某个时刻进行性生活，以增加妻子的怀孕机会，这种过分紧张焦虑的心情对性能力的充分发挥极其不利，也是诱发各种性功能障碍的潜在因素；求子的迫切愿望使他们可能对性活动产生强烈的兴奋性，但是随着时间的推移，仍然难以满足心愿，性活动的热情也会渐渐地淡漠了；为了明确不育病因，男人要接受生殖器的检查，将自己最难以“见人”的私处面对医生，还需要多次地有那么几天的节制性生活，以便能够使男人的精液可以符合检验的要求，这对一些男性来说严重地侵害了自己的隐私，自尊心会因此受到很大的伤害。

许多不育男性在没有解决这种暂时的迫切生育任务时，无暇顾及其他的问题（包括性问题），并可能将不生育的部分原因归咎于性能力不够“充足”，因而对性产生恐惧、痛心、责难、失望等情绪。此外，过度看重生育问题，使性生活的正常规律丧失，可能刚好是造成部分患者不育的重要原因，这方面的例证是很多的。

对于一个具体的事件，如果你把它当做是娱乐的时候，你会用心地去体验其中的欢娱和美好；如果你把它当做任务或工作的时候，你必须去按时完成它，这时候就不再具有娱乐的成分，或者使娱乐的成分大打折扣了。性爱也是如此，性生活的道理也是如此。为了爱而去进行的性活动，具有爱的甜蜜和甘美，并可以密切你与爱人的感情。当你的性生活变了味道，只是为让妻子怀孕而进行性生活时候，你就会感到做爱不再是使你们夫妻更亲密和接近的手段了，因而也就变得不再有趣了，尤其是你必须在固定的某一天或某几天以某种固定的姿势进行性生活，以表示你为了生育而尽到了“责任”，无论你的身体或心情是否“允许”。此时的性生活已经没有了性爱的成分，而变为了单纯为了生育而不得不进行的性交。因而，勉强的性交明显地减少了欢娱的成分，而更多的是责任和义务。

天长日久的这种“勉强”行为，必然造成对性的淡漠和厌倦，因此而影响到性的正常发挥，并最终成为诱发各种性功能障碍的导火索。所以说，不生育可以让男人的性能力每况愈下。

163. “性”福比生育更重要

不育夫妻在进行不育症的诊断和治疗过程中，由于性生活难以达到怀孕生子的目的，通常他们可能对性的兴趣会大打折扣，因此花费在性爱中的时间或情趣也大为减少。为了实现生育的目的，男性往往会选择在妻子排卵期尽快完成射精，而在“安全期”期间可能会严格限制性生活，或者根本没有性生活。即或是在妻子的排卵期附近，偶尔打起精神，在生育愿望呼唤下，集中起强烈的做爱的愿望，也会因为紧张、焦虑等，难以有出色的“表现”。夫妻双方似乎都在为生育目的而进行着漫长的战争，而结果又往往是渺茫的。

人类的性行为在漫长的人类发展历史中一直在扮演着非常重要的角色：繁衍后代、延续种族，这也是人类生存发展的基本前提。但是除了生育目的外，性活动还具有很多的重要作用，甚至于某些作用比生育更重要。例如在高等动物中，性交也同样可以加强社会联系，巩固统治地位，降低焦虑和进攻行为，非生育季节的性行为往往还可以带来快乐（图 118）。在不同的部落、社区、国家，人类通过联姻来密切并改善彼此的关系，消灭战争的危险因素。人类具有最复杂多样的性活动，可以通过性来表达丰富的情感世界。

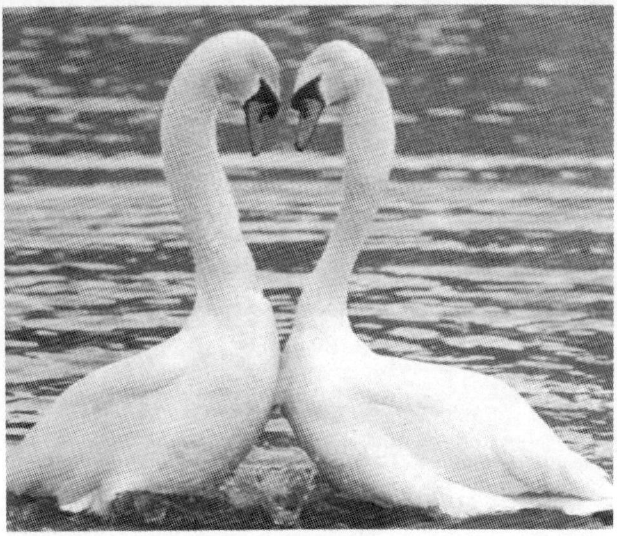

图 118　毕竟，爱情是最重要的！

实际上，生育只是我们漫长的夫妻生活中的阶段性“任务”，而“性”福则是伴随我们一生的大事情，切不可因为不生育而影响了自己对其他生活乐趣的追求，尤其是性的乐趣。有时，人们可能只有在丧失了某种能力之后，才会珍惜起“想当年”的能力，此时已经为时晚矣（图 119）。年轻（育龄）夫妻之间的感情维系需要多种手段和途径，性活动无疑是最重要的途径之一，夫妻间维持和谐美满的性交往比生育的意义更大。

因此，对于具有性问题的不育男人提供一些建设性意见，从认识

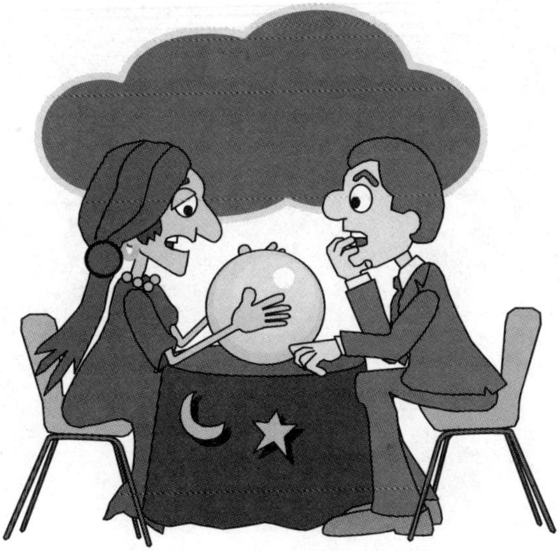

图 119　有问题，最好坐下来心平气和地谈一谈

上先进行必要的调整，可能会弥补在不育的诊断与治疗期间对性生活造成的伤害，以免使暂时的性问题变成永久的遗憾。不育男人要想充分享受性生活，你就必须把注意力集中在性本身所带来的快乐上。性生活时候注意体会身体中间的震颤和激动，或对方对你的吸引所在，必要时还可以对那些能引起你性兴奋的情景或人物进行性幻想。

164. 重新唤起不育男子对性的激情

在进行不育症的诊断和治疗期间，为了让自己和妻子同样享受性爱的温馨甜蜜，男人应该充分发挥自己的性能力，并付出更多的对爱的考虑（图 120）。例如可以让性生活变得放松、愉悦，并让性生活更浪漫一些，就可能重新获得已经失去的性乐趣，因而解决已存在的问题，并可能让性生活更满意。下面是一些对性生活有益的忠告：

（1）随心所欲地做你想做的

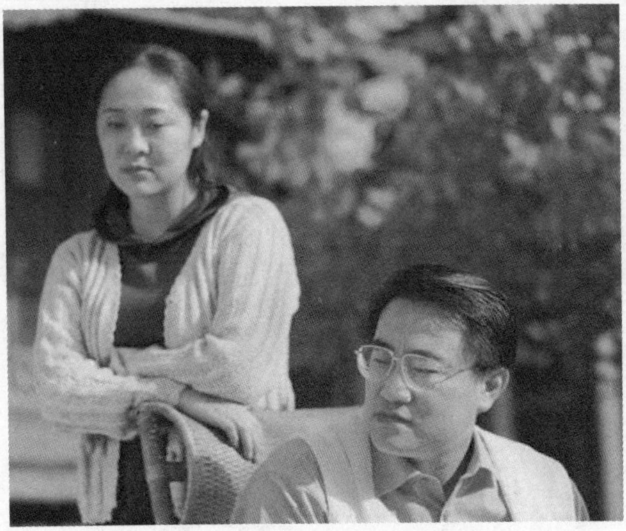

图 120　一个人的问题，两个人的“性”福

许多不育夫妻担心盲目的性生活无助于妊娠，因而极大地限制了他们对性爱和性生活方式的有益尝试，性生活过程中不敢使用增加性感受的润滑剂等物品，并往往按照医生的“指点”，在固定的时间内，以固定的姿势进行性交，性交后的妻子还要抬高臀部仰卧一段时间。草率地完成射精这一“生育所必需的过程”后，男人就该“休息了”，不敢有任何额外的“举动”，唯恐会影响到妻子的怀孕。

实际上，怀孕往往并不是要在很确定的某一天才能发生的。许多男人根本不知道妻子的确切排卵日，如果不通过辅助检查情况下的医生也难以准确进行判断，况且妻子的排卵日还可能受到种种因素的影响而出现改变。所以，你在月经周期的中间进行性生活，也未必就会有成功妊娠的机会。既然把事情想开了，那么你就做你想做的吧，而不必十分在意生育和排卵问题。你可以用润滑剂，可以有充分的性前嬉戏，可以相互口交或手淫，可以在性高潮出现（射精）后继续进行你期望的爱抚，也就是说你可以做平时你担心不能怀孕、可能影响胎儿而不敢做的任何其他事情，不断地使你的性生活花样翻新。

（2） 营造温馨的性爱小巢

从繁忙的工作中抽出一点时间，将夫妻性生活的环境布置一下，以增加性生活的浪漫情趣，购置比较性感的内衣，并努力把卧室的声、光、色调配得与性生活气氛相互协调。

（3） 加强彼此性感受的沟通

俗话说得好，搔痒一定要抓到痒处才解决问题。性爱也如此，为了增强性感受，必须在性敏感区给予充分的刺激才有效果。每一个男人和女人的性敏感区都不尽相同，不要因为害羞等因素而阻止了你表达自己的性感受。你可以通过语言、手势等方式告诉你的伴侣，让她知道你喜欢她如何或在哪里抚摩刺激你的敏感部位（图 121）。同样的情况也适用于女性。

（4） 尽情享受性爱带来的欢娱

在做爱的时候，充分放松自己的大脑和身体，努力地躺下来，将注意力集中在性生活给自己带来的愉悦感受的体验上。必要时可以通

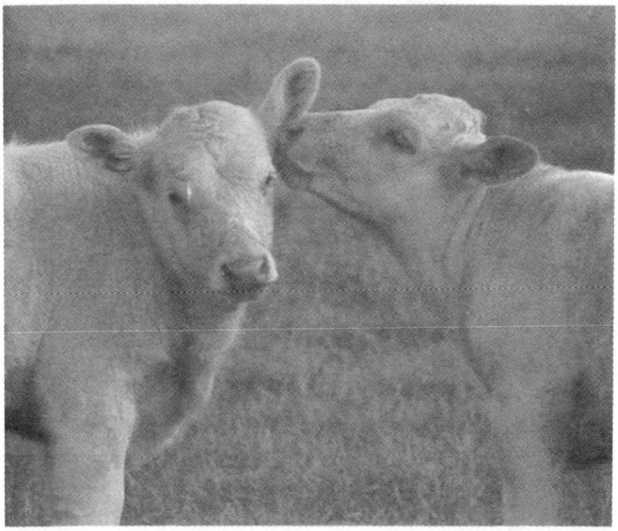

图 121 耳鬓厮磨温言软语可以传达无限爱意

过具有性描写的影片、音乐、读物等视听效果，并适当配合一些性幻想、性游戏等来增加感受。与此同时，你可以尽自己所能来让妻子兴奋和激动，女人的积极参与和性兴奋，还可以反过来强化男性的性感受。

（5）努力克服暂时的性功能障碍

对于已经出现了性问题的男性，例如阴茎勃起不够坚硬、难以射精等情况，那就暂时停止性生活，给自己一个宽裕的“假期”。在共同的夫妻生活中逐步密切彼此的感情，并可以通过非阴茎－阴道形式的性生活，例如手淫、口交等方式逐渐过渡，享受对方给自己带来的无压力的阴茎勃起、达到高潮射精的瞬间愉悦。由于在这种方式的性生活中的阴茎勃起不是必须的，就极大地缓解了男性的紧张焦虑情绪以及减少性行为的压力（图 122）。将上述的方法多多实践，直到双方都感到已彻底放松，并已有足够的信心重新进行性交为止。

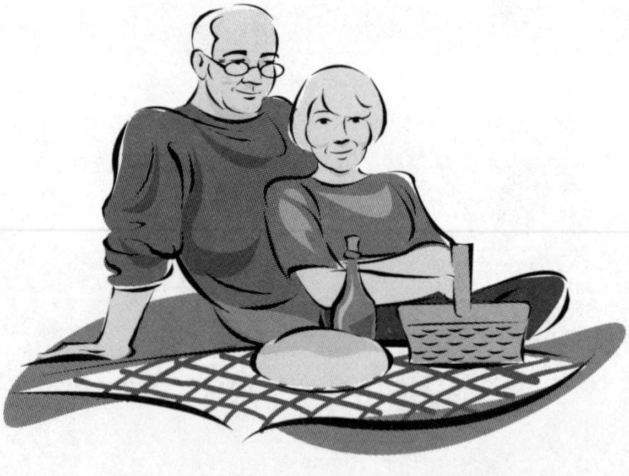

图 122　最珍贵的莫过于彼此理解

（6）寻求必要的医学帮助

对于难以克服的阴茎勃起或射精障碍，可以鼓励参考一些相关的科普读物，有些书籍为夫妇提供了一步一步地练习方法，并可以在家里完成，这些足可以帮助他们恢复正常。必要时，可以直接到专科医院，寻求医疗帮助来彻底解决问题。现代的医学技术，在诊治男子性功能障碍中出现了革命性的变革，其中的西地那非（万艾可，Viagra）、伐地那非（艾力达，Levitra）以及他达拉非（希爱力，Cialis），俗称“伟哥”，可以使80%的“痿哥”重振雄风，并且不影响睾丸内的精子活力及受精功能。

165. 对不育症治疗应该持一种什么样的态度？

近年来，国内的许多城市都相继出现生殖中心、男科中心或男科医院，为不生育者诊治疾病的专业人员陆续到位，技术水平也在不断提高，使得多数患者可以得到比较满意的高水平服务，但层次参差不齐，其中也不乏鱼目混珠者。

许多没有孩子的夫妻，由于要求解决生育问题的迫切心情，许多时候处在头脑不清的混乱状态，往往求神问卦或盲目求医，有的人只看广告宣传，到处购买所谓的“灵丹妙药”。患者的这种心情是可以理解的，但是这种做法是不值得提倡的，最终的结果很可能是人财两空，还可能错过了最佳的治疗时机。希望这些急于做父母的人能够明智一点，主动到正规医院检查和治疗，以免为江湖游医和不法之徒所欺骗。

众所周知，只有针对病因的特异性治疗才能取得良好的效果。所以，在决定不育症治疗方案之前，应该先明确其不育是绝对不育（不治疗即不能生育），还是相对不育（生育力低下，还有生育的可能）；夫妻双方是否同时有不育因素存在。现在人们逐渐明白了，对于不育症患者而言，如果有更多针对病因的治疗方法，那就会有更成功的结果。此外，还应该明确，在找不到原因的不育男人中，如果能治疗他们妻子引起不育的明确的特异性疾病，那将会更有效，而且可以避免采取经验性治疗。

值得注意的是，男性不育的影响因素众多，而每个具体患者的情况又存在很大的差异，且往往不宜察觉，因此除了少部分人可能存在有相对明显的病因外，多数患者并无明确病因。尽管多数患者难以查明病因，但并不等于没有办法了，仍然可以通过经验性地使用某些药物治疗来获得生育能力的提高。此时的医生往往会从增加精子数量和改善精子活力两个方面入手进行治疗，即对于没有明确疾病或异常的男人不生育可以采取经验性治疗。到目前为止，很多经验性治疗方法确实起了潜在的治疗作用，对男性不育症有一定的好处，但男性不育的治疗总体而言还是比较困难的，众多的选择经常让患者和医生都十分为难和困难。而一些医院给病人乱开药，甚至1次治疗需要花费数千、甚至上万元，不管什么原因都用一种药，显然是缺乏科学依据的，也是对病人极端不负责任的。毕竟不育的病因众多，病情和对药物的治疗反应也明显不同。

许多不育夫妻在选择治疗措施时往往存在明显的误区，认为越是现代的新技术、越是价格昂贵的技术，治疗效果就越好。实际上，只有最适合于不育夫妇双方的科学选择才是合理的，而并不是最昂贵的治疗方法才是最好的。越是昂贵的复杂现代治疗技术，不仅造成治疗费用的迅速攀升，而且还可因对精子、卵子、胚胎的操作过多，使得后代出现异常的机会增加，而且其治疗成功率还往往低于常规的治疗方法。

不育症一般不是一种致命性疾病，因此在选择经验性治疗方法时，应该尽量避免选择毒性强或有严重副作用的药物。所以，首先尝试简单、方便、经济、无创或微创的方法进行治疗，是明智的选择，这也是当今选择所有疾病治疗方法的共同趋势。尽可能采用生活制度和生活习惯的调整、药物或手术等方法治疗来等待自然怀孕的机会。只有那些久经多种尝试失败，或经过检查认为目前确实没有有效的办法治疗后，才考虑选择进一步的治疗措施，例如人工授精、体外受精（试管婴儿）或显微授精等，并同样遵循由简至繁的原则。

在接受诊断和治疗时还要有耐心，因为不生育的原因十分复杂、治疗过程也不是一蹴而就，所以要积极配合医生的治疗方案，并定期对治疗结果进行验证（定期复查），男性可以根据精液质量的改变而不断地调整治疗药物的种类和剂量，女性则根据月经、输卵管和排卵情况的改变来观察疗效，这样才能获得最大的治疗效果。此外，治疗不育症的长期性还在于，女性每个月只排出一个卵子，因而每一个月中只有一天的机会验证男人和女人的生育“能力”，由于许多因素可以干扰这个“验证日”的顺利进行，患者的治疗效果常不能得到“迅速”验证，许多人因此可能将治疗时间不断地拖延下去，连续拖延几年的现象也是非常普遍的，而实际上男人的精子和女人的卵子可能早已具备了怀孕的能力。

患了不育症，夫妇双方不要互相指责和推诿责任，实际上即使一方存在明显影响生育的因素，也不表明对方是完全正常的，往往不生育双方的生育能力都比较低下。况且，互相责怪于事无补，还可以增加患病一方的心理压力，不利于疾病的康复和生育能力的恢复。所以，不育夫妇一定要保持良好的精神心理状态。已经有明确的证据表明：精神心理紧张焦虑同样可以造成男人和/或女人的不生育。

对于那些经过反复的检查和治疗，最终认为确实没有治疗价值或者没有继续治疗价值的患者，例如卵巢功能衰竭、无子宫、完全性的唯支持细胞综合征、小睾丸症、明确具有影响生育能力的染色体异常（部分染色体异常的患者也可能有生育能力，需要专家帮忙分析）等，一定要冷静地分析病情，勇敢地面对现实，可以根据夫妇双方的具体病情，选择供卵、代孕、非丈夫精液人工授精或领养子女等其他办法解决生育问题的。有了孩子后的精神心理负担解决了，可能更加有利于配合医生的治疗方案，并且可以在一个比较长的时间内等待科学技术的新发展和新技术的出现。回避或否认现实的态度是不可取的，这可以让患者在精神和身体上遭受更大的伤害，并将白白地浪费时间和金钱，最终仍然只能获得“竹篮打水”、“人财两空”的悲惨结果，还有可能因此而影响到夫妻间的感情。

166. 生男？还是生女？事关重大

造物主创造了男人和女人，是希望两性间和睦、幸福和延续生命。事实上，造物主也在始终忠实地旅行自己的义务，人类社会的男女之间基本和平共处，保持着良好的比例。从宏观的人类社会上看，全球的男女的平均比例大致相等。在生命的开始阶段，出生男孩子的数量稍多，正常出生人口男女性别比为 103～107∶100；随着年龄的增长，超出数量的男人渐渐悄悄地消弭了；到了中老年阶段的妇女数量又渐渐超过了男人。

从微观的家庭上看，对于一对儿计划“要”孩子的年轻父母来说，绝大多数都对子女的性别充满了好奇和期盼（图 123），希望自觉地按照自己的意愿来选择未来婴儿的性别，也就是按照自己的“订单”来生育某种性别的孩子，有时还要为此而付出一定的努力，其中一部分人的行为甚至可能是非理性的。假如有那么一天（这一天恐怕早已经来到了），性别的选择是轻而易举的事情，也不违反国家指定的政策法规，我们的社会将会出现一种怎样的情况，真的难以预料，尤其是这对于社会的影响会达到怎样的程度。一旦这种选择真的影响到了孩子的性别，在若干年以后成长起来的孩子，对当初自己父母的选择会是一种怎样的心态？这些都难以预料。此外，人为主观选择孩子的恶果也已经在其他方面有所显现。

更为严重的是，重男轻女致全球“屠杀”1 亿女婴。根据英国《经济学人》杂志报道，近年来因重男轻女观念作祟，全球惨遭堕胎、杀害、任其自生自灭而夭折的女婴总数达到 1 亿，称之为“性别屠杀”毫不为过。性别谋杀现象几乎遍及全球，不分贫富与宗教。这种现象在亚洲更为严重，重男轻女观念仍然根深蒂固。

动态研究发现，我国人口的性别结构失衡在逐渐扩大。20 世纪

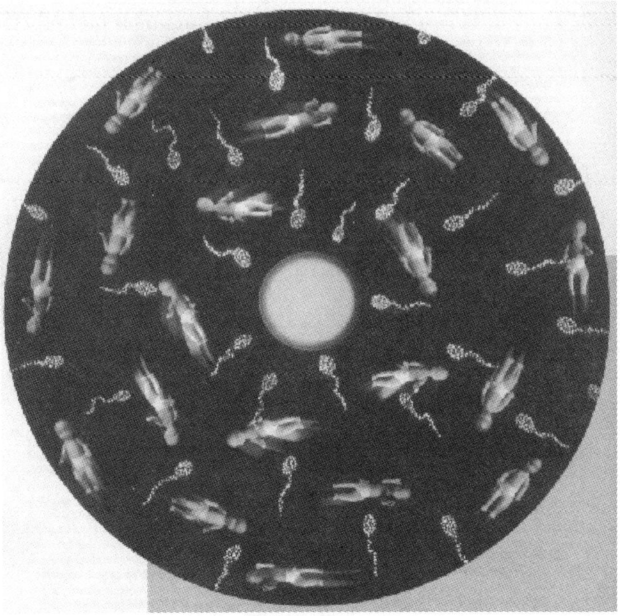

图 123　在众多的候选者中，哪一个将会是脱颖而出的那个呢？

引自：Erik Polman. ORGYN Fertility Suplement，1994－1996，116

70 年代，我国出生人口性别比为 106. 32。自上世纪 80 年代以来，我国出生人口性别比持续攀升，到 2007 年已经达到 120. 20，形式十分严峻，我国已经成为性别比失衡最严重的国家之一，出生人口男女性别之差的规模是世界人口大国史上前所未有的。此外，我国 5 岁以下的男性的死亡率要低于女性，这进一步加剧了男性的“盈余”。依据 2005 年的数据，全国除西藏外，所有省份的出生人口性别比均偏高，其中江西、安徽、陕西三省严重偏高（新京报）。

国家人口和计划生育委员会副主任潘贵玉指出：“我国农村人口性别比居高不下，国家统计局抽样调查显示，中国农村出生人口性别比为 122. 85，高于全国 119. 58 的平均水平”。例如根据 2007 年 8 月

22日的《健康报》报道，我国新出生婴儿男女性别比日趋升高，全国已达119：100，严重偏离了正常范围（正常的人口出生比应该在103至107之间）。出生性别比较高且人口数量较大、对全国总体出生性别比升高影响显著的省、区有11个，包括安徽、河南、江西、湖南、江苏、广州、河北、湖北、贵阳、广西和陕西。2007年年底出炉的《当代中国青年人口发展状况报告》显示，性别比连续失常，未婚男青年增多已构成威胁国家可持续发展及社会和谐的一个弊病，2007年男性已经比女性多3700万，其中0~15岁男性比女性多1800万，重男轻女及B超普及滥用等是其主因。在二胎怀孕中，至少有13%的妇女因选择性别而终止妊娠，如果加上B超检查为男孩而没有终止妊娠的部分，在第二胎及以上怀孕的妇女中，至少有1/4以上进行过胎儿性别鉴定。目前我国婚期的男性已经多于女性1800万，预计到2020年，20~45岁的男性将比女性多出3000万人。如何让这些富余的婚期男性娶上媳妇成为重要问题。《当代中国社会结构》一书指出，到2020年，我国可以结婚男性将过剩2400万，很有可能出现“隔代婚姻”、“姐弟婚姻”等错位性的婚姻，并带来一系列的社会、道德、伦理、家庭、生物等新问题。出生性别比畸高成为当前中国人口结构中最突出的问题。

实际上，生男？还是生女？这绝对不仅仅是关系到后代的性别选择的小家庭的小问题，而是影响到整个人类的大问题。这涉及对两性生命能力、两性的疾病与死亡率、两性心理及其相互关系（婚姻）等许多问题。我国的出生性别比居世界之首。国务院总理温家宝在2008年的政府工作报告中提出：“加强人口和计划生育工作，稳定现行生育政策和低生育水平，提高出生人口素质，综合治理出生人口性别比偏高问题”。出生人口性别比偏高问题再次成为人们关注的热点话题。我国政府针对存在的问题，采取了在在农村地区对女孩家庭给予养老金补助的政策，发起关爱女孩活动等一系列活动，着手探索建立给予独生子女户和双女户子女高中阶段以及职业教育优先优惠的教育福利

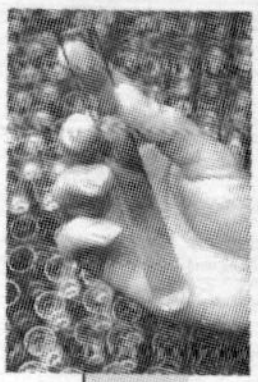

政策，努力提高计划生育家庭独生子女的受教育年限，增强就业能力。但这些政策和活动能否从根本上改变一些人的生育观念还很难说，因此有加大力度强化管理的必要。近年来，计划生育部门联合卫生行政等部门多次专门发文、联合行动、进行专项治理，禁止非医学需要的胎儿性别鉴定，并制定了一系列法律法规。尽管如此，似乎也没有能够有效遏止非法鉴定胎儿性别的现象，男女人口比例失调的问题还在进一步扩大。

让出生时的两性比例关系维持自然状态，并与自然环境和社会环境保持和谐，这是人类的明智选择，也应该成为全社会的自觉行为。但是在目前阶段某些人还存在严重的性别偏好的情况下，一些学者建议应该将“非医学鉴定胎儿性别罪”列入刑法，并针对那些试图依靠名人和富人身份，以及那些获得港澳身份或外国国籍者，钻国家计划生育政策空子者，制定完善的法律条文和政策，来规范其行为。

167. 选择子女性别真的有必要吗？

我国的计划生育政策是一对夫妻只能生育一个孩子。那么，选择要儿子还是要女儿就摆在了所有即将结婚和即将为人父母的青年人面前了，而且这种机会在一生中可能仅有一次。人们自古就有控制和驾驭别人以及外界环境的嗜好。由人类自己来自觉地选择子女的性别已经不存在理论和技术上的困难，而且这也是非常具有发展潜能的事情，但是利用这种科学成就以及广泛推广性别选择的实践已经证明了是弊多利少，我们已经为此付出了很大的代价。性别选择与当地的文化背景有关。对于存在严重性别偏爱的国家或地区，进行这种性别选择是有害的，应该坚决禁止，这不仅因为性别选择可以浪费大量的医疗资源，还在于它可以引起性别比例的严重失调，给人类的健康发展带来隐患。但是总是有一些人不甘心接受自然的选择，苦苦地哀求医生给予帮助。但是要知道，在医生帮助你这样做的时候，他（她）已经触犯了我国的生育法，并即将受到法律的制裁。所以，千万不要为难医生，不要让医生为了你的心愿而砸了“饭碗”，尤其当医生是你的亲人和朋友的时候。

中国的大部分家庭在第一胎都希望生育一个男孩，而我国的计划生育政策是一对夫妻只生一个孩；在我国的农村还存在着养儿防老的观念，况且农村的繁重农活也需要男性劳力，这就进一步加重了“重男轻女”的性别选择。在我国的一些地区，尤其是偏远落后的地区已经出现了两性比例的严重失调，许多女婴被遗弃，或者在她们还没有见到这个世界前，就已经被“选择性地”淘汰了。如果这种现象持续下去，将严重地破坏了性别比例的自然平衡，并导致社会的巨大变化，也必将受到自然的惩罚。没有谁能够说清楚：社会究竟能够在多大的程度上来“容忍”人类对两性比例关系的破坏。

退一步来讲，实现这种选择，即使在出生时不会引起两性关系的急剧改变，但可以预测，我们现在所偏爱的性别，在若干年后将会面对尴尬的局面，有许多人难以得到配偶，而不得不孤身终老。与其费尽心机地致力于生男生女，还不如为了迎接宝宝，给孩子提供一个良好的生存和发展空间而多做一些事情。

实际上，造成这种性别偏好的原因是多方面的，不仅仅在于人们的自然喜好问题，还有深刻的社会背景。例如农村的家庭需要劳力，农民的养老要靠儿子，这些都需要有男人来承担，没有男性后代的艰难对于农民来说是可想而知的。只有从根本上彻底地改变这些问题，才能真正地铲除性别偏好的土壤。目前，国家正在加强这方面的工作，真正解决人民群众的后顾之忧。例如，2007 年 8 月，我国正式出台计划生育家庭特别扶助制度，或称之为独生子女伤残死亡家庭扶助制度。2008 年召开的全国计划生育家庭特别扶助制度试点工作会议的消息说：年内我国将全面实施计划生育家庭特别扶助制度，帮助 8000 多万独生子女家庭抵御生育风险。这 8000 多万独生子女家庭是我国实行计划生育政策以来形成的特殊家庭类型，子女的意外伤残死亡将给这些家庭带来巨大的痛苦和困难，他们比一般家庭更加需要经济上的扶助、精神上的慰藉和生活上的照料。

尽管现代社会已经完全有能力对我们子女的性别进行选择，来实现许许多多做父母的心愿，但是在选择孩子性别的问题上，已经不仅仅是一个生物学或简单的医学问题了，还因此而连带出来了许多非常严肃的社会问题、经济问题和道德问题；同样，这也不仅仅是涉及个别家庭的小问题，而是与全社会和整个人类健康发展密切相关的大问题。一些科学发现的命运可能最终会被我们自己利用来危害人类的健康发展，性别选择可能就属于这类发现，破坏生态平衡孕育着危险的后果。对于子女性别的盲目干预，可能造成男女性别比率的改变，因而可能影响到社会的稳定和健康发展，其严重后果是难以估计的。

168. 孩子的性别是如何形成的呢？

人的遗传特性的载体是基因，基因存在于染色体中，而染色体在人体的每一个细胞中都是双数，共计 46 条，它们成对（23 对）排列，每对染色体的外观完全相同，只有被称之为性染色体的一对例外，在男子身体与女子身体上是有根本差别的。性染色体除了决定人的性别外，还控制着与性别有关系的性状，即第二性征。女性的两个性染色体（X）是一样的，而男性的两条性染色体中的一条与女性的相同（X），而另外一条是男性所特有的（Y）。每个女性的所有性细胞（卵子）的染色体都是一样的，而男性的性细胞（精子）是不同的，其中的一半带有男性特有的性染色体（Y），而另外一半带有与女性相同的性染色体（X）。

男性与女性进行性交，精子与卵子有机会接触，一旦精子与卵子结合（受精）后，形成的受精卵，就分别继承了父亲和母亲的遗传物质（各取一半的染色体）。如果与女性卵子结合的精子携带的是 X 染色体精子，孩子的性别就是女孩；如果与女性卵子结合的精子携带的是Y染色体精子，孩子的性别就是男孩。所以，孩子的性别在受精卵时期就已经确定了，是由于男人的精子特性所决定的。

尽管卵子在“选择和拒绝”接受某个精子受精的过程中仍然具有重要作用，但将出生婴儿的性别问题完全归因于妻子的观点已经陈旧了，当出生婴儿的性别不能够满足父亲的愿望时，做丈夫的不应该抱怨妻子，因为这毕竟是你的精子决定了你孩子的性别，是一种由男女双方共同决定的随机性事件（图124）。

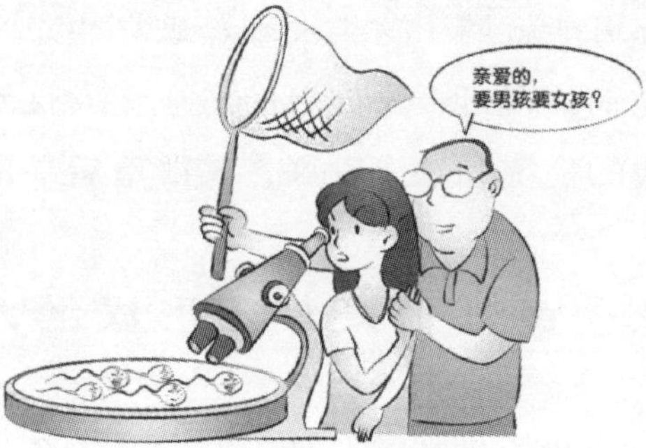

图124　孩子的性别由谁来决定

169 在什么情况下可以进行性别选择？

在极其特殊的情况下，进行性别选择是必要的，计划后代的性别在诸多方面可以起到良好的作用，这主要是出于医学的考虑，或者出于维系家庭的迫切需要。

（1）为了社会的健康发展：男女比例在改善人口素质方面有着重要的作用。组成社会人口的健康和性别比例的适当状态在保证社会经济发展和促进社会进步方面具有重要的作用。例如，成年男女有足够的婚配机会，不至于因为某种性别比例的明显改变而造成婚配的

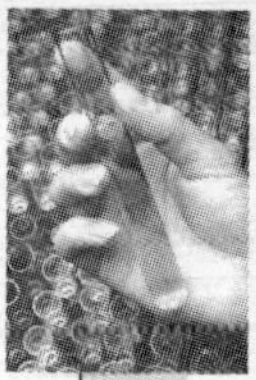

困难。

解决现代人口性别比例问题的根本方法是取决于人们的自觉行为，在任何情况下的人们都有权利知道社会人口的性别比例问题。因此，人口学有关性别比例方面的研究结果应该让全社会都知道，并深入人心，这是非常必要的，这可以使得人们自觉地认识到自己行为对社会的影响。

（2）为了父母的生活幸福：对于某些只生育女孩子的家庭，或者特别偏爱男孩子的家庭，理论上讲医生应该帮助生育一个他们十分渴望的男孩子。但是，我国的计划生育国策仅允许生育一胎。在现今社会对男孩子有明显偏爱的时候，性别选择只能造成性别比例的严重失调，这是我们都不愿意看到的。利用现代的科学技术人为地选择子女的性别，尽管可以满足个别家庭的“迫切”需要，但对于整个社会的不良后果是难以预料的。这只有期待在若干年以后，在人们对性别的观念没有明显的整体偏爱，破除了对婴儿性别的各种偏见和迷信，而是一种随机性的自觉选择，不会对人类的性别比例造成显著影响的时候，尤其是男人也可以生育的时候，性别的非医学因素的选择才是可行的，我们才可以放心大胆地应用科学发现来“干预”我们的后代性别（图125）。可喜的是，男人生育似乎已经不是问题了。2008 年 6 月 29 日，美国的 34 岁长着胡子的“怀孕男性公民”托马斯·贝蒂通过自然分娩，顺利产下一名女婴。

目前，对于那些没有明显性别偏爱的国家与地区，已经有学者建议可以允许进行这种性别选择。

（3）为了子女的身体健康：生育子女在改善人口素质方面有着重要的作用。几乎所有的夫妻都不仅仅希望单纯按照自己的意愿生育孩子，还要生育健康的孩子，而后者才是最重要的。后代的健康成长远比满足个人对后代性别的需求更重要，这是决定子女生活美满和社会进步的大事情。使得具有某种遗传疾病或其他影响后代健康疾病的父母，在选择后代性别的问题上，能够多听专家的忠告，给后代和社会

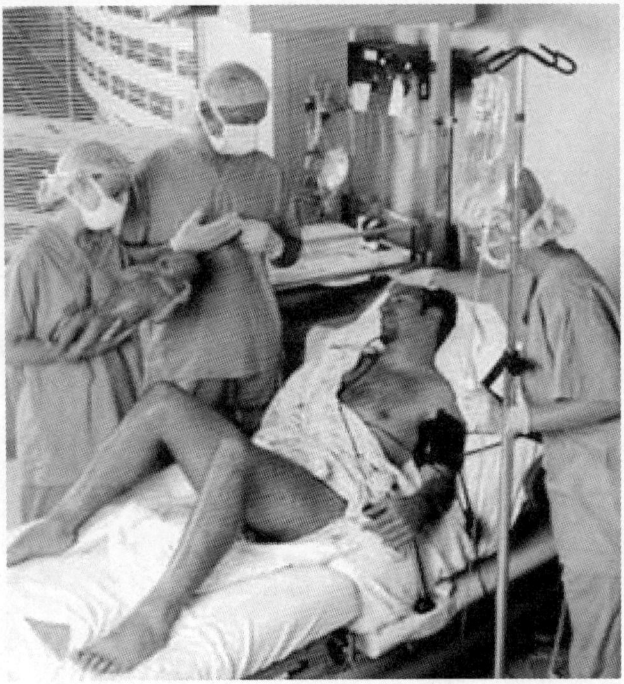

图 125　看来只有男人也可以孕育后代的时候，才能达到男女彻底平等，选择子女性别才可能真正实现。

一个满意的交代。

许多严重的遗传性疾病只会传给某一个性别的后代，且往往更加偏爱多数人喜欢的男性后代，例如缺乏凝血第八因子的血友病就是仅发生于男性后代的严重危害患者生命的疾病。其他一些疾病，例如红绿色盲也是男性发病，也就是通常所说的“传男不传女”的疾病，对于这样的家庭，建议生育女孩子是合乎情理的。通过选择后代的性别来消除这种遗传性疾病，将给孩子、孩子的父母以及孩子将来的后代都带来巨大的好处，这也是医学科学带给我们的巨大利益。

实际上，后代的身体健康，也就是父母幸福生活的根源，而这又是社会健康发展的重要基础，这三者的关系是密切相关的。让出生时的两性比例关系维持自然状态，并与自然环境和社会环境保持和谐，这是人类的明智选择，也应该成为全社会的自觉行为。

170. 有哪些技术可以确定胚胎的性别？

除了看面相、号脉、看腹型等经验判断标准外，现代科学技术有许多办法可以准确确定胚胎的性别。性别选择技术迅速发展，由传统的B超检查发展到多种途径与方法，极大地提高了诊断的准确性，并明显地提早了诊断时间，甚至可以在着床前对配子或胚胎进行筛查，这也是试管婴儿技术的发展所带来的诊断技术的改进。可以选择的技术主要包括：①通过对精子的过滤处理或流式细胞（FCM）技术来分离X、Y精子；②通过试管婴儿技术进行着床前遗传学诊断（PGD）；③通过对母亲外周血细胞成分分析。

（1）通过对精子的过滤处理或流式细胞（FCM）分离技术来分离X、Y精子。众所周知，性别决定于精子的染色体类型（携带X染色体，或是携带Y染色体），为了事先决定婴儿的性别，必须对精子进行分类、识别和分离。然而在实践中要做到这样还不是一件轻而易举的事情。这两种类型精子的外形是难以通过显微镜观察到的，但是可以通过彼此之间的细微差别，例如重量（X染色体的精子略重于Y染色体精子）、大小、DNA含量等的不同（Y染色体精子所含的基因物质比X染色体精子少2.8%），通过某些方法而获得分离。但是要区分几亿个精子，还是一件相当辛苦的任务。现代科学技术可以采用简单快速的技术，在短时间内完成这种分离任务，例如白蛋白柱过滤或流式细胞技术，可以把制造男孩和女孩的X、Y精子隔离开来（图126），然后对获得的某种类型的精子进行特殊处理后，进行人工授精或试管婴儿技术而生育理想性别的后代。这种做法选择性别的成功率还不是百分之百的，它只能提高性别选择的几率，况且过多的对精子的处理可能会损失许多精子，也会影响到精子的受精能力，因而成功妊娠的机会将有一定程度的下降。

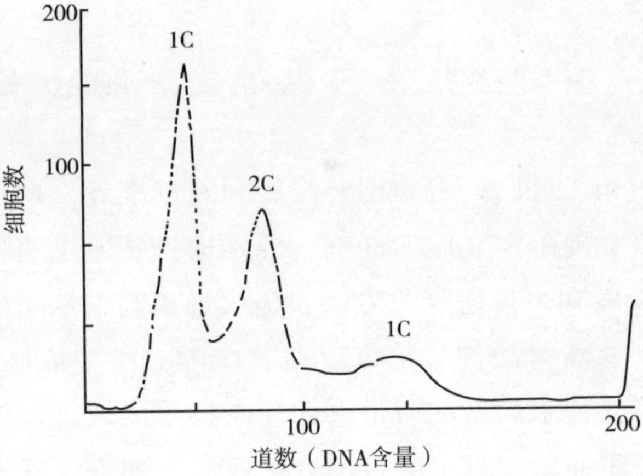

图 126　睾丸内细胞的 DNA 含量不同，可以通过精密仪器来分离各种细胞。

引自：黄宇烽，许瑞吉主编。男科诊断学。上海：第二军医大学出版社，1999，P107

（2）通过试管婴儿技术进行胚胎着床前遗传学诊断（PGD）。受精卵形成后的性别就已经确定了，可以在体外对早期胚胎（2～8 细胞阶段）检查其性别，然后再将需要的性别的胚胎送回到母体的子宫内进行“安家”，可以获得理想的后代性别。

（3）通过对母亲外周血细胞成分分析。在接近 4 个月胚胎的发育阶段，必然要有许多胚胎细胞脱落或者胚胎的代谢产物的分泌，它们均可以进入到母体的血液循环内，其中有许多成分可以是性别所特有的，通过检查可以发现。如果在母体的血液内发现男性所具有的特异性代谢产物，或者发现细胞内有 Y 染色体存在，就可以判定孩子为男性；但是如果检查未能发现男性相关的证据，也不能轻易地下女性的结论，毕竟该方法的准确性也是有限的。

（4）对胚胎的绒毛组织（图 127）进行取材、培养、染色体核型分析（检查性染色体），可以在怀孕后7～9周完成，且不侵犯羊膜腔，因此对胚胎无明显影响，更容易为孕妇所接受。但是成功率也不是100%的，且可能诱发早期流产。

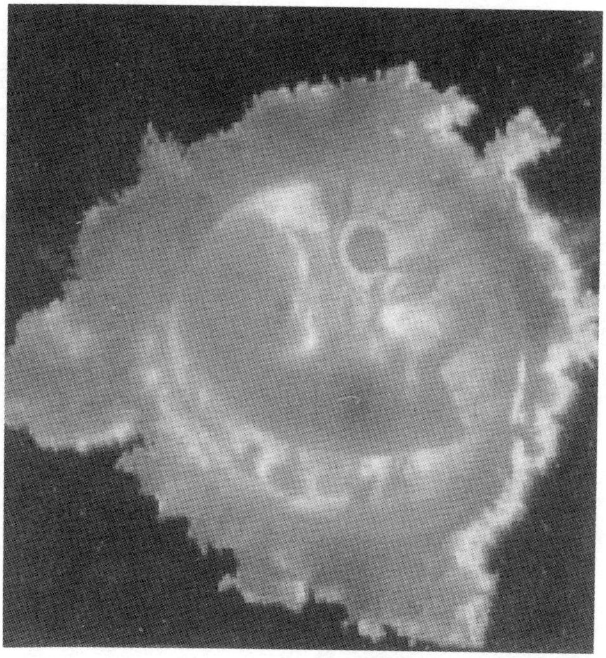

图127　胚胎及绒毛组织

（5）通过羊水穿刺获得的细胞成分分析。在妊娠的中晚期，可以通过对孕妇的羊膜进行穿刺，获得羊水内的细胞成分，进行胚胎性别的鉴定。但是，由于羊膜穿刺有诱发流产和感染的可能，况且其诊断的时间也不如对母体外周血液成分分析早，所以目前已经很少采用。

只有现代的科学技术才让我们明确了性别的最终决定因素和准确判断方法是什么。人类在对性别调节的基础和临床研究中已经取得了辉煌的成就，我们完全有能力选择自己孩子的性别。现代的性别选择技术迅速发展，已经由传统的B超检查发展到多种途径与方法，极大地提高了诊断的准确性，并明显地提早了诊断时间，甚至可以在胚胎着床前对配子或胚胎进行筛查。

171. 选择后代性别的办法争鸣

人们为了争取自由选择配偶的权利已经奋斗了几千年了，并取得了可喜的成绩。那么，无论男人还是女人，也应该有权利选择自己孩子的性别，而且这种选择已经不存在技术问题了。自古以来，人们就对预测胎儿的性别非常感兴趣。

生男？还是生女？对于年轻父母来说具有某种神秘莫测和机缘巧合的色彩，并对人们具有极大的诱惑力，许多人表现出了极大的热情和惊喜。人们希望知道为什么有的家庭生男孩，有的家庭生女孩，是什么样的奥秘在里面，以及怎样才能够预先做一些工作来安排好自己后代的性别（图 128）。

（1）有人认为，受孕时的月相和星座的位置可以影响到性别的形成；男人在家庭中的地位也起很大作用，处于首位的男子往往会生育

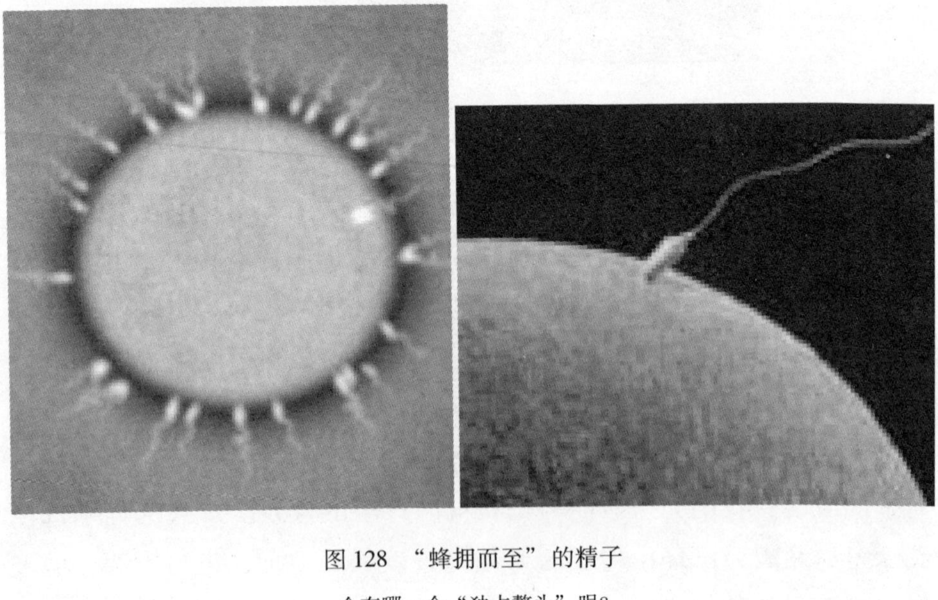

图 128 “蜂拥而至”的精子

会有哪一个“独占鳌头”呢？

男孩；父亲的年龄和健康状态决定孩子的性别；父母的饮食结果可以影响到后代的性别，等。早期朴素的看法尽管很幼稚，也缺乏科学依据，但仍然反映了人们的努力与探索。

（2）许多学者认为饮食调整可能有益于选择孩子的性别，而且这种饮食调整应该在受孕前的一段时间内进行。有报道认为，计划生育男孩的妇女应该多吃刺激性强的和含盐多的食品；计划生育女孩的妇女则应该多食富含钙镁的奶制品。有人提出，生男生女是由妇女在受孕前和妊娠后的几个月中的复杂饮食结果所决定的，计划生育男孩的妇女应该多食用鱼、肉、蛋，而回避糖和淀粉等含碳物质。民间也有“酸男辣女”的说法。但是，实践证明，饮食调整来选定婴儿性别“胜算”并不多。

（3）近代的学者有人认为，性别是受到精卵中的遗传程序所决定的，但是遗传规律的发挥是在一定的环境中实现的，特殊的饮食能够在某种程度上改变母体的内部环境，使其有利于形成所期望的性别的染色体的组合，因而可以提高预期性别的概率。如果掌握了肉、蛋、乳、蔬菜、水果等的饮食调节来改变后代的性别的技术，那将是一件最让人称心如意的事情了，但采用这类方法让父母来按照意愿预定孩子的性别还有非常遥远的距离。

（4）许多人都坚信，受精的环境可能对孩子的性别起到明显的选择作用。近代的研究观察也发现，后代的性别并不完全靠受精的那一刹那间的机遇所决定，还受到许多复杂因素的影响。人们进行了许多的尝试，其中比较有名的研究是改变女性阴道内酸碱度，来希望使得某种染色体精子（X 精子或 Y 精子）能够有更多的成功占据卵子的“优先权”，而让另外的精子处于衰弱或无能的状态。这种做法一直在民间沿用，其条件和方法种类繁多，并不断改变，其中的某些方法还为现代医学所采用，来提高精子在女性阴道内的存活时间和活动能力，例如将弱碱性的液体预先冲洗阴道，可以提高精子的活动能力。

一些环境中的物质，例如化学制剂、肥料、杀虫剂等具有雌激素样效应，因此削弱了男人的许多特性，包括生育男婴的能力。已经验证了它们对男性生殖功能的各种损害作用，表现为精子数量和质量低下、不育症发生率增加，而出生男女性别比率的下降也与其有一定的关系。因此有人认为，造成男人生殖健康变化的可能原因是与发育过程中外源性的雌激素接触的结果。

对这种现象的合理解释可能还得从X精子和Y精子的特性中找原因。X精子染色体稍微多了一点，使得它略显“臃肿”，但这在显微镜下是难以觉察到的，尽管仅是这么一点差别，却造成了它的独特之处：行动迟缓、耐酸、生命力和寿命均较强。而Y精子刚刚相反。在受孕的过程中，Y精子往往迅速抢占有利地形，但是它的耐力要差；而X精子可以凭借自己的耐力和毅力而与Y精子抗争，争取自己获得“中标”的机会。因此，来自环境和女性生殖道（阴道酸碱度、宫颈黏液等）的不利或有害因素可能在一定程度上决定生男生女，强烈一些的有害或不利因素可能更多地伤害了Y精子而有利于X精子，因此有利于生育女孩。

（5）卵子对X精子和Y精子的自主选择。有人研究发现，卵子细胞内的某些金属离子的含量和比例可以决定卵子是否容易主动“接受”或“拒绝”某种精子。

（6）特殊的气象条件和环境微量元素的作用也可以影响出生婴儿的性别。有人观察到，常年潮湿多雾的天气容易出生女婴，而干旱天气出生的男婴较多。我国的部分地区水质中含有较高的金属镉，具有较强的生殖毒性，可能会损害带有Y染色体的雄性配子的受精能力，或者干脆杀死带有Y染色体的雄性配子，而有助于带有X染色体的雄性配子生存，因而可以出现出生女婴增加的趋势，甚至在在我国的个别地区出现了“女儿村”的奇特景观。

（7）性交与排卵的“时间差”。这是由于Y精子强健而耐力差，而X精子软弱但耐力和毅力强所决定的。如果在性生活前已经排卵，卵子在输卵管内等待精子的到来，强健的Y精子总是会“捷足先登”，首摘桂冠；如果性生活与排卵同时发生，卵子与精子两者进行相向运动，结果也是同上的；如果在排卵前进行性生活，X 精子和 Y 精子都在输卵管里等待卵子，“脾气急躁”的 Y 精子逐渐“失去耐心”，它的优势慢慢地消失，最后甚至夭折，而此时的 X 精子仍然在坚持，生育女孩也就在情理之中了。这也是目前对生男生女的最具有科学性的合理解释。

（8）有人观察到不同月份出生的孩子性别存在差异，美国的一份调查显示，女婴多出生在 2 月和 10 月，而男婴多出生在 1 月、5 月和 7 月，而且几乎每年的结果都相近，可能与当地的气温变化有关。其他一些国家的出生婴儿性别也与季节有一定关系。

有一句名言比较贴切地反映了这个问题：内因是变化的根据，外因是变化的条件。决定生男生女的最根本因素还在于卵子对精子的“接纳”和精子自身对“夺冠”的不懈努力，而外界条件可能在不同程度上影响这种“接纳”和“夺冠”。实际上，上述的各种因素可能在决定生男生女过程中都起着不同的作用，最后决定生育结果的主要是看哪一种因素作用更强和更持久。

172. 医学助孕技术可以生育双胎或多胎吗？

“双胞胎”（双卵双胎）、“龙凤胎”（双卵双胎）、“孪生兄弟”（单卵双胎）、“孪生姐妹”（单卵双胎）这是多少家庭梦寐以求的理想境界，在现实生活中也可以看到，但还是比较少见的，这让我们许多没有这种“荣幸”的家庭羡慕不已。我们中的许多人也希望自己能够有这么一双儿女，尤其是现代的计划生育政策只允许生育一个孩子的决定，让我们更加对那些“多胎”家庭倍添“嫉妒”。

然而，人类的自然多胎发生率非常低，双卵双胎为 1.2%，单卵双胎为 0.4%，三胎的发生率约万分之一，四胎的发生率约 60 万分之一，并受到种族、基因、季节、母亲年龄、产次以及胚胎性别等许多因素的影响，这是人们十分难以控制和掌握的。

近年来广泛开展的辅助生殖技术，由于超促排卵药物的应用，使得多胎妊娠的发生率明显增加，但也不是100%的，实际上也仅有10%~30%的2胎以上妊娠的发生率，况且一些妇女还要为多胎妊娠付出沉重的代价，明智的妇女还纷纷采取了选择性减胎技术，主动地“退回”了多余的胚胎。此外，在绝大多数情况下，生育多胎还是一种机缘巧合的自然选择。

值得注意的是，人们不应该，也没有必要太“计较”生育一个还是几个孩子，没有必要为了给自己背负沉重的生活负担（同时生育多个孩子）而主动地往自己费尽苦心设置下的“陷阱”里跳，同时给社会增添负担，我们的地球本来就已经在超负荷运转了。

173. 孩子是像爸爸、还是像妈妈？——遗传基因的“烙印”作用

孩子从一出生，就将永远地、牢牢地打上了孩子父母的烙印，具有父母亲的各自特点。在人们对孩子的外观进行评价时，你常常会听到这样的描述：这个孩子的眼睛像爸爸，嘴像妈妈，身材像妈妈，但是个子太矮小了，这一点也像妈妈，等类似的语言。人们都希望孩子能够继承双亲的各自优点而不要继承缺陷，但却常常会听到父母遗憾地说，这个孩子为什么不继承点我们的“长处”呢？也有的父母会自豪地说，我们的这个孩子把我们两口子的“优点”都集中了。孩子从父母双方均继承了一套完整的遗传特性（染色体）而构成了双套的遗传体系，那么，为什么会分别表现出爸爸或/和妈妈的不同特点呢？是什么机制在进行着“暗箱操作”呢？

人是由最初的一个细胞（受精卵）发育而来的。人们推测，在一个细胞核里，每一个父亲和母亲的遗传物质（染色体及其基因）都能有均等的或随机的机会来行使其功能。控制同一个形状（皮肤颜色、身高、血型、眼睛大小、嘴型、身材、体型等体貌特征，甚至某些疾

病的发生机会）的、来自于父亲和母亲控制同一表型的基因，在医学上叫“等位基因”。分别来自父母的等位基因的两个基因可能同时具有指导人体性状（表达）的能力，或受到抑制（不表达）。如果某个基因上的2个等位基因只是表达其中的一个，且通过某种机制特异地抑制另一个染色体等位基因表达，即称之为印迹基因（imprinted gene）（图129）。印迹基因使得我们在发育的某一个时刻的某一个性状只能表现出父亲的强大影响或者母亲的强大影响，让我们具有父亲或母亲的“痕迹和特点”，就像在我们身体上打上的烙印一样而得名。下列模式图可以帮助读者更好地理解让人难以接受的概念：“印迹基因”。

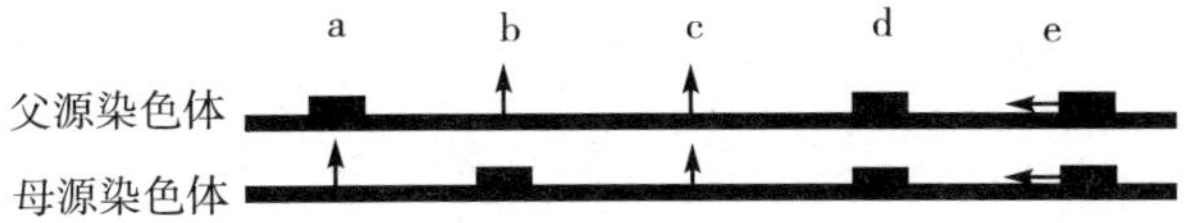

图129　二倍体细胞等位基因表达方式模式图

a. 母源性表达的印迹基因

b. 父源性表达的印迹基因

c. 双等位基因表达

d. 被抑制的基因

e. 随机性单等位基因表达（等位基因排斥作用）

印迹基因们常呈间断性表达，且表达方式比较保守，可以调节胚胎的生长和发育、胚胎在子宫内的生长以及新生儿的生长。研究还发现，印迹基因可能与人体的某些肿瘤有关，也是生物学家和医学家所关注的热点，他们正在对印迹基因进行“加工”，试图找到攻克肿瘤顽疾的生物制剂，个别学者已经小有建树，开创了药物治疗肿瘤的巨大突破。

任何事物的存在都是合理的，都有其存在的理由；任何管理机制的建立也都将起到自己应有的作用。但是如果这种“管理机制”的作用没有正常行使，必将造成某些异常或“故障”。已经有一些研究发现，印迹基因如果不按照正常的自然规律“该出手时就出手”（在该表现自己的时候来表现自己），将造成胚胎的发育异常或不发育，与早期流产和死胎有一定的关系，还可以让人体患上可怕的癌症。此外，孩子的许多性状也可能与印迹基因的表达有关，估计人们十分感兴趣的是如何能够通过这种印迹技术来让夫妻双方的“优良”性状和品质遗传给自己珍爱的孩子。

174. “证卵启示”引起的争论和思考

在对接受辅助生殖技术治疗的女方进行超促排卵时，卵子成熟时一次可获得多个卵泡，有时甚至可以获得 10 ~ 20 个以上的成熟卵泡，她本人做试管婴儿只要用 4 ~ 5 个就可以了，医生可以把多余的那些成熟卵子用液化氮冷冻保存起来。一方面，如果本次试管婴儿未成功，过几个月经周期后再做试管婴儿治疗使用；另一方面，也可以供给其他的妇女使用（供卵），也就是互通有无的“互助”行为。

不能排卵的原因是多种多样的，有一些是可以通过治疗而恢复的，例如通过超促排卵药物。但是有一些情况是没有办法解决的，例如卵巢功能衰竭、卵巢摘除、女性携带有病的基因，此时只有借助从“别人”那里获得卵子而成为母亲。从伦理观点看，只要卵子持有者同意，就不应该反对或限制这种“互通有无”的做法，尤其是在供卵者是由于其他必须的原因进行手术治疗，而捎带进行的取卵过程更是应该允许和提倡。当然，对于这种互助行为还是要在双方协商的情况下给予一定的营养和误工等形式的经济回报，并应该在严格的法律法规指导下进行，以避免做好事的初衷却给双方带来不必要的麻烦。

婚后不久，刘太太因为不生育接受检查，证明双侧卵巢功能衰竭而被诊断为不能够排卵了。原以为今生与生育无缘，谁知道现代的科学技术又可以圆她做妈妈的愿望了。在医生朋友的介绍下，她和丈夫一起来到了一家生殖中心接受咨询和检查。检查结果证明了她的子宫发育良好，丈夫也没有任何问题，医生说可以考虑“借”卵子来解决生育问题。在生殖中心的耐心等待很久，也没有遇到合适的卵子，这让刘太太特别紧张焦虑，不知道还能否会得到卵子？将来提供卵子的妇女是怎么样的？教育程度是否较高？是否很有修养？如果遇到一个俗不可耐、没有文化的人，自己的后代将会是多么差劲，还不如不要了。

突然间，一个大胆的想法出现在刘太太的脑海里。与其等待上帝的安排，还不如自己做主，选择自己孩子的卵子来源。最初她只是托朋友联系，但是这样做的速度太慢了，机会也相当少，一直也没有遇到满意的“候选人”。闲来散步到了一所大学，看到进进出出的学子们，不仅灵机一动，写了一则“重金征卵启示”贴在了告示牌上，并留下了联系电话。结果竟让刘太太意外地惊喜了一下，陆续有大学生、研究生和博士生电话联系并前来应征，有时一天可以见到5、6个人，“竞争”还颇激烈，并最终选择到了自己理想的供卵人。

但是，刘太太的做法有些冒险和大胆，也因此引来了许多议论。

法律上是严格禁止卵子买卖的，只要供卵过程中存在商业倾向，就难以保证卵子的质量，提供卵子者可能会掩盖自己的健康状况，因此也不利于后代的健康和优生优育。供需双方面对面地进行交易，了解到对方的情况，使得保密性荡然无存，可能为将来出现亲子关系的纠纷留下隐患。此外，没有法律保护的卵子买卖，对于供需双方的权益都无法保护，并因此会带来伦理和法律等问题。

社会上广泛提倡义务捐献角膜、遗体、血液、骨髓等，为什么卵子的捐献不可以是义务性质的善举呢？捐献卵子应该是一种社会公益和人道主义行为，应该是无偿性质的，将卵子无偿提供给真正需要它的人。

目前的供卵者往往是女性不育患者的姐妹或者亲属，自愿捐献自己的卵子，而卵子的主要来源还是生殖中心进行试管婴儿超促排卵而有剩余卵子的妇女，当然需要预先征得当事人的同意，并签订协议书。但是，这些医疗机构能够提供的卵子实在是太有限了，远不能满足社会的需求。

因此，社会呼唤“卵子库”的建立，将卵子储存起来，就像男人的精子可以存放在“精子银行”或“精子库”里一样，在人们需要生育的时候，只要从“仓库”里取出就可以了。2001 年，在以色列成功地诞生了世界首例冷冻卵试管婴儿。但是，建立人类“卵子库”除了存在一些技术难题有待解决外，卵子的来源将是一个大问题，具体操作起来要比建立“精子库”困难许多。

此外，取卵操作尽管比较安全简便，但也不能保证是绝对无副作用的，还可能对生育产生一定的不良影响，因此一般仅限于已婚已育的成年女性作为供卵者。

175. 代孕母亲（借腹生子）的风潮

代孕母亲或借腹生子是指女性通过促排卵，卵子可以成熟，也可以抽出来，用其丈夫的精液作体外受精，受精卵经过培养成功了，发育成为胚胎，然后再将胚胎“送”入到别的健康妇女的子宫里安家落户，发育成长为胎儿，直至给生出来，把这叫做“代孕母亲”或者叫“借腹生子”（图 130）。

“代孕母亲”主要适用于部分女性，由于这部分妇女不能为生育的“种子”（受精卵或胚胎）提供良好的“土壤”（子宫内膜异常、子宫肌瘤等），或者根本没有“土壤”可以提供（子宫已经切除）者，但是她们仍然有基本健康的卵巢，可以产生卵泡，可以提供女性的生殖细胞。某些妇女还可能因为全身性疾病或异常而不能够承担起怀孕的重担而选择“代孕母亲”。当然，现代社会无奇不有，有些妇女不愿意亲自怀孕，还可能出于对形体完美和健康的考虑，或者由于其他的社会因素而选择进行这种“代孕”技术。

由于“代孕”技术的不断完善与成熟，在一些生殖中心已经成为常规技术，其适应证的选择也在逐渐放宽，悄然涌现出了一批专门替别人“怀孕”的青年娘子军，她们往往来自于乡村或偏远地带，或者是外地到城市来的打工妹，她们的身体都很强健，每1～2年替别人怀上一个孩子，全年就不必担心温饱问题了，平时的营养问题就更不必担心了，“交差”之后还会有丰厚的回报，并因此解决了就业问题，真是梦寐以求的好“差使”，甚至让许多已经没有条件胜任“代孕母亲”的妇女羡慕不已。这个特殊的打工族正在不断壮大，借腹生子逐渐成为高薪行业，大有成为一种职业妇女的趋势。

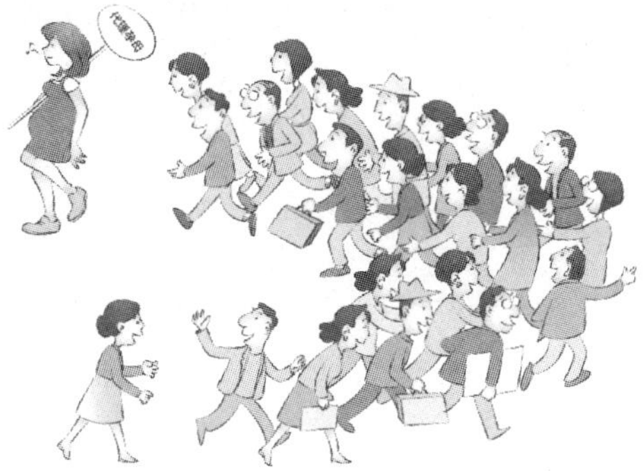

图130　代孕母亲

国外的情况也是如此。根据2008年5月12日手机报的新闻介绍，虽然法律命令禁止，但是在巴西，借腹生子已经成为一门获利极高的生意。除了个人在网络上刊登代孕或借腹生子的广告，巴西170所生殖医疗中心，其中10%建立了愿意出租子宫的妇女数据库，每位代孕者平均可获得4～10万元巴布（约2.4～6万美元）的报酬。

由于“代孕母亲”是一个十分特殊的新兴“行业”，存在许多问题有待解决，如何选择合适的女性进行代孕？代孕过程中出现流产、孩子畸形、发育异常该怎么办？代孕出生的孩子的社会地位如何？代孕母亲如果连续替别人生育孩子，是否违反了计划生育政策？等。由于众多的伦理、道德和法律问题，尤其是有许多的纠纷和欺诈现象出现，相应的法律法规也不够完善，代孕母亲实在还不是一个很规范的项目，而且目前国内的监管部门还不允许开展相关工作。只有这些问题都能够得到圆满解决，才能够使“代孕”更好地服务于真正需要该技术的患者。

176. 一个试管婴儿可以有几个父母?

辅助生殖技术（ART）带来的问题实在是太多了，ART 的推广应用带来了生物、遗传、伦理、法律等诸多问题。传统观念把生育和婚姻之间的密切关系作为家庭的重要基础，ART 使传统的家庭模式受到了冲击，一个孩子可以有多个父母（生物学母亲、社会学母亲、遗传学母亲、遗传学父亲、社会学父亲），出现家庭模式的多样性；代孕母亲的出现以及精子、卵子、胚胎等的捐赠、有偿提供和保存（建立精子库等）的顺利进行，需要完善的医学规范和法律体系来保障。此外，ART 还不是绝对安全的治疗方法。让我们单纯以一个试管婴儿可以有几个父母为例来说明。

试管婴儿技术使传统的家庭概念受到了冲击，男人或女人不需要女人或男人组合成家庭就可以解决生育问题，并因此使一个试管婴儿可以有多个某种意义上的父亲和母亲，亲属之间的关系将出现混乱，孩子和家庭成员之间的关系难以确定。

以代孕母亲为例，代孕母亲的出现，可能人为地造成多母亲的家庭，例如遗传学（提供卵子）母亲、生物学（孕育）母亲、社会学（抚养）母亲等。国外有母亲为女儿“代孕”而生下婴儿的报道，这个婴儿的家庭地位就更加的混乱了，从遗传学角度讲，孩子是“代孕母亲”的孙子辈；从“代孕”角度讲，孩子是姥姥的孕育儿子辈。

还有的婴儿的生育经历更加奇特。父亲是无精子症而由“名人精子库”选择的“高档”精子，母亲已经闭经无排卵，且不能够怀孕，故同时接受了“供卵”和“代孕”技术。此时生下的这个婴儿将有2个父亲和3个母亲，分别是：提供精子的遗传学父亲、养育孩子的社会学父亲、提供卵子的遗传学母亲、代孕的生物学（孕育）母亲、和抚养孩子的社会学母亲。由于试管婴儿技术中又穿插了“供精”、“供卵”和“代孕”等项目，选择进行如此方式获得后代的往往是那些年龄偏大、身体偏差而又十分有钱的巨富，这使得种类繁多的试管婴儿技术让本已复杂的“人际关系”变得更加“混乱不堪”（图131）。

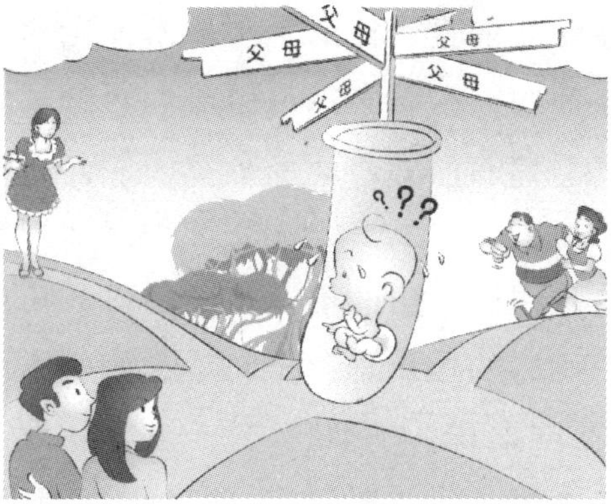

图131　一个试管婴儿可以有多个父母

177. 辅助生殖技术带来的不全是益处

采用单个精子卵细胞浆内注射技术（ICSI）等辅助生殖技术的推广应用带来了生物、遗传、伦理、法律等诸多问题。传统观念把生育和婚姻之间的密切关系作为家庭的重要基础，辅助生殖技术使传统的家庭模式受到了冲击，一个孩子可以有多个父母（生物学母亲、社会学母亲、遗传学母亲、遗传学父亲、社会学父亲），出现家庭模式的多样性；代孕母亲的出现以及精子、卵子、胚胎等的捐赠、有偿提供和保存（建立精子库等）的顺利进行需要完善的医学规范和法律体系来保障。

从实践角度看，辅助生殖技术的全面运用确实不是一件简单的事情，这需要长时间的、相当复杂的医学准备过程，还需要对最佳的供精人、供卵人、代孕母亲等进行全面的遗传学分析和健康状况分析，调查亲属的健康状况，还要为孩子建立档案以避免其成年后可能出现的伦理和道德问题。所有这些都是为了避免孩子患上遗传病、传染病和以后生活的种种不愉快。但是对某些方面进行鉴别是十分困难的，例如对一个人的精神状态或精神疾病鉴别有时是难以有肯定结果的。

从心理和生理方面来看，辅助生殖技术无论对父母还是对医生来说都是非常难以处理的，有时甚至是很难面对的。辅助生殖技术既有有利的一面，也有不利的一面，是一个双刃剑。天平的一端是保障家庭的幸福而摆脱孤独；天平的另一端是这种做法可能引起许多复杂的情况。这一切毕竟是违反习俗的不寻常的事件，可能引起家庭成员心理上的混乱。其中矛盾的焦点是孩子对于夫妇双方来说处于不同的地位（图132）。从生理上说，“他”在一方来说是“自己的”孩子，而在另外一方说来则是“别人的”孩子。不育夫妇双方或者某一方可能会在将来的某一个时间、或者受到某些刺激而改变其对医学生育技术的态度，进而影响到他们对待孩子的感情，并最终导致家庭灾难。同时还可能存在另外的隐患，在孩子得知自己非亲生或者非自然生育时，可能造成心理上的严重创伤，甚至可能产生法律问题。

医生在进行辅助生殖技术中的责任重大，职业道德和职责要求他们将工作做到尽善尽美，必须预先估计或预测到在现在和将来的生活中可能出现的各种变化，并决定是否采用辅助生殖技术、何时进行辅助生殖技术、甚至坚决禁止进行辅助生殖技术，而不允许出现丝毫差错。但在具体的临床实践中，这样要求医生的确是有些苛刻了，也是不现实的。

辅助生殖技术还不是绝对安全的治疗方法。一些试管婴儿中心忽

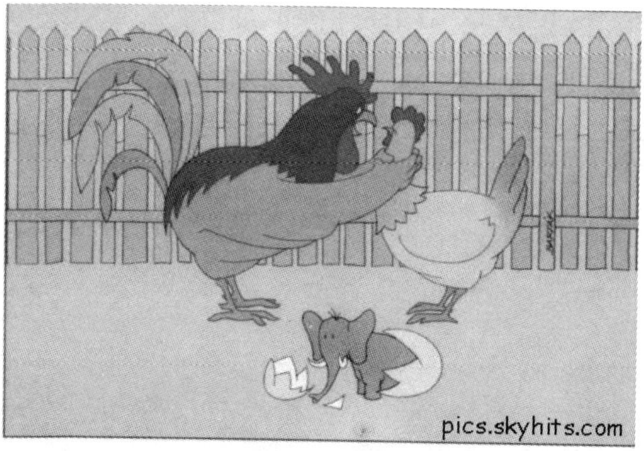

图 132 “你说：这是谁干的?”

视了对男性不育全面分析和评价，尤其是遗传危险性方面，而直接进行试管婴儿（具有侵袭性、潜在危险性以及高费用）。这种跨越自然过程的受孕，理论上存在遗传危险性，而且男性不育可能是具有潜在的威胁生命疾病患者的唯一临床表现或首发表现，不容忽视。所以，胚胎着床前的遗传学诊断（PGD）显得十分重要，人们已经开始关注试管婴儿治疗出生婴儿的遗传异常问题。

“试管婴儿”告精子银行，成为 ART 技术遗传安全性隐患的典型代表。13 岁的美国女孩布丽塔妮是母亲利用冷冻精子受孕生下的一名“试管婴儿”，然而她从出生就患上了一种遗传疾病，导致出现智力低下和精神损害等症状。布丽塔妮以“产品”质量有缺陷为由，将当年向母亲出售精子的精子银行告上法庭，并要求获得巨额赔偿。这也是美国历史上第一例“精子银行案”。

科学是一面双刃剑，在历史发展的进程中，并非所有的成就都能给人类带来益处和幸福，并非所有的科学发现和发明创造都可以推广到我们的日常生活中去，尤其是涉及创造我们自身的“造人工程”，辅助生殖技术带来的不全是惊喜。在将科学发现应用于实践时，人们始终会首先提问："是否存在负面影响"、"是否合适"？等疑问。科学与伦理道德始终在彼此制约和彼此推动。但是，人类发展的历史充分证明，人类有能力来制约或约束自己的行为，将一切先进的东西运用到我们的生活中去，并不断矫正或规范其可能带给我们的不良后果。

178. 善待试管婴儿

1999年4月，中央电视台《实话实说》栏目，在著名的电视节目主持人崔永元直接策划和主持下，报道了全国首例高龄（46岁）绝育妇女出生的试管婴儿刘同庆（当时6个月大），首次在全国范围内宣传了试管婴儿技术，并引起了强烈的反响，国内外各大新闻媒体纷纷相继转载。一时间，"小同庆"的名字风靡了全国和世界。一个弱小的试管婴儿吸引了来自四面八方的目光，各种慰问、捐赠和关注纷至沓来。新闻媒体的介入，使得国人逐渐了解了试管婴儿的含义，或者有了一知半解的认识，并在更大范围内普及了这项生育技术。试管婴儿从"造人"的神秘王国走入了寻常人家，成为了科技送子的"真观音"，也使广大不育夫妇看到了科技送子的新曙光。

仔细计算起来，全世界的试管婴儿已经出生数百万个孩子了，并呈现急剧增加的势头。据瑞典提供的数据表明，目前每100个新生儿中可能就有2个以上的孩子是"出身"于"试管"。调查结果显示：国内已经有100多家试管婴儿治疗中心，先后出生了数万例试管婴儿。由此可见，试管婴儿已经是一支相当庞大、不可忽视的力量了，他（她）们有的已经是大人了，甚至也到了娶妻生子的年纪了。世界上首例试管婴儿是1978年7月25日在英国剑桥出生的女孩，名字叫路易丝·布朗（图133），今年已经是33岁的大人了，而且路易丝·布朗本人也已经结婚并生育了自己的健康宝宝。世界首例三胞胎试管婴儿也已经在2008年过完了她们的23岁生日（图92）。我国的首例试管婴儿是1985年在台湾出生的，而大陆首例试管婴儿是1988年在首都北京出生的。2008年3月10日，这一天是大陆首例试管婴儿诞生20周岁的生日，而北京大学医学部第三附属医院（简称：北医三院）生殖中心在20年间出生试管婴儿近1.5万例。到目前为止，仅北京地区就有11家获得批准开展人类辅助生殖技术的医疗机构，其中北医三院生殖中心门诊仅在2007年接诊患者就达到12万人次以上，完成试管婴儿治疗周期3500人次。已经进行体外受精和胚胎移植近2万人次，广泛开展配子输卵管内移植、赠卵试管婴儿、冷冻胚胎及囊胚试管婴儿、未成熟卵培养、胚胎着床前遗传学诊断、辅助孵化等世界上该领域各类最新技术，获得成功妊娠并分娩的试管婴儿有数万例，治疗水平达到世界先进水平。

试管婴儿的出现，满足了众多不育夫妻为人父母的愿望，也钩起了许多人对试管婴儿治疗所出生孩子的“格外”关注。这种关注多数是善意的、关怀性质的，但也不乏好奇、歧视等态度，这对孩子的健康成长是极其不利的。现代科技让这些“本不该”出生的孩子们获得了“生”的机遇，但这些孩子的境遇却不那么让人“羡慕”。多数的父母选择了回避孩子的“来源”问题，坚决否认孩子是试管婴儿，不愿意接受有关部门的随访和追踪观察，也拒绝新闻媒体任何方式的采访和报道。公开了孩子“试管”身份中的个别家庭因此而面对了不同程度的尴尬，身背后到处有指指点点的充满好奇的“介绍”和窃窃私语的“议论”，让孩子和孩子的父母都十分痛苦，个别家庭甚至不惜以放弃理想工作和频繁搬家为代价来换取“耳边”的清净。

让少数对“试管”孩子的真正来历一知半解的人了解试管婴儿是需要时间和过程的，要实现由不认识、不理解和不接受，到认识、理解和接受的转变过程，需要传媒系统对科学知识的普及和老百姓认识水平的提高，只有消除大众的好奇心和一知半解的认识，才能彻底消除歧视，才会真正拥有能让试管婴儿健康成长的社会土壤。

生育需要男人的精子和女人的卵子“会面”并结合。但是对于女方的输卵管阻塞、缺如或狭窄，男方的输精管阻塞、缺如和附睾结节性梗阻等，则妨碍了精卵的结合。现代医学技术将精子与卵子“请”到体外“会面”，首次的会面地点就是安排在试管内完成的（大约48～72小时），所以人们习惯于将其称为“试管婴儿技术”。实际上，完全是由人类自身的精子和卵子结合的产物，试管婴儿出生的孩子与我们普通人一样，都是继承了人类的全部遗传基因，也具有思想、情感和做人的一切要求，与我们并没有任何区别。唯一不同的就是试管婴儿在生命的历程中比常人经历了更多的“曲折和磨难”。所以，对于试管婴儿要给予更充分的关爱。

许多父母对孩子“试管”来历的回避和隐瞒态度是无可厚非的不得已之举，但有勇气面对背后的指指点点则更可取。试管婴儿父母应该成为这项技术的宣传员，首先勇敢地面对自己孩子的“试管”来历，以自己的亲身经历和获得“试管”孩子的艰难历程来让周围的人们在更大程度上理解、接受和关心孩子的健康成长，让自己周围的那些对试管婴儿还没有从感情上完全接受的人真正认识到什么是试管婴儿。

试管婴儿父母同时还要肩负着教育孩子的任务。在试管婴儿逐渐开始懂事的过程中，“半大”的孩子会对这类问题十分好奇和敏感，判断能力刚刚出现，但十分不成熟，也缺乏很多的相关知识，因此要预先给他们讲解相关知识，让他们明白自己的“艰难”来历，并对现代科学技术带给自己的生命而感恩戴德，是科技进步的“活生生的”例证，并对自己父母所付出的巨大努力加倍回报，而不是因为自己的“实验室”的来历而羞愧和痛苦，更不是想象成的是为了满足人们的好奇心而创造出来的怪物，完全不必为此而产生强烈的自卑情绪。随着试管婴儿技术的普及和发展，试管婴儿的数量将急剧增加，而新的技术不断地出现，将陆续出生各种各样“来源”的试管婴儿，例如供卵、供胚胎、借腹生子（代孕）试管婴儿等，甚至有一天还将出生“克隆”人，因此也会出现大量的伦理、道德和社会问题，是应该引起全社会关注的。尽管目前还没有完善的系列保护试管婴儿合法地位的法律法规，但是我们呼吁人们能够保持客观、公正、科学的态度，接纳试管婴儿，避免任何商业炒作，还试管婴儿一片净土。

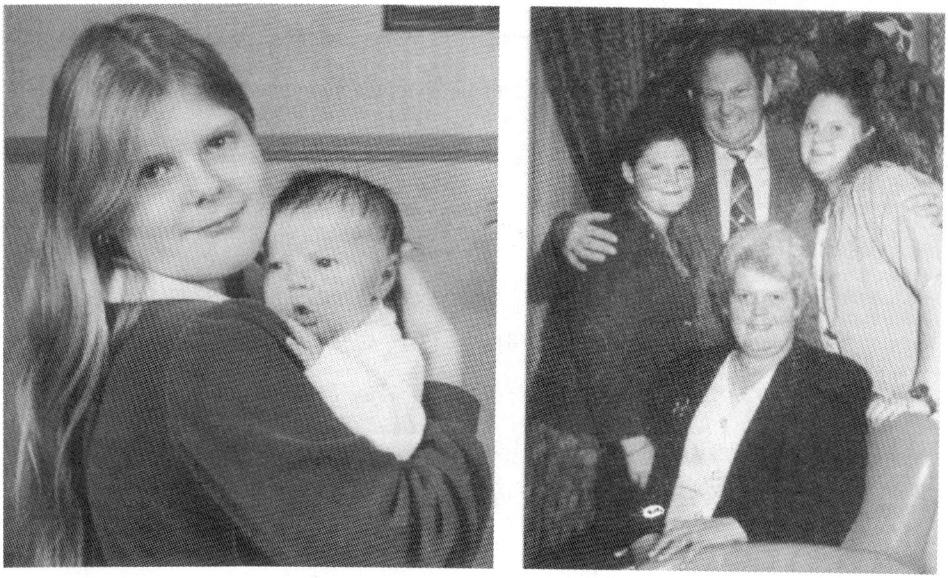

图 133　1988 年，世界首例试管婴儿路易丝·布朗 9 岁时与刚刚出生的该实验室第 1000 例试管婴儿在一起（左）。快乐的试管婴儿一家人：1993 年，14 岁的路易丝·布朗和她的妹妹 Natalie 均是试管婴儿“出身”（右）。

引自 Simon Brown. ORGYN Fertility Suplement，1994－1996，29

179. 如何获得更多的男性不育权威知识？

信息时代让人们的眼界大开，可以通过多种渠道获得你想要的知识，甚至可能会让你眼花缭乱、应接不暇。随着计算机和计算机知识的普及，许多男性不育患者渴望了解自身疾病的全面知识和最新进展，健康人群也希望对相关知识有所了解，因而现代手段的网上检索和咨询就变得越来越重要了。但是，目前有关男性不育临床和研究的相关网站多如牛毛，让患者和健康人群无从选择，有时选择不当还可能获得错误信息或误导。如何在纷乱的大千世界获得你迫切需要的有价值信息，还确实需要动一下脑筋。

在多年诊治男科疾病的过程中笔者深深地体会到，许多患者由于疾病的久治不愈，对自身的疾病深恶痛绝，往往到处求医，可以说“阅历”很深，有些患者还到处购买专业书籍、报纸期刊、科学普及读本以及相关的报刊。“定力”不深的医生有时还很难应付患者提出来的许多尖锐问题，甚至可以出现被患者问得“哑口无言”的尴尬境地，男性不育患者中确实存在十分“厉害”的角色。

但是，社会上各种宣传随处可见，有许多商业性炒作的虚假广告也在广泛蔓延，使得患者难以判断真伪，患者所获得的知识不一定都具有严谨的科学性，并极其容易受到错误观念的误导。不过，一般的专业性学术期刊还是可以完全相信的。因此，对于那些精力、财力和智力都十分丰富的患者也可以通过购买专业书籍、订阅专业期刊来不断地获得相关知识的最新进展，网上查阅和检索相关杂志上的知识也是可取的途径，推荐患者可以采取这种方式来获取生育与不育的相关知识。

如果要选择网络信息，我们建议选择时尽量选择有代表性的专业权威网站，包括一些国家机构专业网站或信誉良好的大型医院，信息量较大，回复的信息也比较准确。还可以通过网络上的国际检索系统来查找你需要的任何报纸期刊的信息，其中最著名的免费医学信息查阅途径是通过进入：http://www. baidu. com-PubMed-进入——在检索框内输入你感兴趣的任何作者名字、杂志名称、主题词或其他任何附带要求，都会获得让你应接不暇的信息，相信会满足你的任何需求。

此外，有一些相关的专业学会等组织也会在网上进行广泛的科学普及宣传，并且不断地更新内容，还可以定期或不定期地举办各种形式和各种内容的学习班或发布一些宣传材料，对男科疾病患者也具有重要的帮助。

后记1. 你是否一定需要在协和医院看病！

每天晚上下班回家经过医院的挂号大厅时，望着那人头攒动的长长队伍，任何人都不应该也不可能无动于衷，居然有那么多的患者在等待求治，而且为了挂号就要熬一个通宵排队，实在是太辛苦了。而实际情况可能比我见到的还要严重。经常听到患者说：为了挂号排队时间超过24小时。还有患者甚至连续几天排队也难以挂到自己所需要的专家号。挂号室拥挤的人群不免让人感慨万千，“一号”难求，患者看病太难了！

这种感慨在接诊患者时同样深有体会。每个单元门诊（半天）时间内，我大概要看平均50个患者，每个患者的就诊时间十分有限。一旦因为出差开会、研究生答辩等原因偶尔停诊，再次出诊时就要面对更大的门诊量。我的门诊几乎没有按时下过班，中午饭时间经常被诊治患者所取代，甚至有时的出诊时间从上午8点一直要延续到下午4点，连下午的正常工作都要受到影响。而那些没有能够挂上号的患者，尽管会苦苦哀求医生加号，但是常常会无功而返，这也实在是没有办法的事情，再好心的医生望着黑压压的候诊患者也不得不“狠下心来”，拒绝那些没有能够挂号患者的加号请求，这也是为了充分保证已经挂号患者的就诊质量。

挂号难是显而易见的，但挂号只是看病的起点，而一旦进入看病流程，长时间的候诊，各种检查的排队交费、预约、等待，再次挂号看医生等序列过程，将是对患者精力和体力的更加巨大考验。看来患者看病确实不容易！

然而，在我接诊的大量男科门诊患者过程中发现，有相当部分患者其实并不一定需要到协和医院就医，只要到基层医院就完全可以解决问题，甚至根本不必看医生。例如，经常遇到青少年因为手淫和遗精的问题来看病（成年男性绝大多数人都有过手淫，对手淫的无端恐惧和担忧本不必要，而遗精也是男性生长发育成熟的标志和周期性必来的“习性”）；一些男性总是无端地为自我感觉阴茎短小而忧心忡忡（阴茎大小就如同身高一样存在个体差异，不见得大的就一定好，主要还是看功能，而青少年更愿意攀比并滋生出许多不必要的困扰）；包皮也让男人生出无穷的烦恼（许多男人的包皮都可能要长一些，并不一定带来什么麻烦，更没有必要一定切掉它才能安心）；新婚夫妻因为射精过快而积极求治（射精过快特别容易在没有性经验的夫妻间发生，而新婚是典型的缺少性经验阶段，慢慢自我调整就基本上可以摆脱射精过快的尴尬）；性兴奋时尿道口流出一点透明液体可以让某些男子坐立不安（性兴奋引起的阴茎勃起可以压迫海绵体，并使阴茎内的腺体释放出一些透明的液体，此即非前列腺液，亦非感染的征兆）；阴茎冠状沟处环行分布生长的小点点更让他们心惊肉跳（阴茎冠状沟沿途因为皮肤凸出而受到摩擦，因此可以出现局部皮肤增殖性反应，产生阴茎珍珠疹样的丘疹是生理自然现象）；因偶尔出现的轻微排尿问题会担心患前列腺炎（日常生活中的许多不良习惯可以引起短暂的排尿异常，例如酗酒、饮食辛辣、久坐等）；结婚不到 1 年没有孩子就急切地选择接受不育症的强化治疗（甚至不惜选择昂贵的辅助生殖技术）（即使是生殖功能完全健康的夫妻，也不容易在婚后短时间内怀孕，多数需要等待一段时间，至少应该等待 1 年以上再说）等。类似的情况不胜枚举。

此外，有相当部分男科疾病患者的疑虑心理比较严重，在已经得到良好的诊治方案后，他们对医生给出的诊断和治疗方案并不放心，结果是为了更换医生而不断地挂号看病，希望得到其他医生对自己病情的看法和解释。当从另外一个医生那里获得肯定的确认后，他们会如释重负，但转眼间听说有更加权威的医生，便马上再次去排队挂号。曾经有一个患者在同一天内，把某医院内同时出诊的 5 个男科医生都看了一遍。一旦不同医生给出的诊断和治疗方法略有出入，或截然不同时，患者将陷入了巨大的灾难之中，无端的猜忌会如同瘟疫一样蔓延开来，并可能对任何医生都再难产生信任，甚至采取极端措施，不惜在诊治疾病过程中时刻刻意搜索资料，以免担心被坑骗后拿不到足够的证据。往往是疾病没有能够获得合理的治疗，又染上了心病。类似的情况在其他科室疾病患者中也大量存在。其中我的一个朋友因已经诊断明确的肺部肿瘤，就几乎把北京各个大医院的相关专家都看遍了。

由此让我想到：小病大看，都涌到大医院求医，“全国患者奔协和”现象，以及反复看同一专业的不同专家求证，使得本来就十分紧缺的医疗资源进一步浪费，这难道不是造成看病难的原因之一吗！也因此而增加了患者的医疗支出！如果患者都能够冷静和理性一些，在遇到问题时就近咨询一下专业人员，接受当地医生的诊治，或者在他们的专业指导下决定是否应该看上级医生，并推荐相关医生，这样就可以直接找到最恰当的医生，少走弯路，少费周折。平时多读一些科普文章也有助于扫盲，可以合理认识发生在自己身体上的某些现象，首先自我判断哪些属于生理现象，哪些应该看医生，并更加容易接受医生的意见和积极配合治疗，免得遇到问题时惊慌失措，拿不定主意。因此，完全没有必要为了一点点小毛病就直接奔大医院而去，也没有必要因此而浪费巨大的精力和体力，更不会凭空产生这样多的烦恼，治疗疾病的费用将会大大降低，同时还缓解了大医院的压力和负担，可以让许多医生腾出更多的时间来接待那些真正需要帮助的患者，或深入进行疾病研究。这难道不是解决看病难和看病贵的一个重要途径吗！

当再次面对黑压压的排队挂号人群时，我的脑海里一直回想的问题是：这其中应该有许多人本不必来凑这个热闹！

北京协和医院是广大患者非常信赖的医院，也是协和医院的品牌让患者给予我无比的信任和期待，这是让我无限感激的。看到患者那渴求的目光更加使我感觉到肩上的担子很重，责任很大，经常为不能帮助全部患者走出困境而苦恼，并长年坚持不懈努力来追求最高治疗效果和最新研究动态，总希望带给患者最好的和最恰当的治疗方法，就如同对待自己的兄弟姐妹一样。但是，由于医学发展的局限性和许多不确定性，部分患者没有能够获得他们所期望的理想疗效（其中不乏个别患者对疗效的过高期望），尽管这也是在情理之中的事情，也会让我很难过，同时希望患者能够理解和谅解。实际上，医生总是在治疗成功后的喜悦和治疗失败后的沮丧中不断进步和发展，常常是在欢喜和悲伤中煎熬。一些医生难以忍受这个煎熬过程，离开了治病救人的队伍，而我选择了坚持并留了下来。毫不隐晦，我个人在治疗疾病过程中的喜悦远大于沮丧，这也是我喜爱医生职业和男科学这个专业的最大理由。为了给患者提供诊治疾病的优质服务，甚至可以让许多正常的人体生理功能遭到抑制，可以连续接诊患者长达 8 个小时保持不吃饭、不喝水、不上厕所的纪录，这对于许多人来说是难以做到的。许多辗转多处治疗无效的患者在协和医院获得了满意疗效，每天的门诊都有许多久治不愈的疑难重症患者来到门诊求治。我希望医生和患者是在与疾病的共同博弈中携手共进，完全是一种人类与疾病的抗争和较量。然而，这其中一旦掺杂了复杂的社会现象（看病难、看病贵等），社会不健全领域和阴暗面渗透到医疗过程中，就让本来就很困难的医疗行为变得更加艰难。

许多患者期望通过信件、电子邮件、电话等咨询途径中获得非常详尽的治疗方法，甚至足不出户就可以依靠几个邮寄的药片治病，这是不太可能的，也不可靠，并容易遭遇欺诈。绝大多数的公益性咨询也都只能给出原则性的简要解释。由于看病是关系到患者健康的大问题，不允许出错，而远程或遥控治疗的弊端是显而易见的，不清楚患者的真实和具体病情、难以控制是否患者得到了医生指导的治疗方法、是否购买了假药、是否正确服用药物、是否进行必要的调整等，难以保证治疗效果。况且一旦患者遭遇治疗副作用或意外，对患者和医生都非常不利，加之现代社会的医患关系复杂。所以，绝大多数医院都反对遥控治疗，请患者多理解。在其他医院的医生遇到业务困难需要帮助时，包括我在内的北京协和医院专家和学者也会力所能及地给他们一些诊治建议和指导，但从来不会私自在外面会诊。

患者挂号困难是可想而知的，这也是没有办法的事情。有些患者委托别人代挂号，请委托自己熟悉的人，以免受骗，更要当心医托的“演戏”行为。有困难可以找医院的工作人员咨询或帮助协商解决。患者满怀希望来到协和医院，一旦遭遇不顺心、不满意，甚至是无端纠缠，被冷落或被欺骗后的失落、伤心甚至绝望是可以理解的，但患者不应该把这些责任推给医生，医生是无辜的。

管理层在这个领域内所做的工作是巨大的。协和医院和治安部门一直在进行专项整治工作，付出的辛苦和努力是有目共睹的。尽管也难免有疏漏，患者一旦在医院内遭遇欺骗或不公正待遇，可以寻求相关部门的帮助，挽回损失。

另外，一些非法行医者为了招揽患者，进行一些虚假宣传，例如说我在外面的某个医院会诊，或冒充我的“师傅”在某某医院就诊看病，也有直接冒充我本人在外院治病的“医生”，都是虚假宣传。实际上，协和医院不会允许私自的会诊（或称“走穴”）行为。医院管理者反复告诉患者，有困难可以求助于医院的工作人员和医生，不能听信欺骗宣传。监管层也在不断努力，为患者营造就医的良好环境，患者的就医环境已经大有改观。

期望新医改会让患者的就医变得更加方便、经济和安全。

后记 2. 学会放弃

人生在世，我们每个人都将不断地面对许多选择。既然是选择，成功的选择和失败的选择就都有可能发生，选择坚持和选择放弃也一样都要面对。有些人在极其艰难困苦的情况下选择坚持，选择不放弃，最终获得了成功，成为人们眼中的英雄和榜样，让人们敬仰和羡慕；而那些选择退缩和放弃者，却很容易受到别人的白眼和鄙视。

由此可见，选择放弃是困难的，也是痛苦的，而帮助别人做出放弃选择，就更加让人情何以堪。设想一下，如果你在帮助别人做出放弃选择的时候，而被帮助者又坚决不肯放弃，那种境况是多么让人尴尬和困难。很不幸，我就是那个经常要劝导别人做出放弃选择的人。职业特点经常会把医生推向这种尴尬境地，一次一次地劝慰患者放弃，这是一个做医生最艰难的选择，这标明了医学和医生在面对疾病情况下的束手无策，也是医生的耻辱。医学模式的转换，由传统的生物医学模式转化到生物－心理－社会，让患者参与治疗方案的选择和决策已经成为现代医学实践的共识，而患者的意见变得越来越重要，甚至成为决定性意见。所以，帮助患者做出合理的治疗选择是医生的职责，在面对彻底丧失治疗机会的患者时，引导患者学会放弃，成为医生的一项重要任务。

协和医院的患者来自全国各地，多数都是四处求医无果，甚至是已经被多次宣判“死刑”的没有任何治疗希望和价值的患者，他们不甘心自己的命运如此悲惨，更不相信命运如此不公平，往往把最后的希望寄托在协和医院，期望在这里起死回生，有奇迹发生。

既然是奇迹，就不是经常发生的。虽然协和医院每天接诊并康复了大量的疑难杂症，但是也不是都能奏效。所以，在这里可能被“终审宣判”的患者十分常见。在我诊治的不育症患者中，经常会面对那些已经没有任何治疗成功希望的患者，仍然不甘心、不放弃。而我则经常成为这种宣判“没有希望”的代言者。在那个时候的我是痛苦的，也是矛盾的，内心的挣扎一点也不比患者少。

直到在好医生网站上收到了一个患者的来信，才让我对这种帮助患者“选择放弃”有了新的认识。

李大夫，您好，其实我并不是你的病患，但我仍然要给你写这封感谢信。因为您救治的不是我们的病，而是我们的心灵。我和我老公是去年年头结的婚，一年多以来我的肚子一直没消息。我们就都去做了一系列检查。我是输卵管一边不通，一边通而不畅。而我老公更麻烦，做了三次精液常规检查都未发现精子，做了睾丸活检也未发现精子。我们跑了几家医院都是同样的答案。说实在的我们都很痛苦，特别是我这段时间特别消极，对什么事情都提不起劲，遇人什么连话都懒得说，连几个要好的同学、朋友、亲戚都慢慢地跟他们疏远了，因为最怕他们问起这件事，特别是害怕听到身边比我们晚结婚的某某人有身孕了，也一直不停地怨天尤人，抱怨老天对我们的不公。然而今天看到你跟一位病患说“人生有许多有意义的事情，不见得仅是生育一项事情”一句话让我感触良多。是啊，也许我们把心思花在事业上会更有意义的多，是不是。最终，我们在医生的建议下打算做供精人工授精，我想这会是条艰难而又漫长的求子之路，但我会抱着坚持而又不强求的心态努力的〔呵，好象很难〕。加油，加油，加油。李医生，我们一起加油好不好，衷心希望您的事业能更上一层楼，能更好地圆我们这些不育不孕患者的求子梦。还有，如果我们有幸能有小孩，我也要我的小孩以后能学医，能成为像李医生这样为人民服务的好大夫。

能够遇到这样通情达理的患者，是最让我感到欣慰的。的确，人生有许多有意义的事情要做，不要因为某一件或几件事情就放弃整个世界。况且，供精人工受精也不像一些人想象的那样艰难，成功的机会还是很大的，要有信心。也祝愿这位患者心想事成，少受波折，早日通过供精人工授精实现求子愿望。

不生育是人生的一大缺憾，能够想得开，的确是一件很艰难的事情，我理解患者的孤独无助和痛苦绝望的心情。我知道我曾经给过许多患者“放弃生育希望”的建议，这对患者是非常沉重的打击，我也常常为此而觉得愧对患者那一双双渴望而又擒满泪水的眼睛。但是医学不是万能的，主动放弃可能更好，让我们少遭遇打击和拖累。

对于那些经过反复的检查和治疗，最终认为确实没有治疗价值或者没有继续治疗价值的不育症患者，例如卵巢功能衰竭、无子宫、先天性无睾症、小睾丸症、明确具有影响生育能力的染色体异常（部分染色体异常的患者也可能有生育能力，需要专家帮忙分析）等，一定要冷静地分析病情，勇敢地面对现实，可以根据夫妇双方的具体病情，选择供卵、代孕、非丈夫精液人工授精或领养子女等其他办法解决生育问题的。有了孩子后的精神心理负担解决了，可能更加有利于配合医生的治疗方案，并且可以在一个比较长的时间内等待科学技术的新发展和新技术的出现。

对于某些极其艰难条件下的困难选择，尤其是根本就注定不可能有任何结果的情况下，还不如学会放弃，可能展现给你的是另外一片广阔天空。这种放弃有主动和被动两种方式。主动放弃者，由于不必遭遇进一步打击而回避了许多灾难，并且能够积蓄精力和财力开始新的人生旅途；而被动放弃者，由于不断面对的艰难险阻，可能让他们遍体鳞伤，甚至难以有勇气直面人生。

我亲历最多的是被动放弃的患者。一位患者发出的痛彻心扉的话语让人难忘“上帝不公平。我年轻力壮，什么都不比别人才差，凭什么让我绝后，不给我传宗接代的机会”。的确，绝大多数患者在面对类似的情况下都心有不甘，主动放弃者寥寥。而最终结果是，在他们经历千般磨难后，往往是债台高筑、家徒四壁、身心憔悴，甚至家庭解体。回避或否认现实的态度是不可取的，这可以让患者在精神和身体上遭受更大的伤害，并将白白地浪费时间和金钱，最终仍然只能获得“竹篮打水”、“人财两空”的悲惨结果，还有可能因此而影响到夫妻间的感情。

被动放弃的医生也是大有人在的。个别医生在已经没有任何可能的情况下，仍然选择不放弃，还在全身心地努力与疾病抗争，试图挽救患者，给他们及其家属信心与支持，却也难以为公众接受。例如国外某个手术技术非常娴熟的著名外科医生，在为患者施行手术时的忘我境界和不放弃精神让所有人都感到强烈的震惊，即使是在患者已经停止了呼吸和心跳，麻醉师一再提醒医生停止操作的情况下，仍然不能让这位忘我的医生受到任何干扰，手术被我行我素地一直进行，尽管经过几小时后手术完美收官，却惹起了包括患者家属和医生在内的全体公愤，并最终受到法律的制裁。

在评价医生工作的职能时，有人说过：医生偶尔能够治愈患者，常常给患者提供必要的帮助，总是给患者亲切的关怀。当面对一个已经没有任何进一步治疗希望的患者时，积极建议其摒弃不切实际的过高期望而选择放弃，也应该看作是对患者的一种关怀。

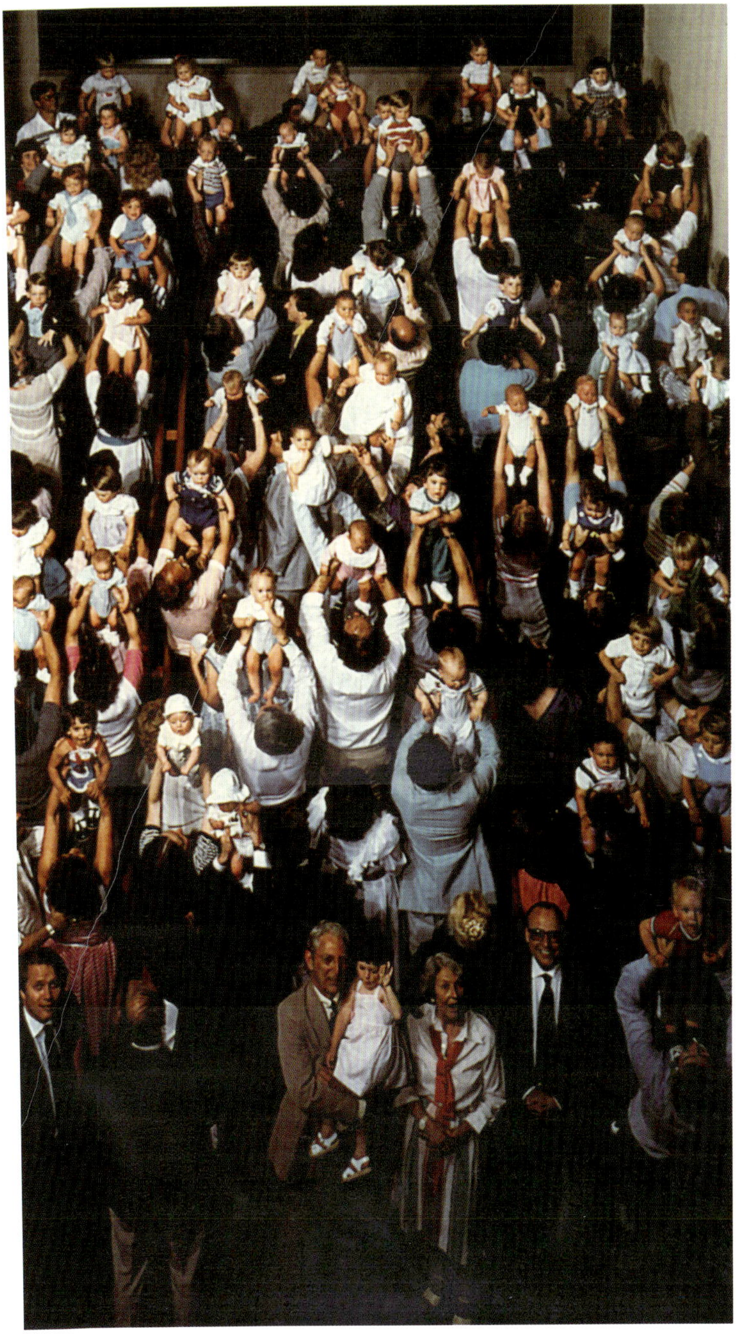

图解：牵动亿万家庭和无数人情感的“试管”宝宝。

(1985年世界第一次试管婴儿大“团圆”)

引子：Simon Brown. ORGYN Fertility Suplement, 1994-1996, 31

男性不育是男人生命中难以承受之重

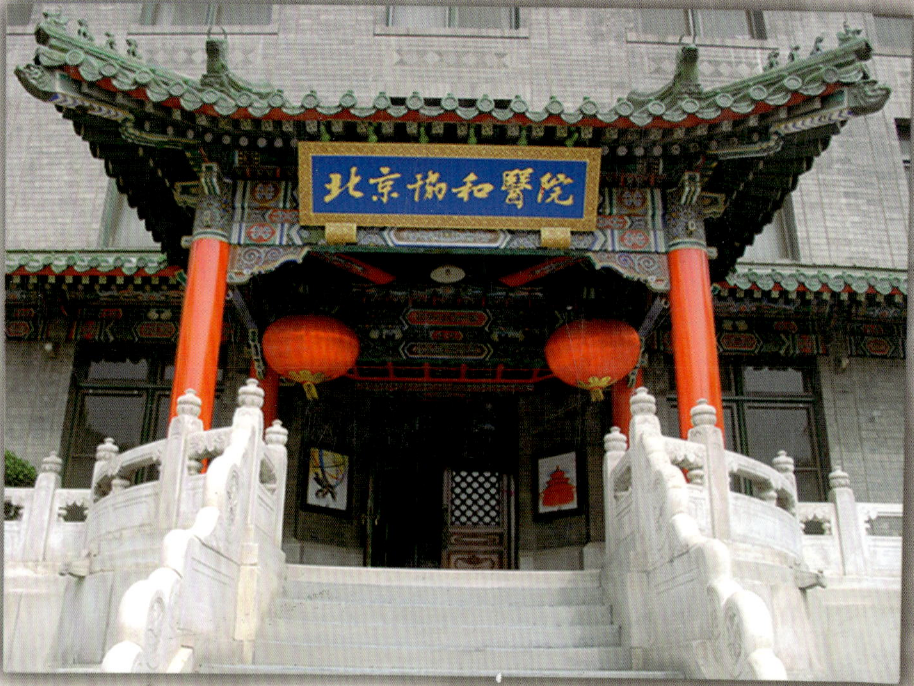

ISBN 978-7-81136-485-9

9 787811 364859 >

定价：58.00元